UN BANQUETE SIN LEVADURA

4 ETAPAS
PARA UNA MEJOR SALUD

Una guía completa para implementar un estilo de vida libre de levadura, trigo (gluten) y leche (caseína). Presentando más de **225 recetas originales.**

por el DR. BRUCE SEMON, M.D., Ph.D.
y LORI KORNBLUM

Prefacio por el Dr. Bernard Rimland

Traducido al Español por Spanish Translations USA
Laura Gutierrez de Fermín & Alex Fermín

Wisconsin Institute of Nutrition, LLP
Milwaukee, Wisconsin
www.nutritioninstitute.com

EXCENCION DE RESPONSABILIDAD

Un Banquete Sin Levadura: 4 Etapas Para Una Mejor Salud describe la relación que se ha observado entre la levadura común, Cándida albicans, ciertos alimentos, y problemas de salud. No pretende dar consejos médicos. Su intención es solamente informacional y educacional para el público y para la profesión médica. El tratamiento de trastornos de salud, incluyendo aquellos que parecen estar conectados con levadura, debe ser supervisado por un médico u otro practicante con licencia profesional de salud. Ya sea usted, o el médico que lo examine y le dé tratamiento, debe tomar la responsabilidad por el uso que se le dé a este libro. Los autores y el editor no pueden tomar la responsabilidad médica o legal de que el contenido de este libro sea considerado como una prescripción para todos. El editor y los autores no se hacen responsables por ideas erróneas o el mal uso de la información provista. Los autores y el editor no tienen la responsabilidad hacia ninguna persona o entidad con respecto a alguna pérdida, daño o lesión causada o que se alegue haber causado por la información contenida en este libro.

UN BANQUETE SIN LEVADURA: 4 ETAPAS PARA UNA MEJOR SALUD
Instituto de Nutrición de Wisconsin, SRL
http://www.nutritioninstitute.com

Derechos de autor © 1999, 2015 por Dr. Bruce Semon y Lori Kornblum.

Todos los derechos reservados, incluyendo derechos de duplicación y re publicación parcial o total, incluyendo archivo en un sistema de recuperación o transmisión en cualquier forma por cualquier medio, electrónico, mecánico, fotocopia, grabación, o cualquier otro, sin permiso por escrito de los autores, excepto para incluir citas en una reseña.

Diseño de la portada y consulta gráfica: Local Sales Direct L.LLC
Diseño del Libro: Lori Kornblum.

Datos de Publicación en el Catálogo de la Biblioteca del Congreso:

Semon, Bruce, Dr., y Lori Kornblum
 Un Banquete Sin Levadura: 4 Etapas Para Una Mejor Salud

 Incluye Indice
1. Complejo Relacionado con Cándida. 2. Dieta Cándida – Recetas.
3. Dieta Sin Levadura – Recetas. 4. Dieta Sin Trigo/Gluten – Recetas
5. Dieta Sin Leche/Caseína – Recetas 6. Alergia – Recetas
7. Colesterol Bajo – Recetas 8. Dieta Sin Azúcar – Recetas
9. El Arte de Cocina (Alimentos Naturales) 10. El Arte de Cocina (Vegetariana)
11. El Arte de Cocina (Judía)
Tarjeta del Catálogo de la Biblioteca del Congreso Número: 99-93639 ISBN 0-9670057-0-1
 10   9   8
Para ordenar copias individuales o para programar presentaciones del Autor, o para programar una citas para ver al Dr. Semon, contáctenos en: Instituto de Nutrición de Wisconsin, SRL, P.O. Box 170867, Milwaukee, WI 53217: Sin Costo en los E.U. y Canadá: 1-877-322-7899.

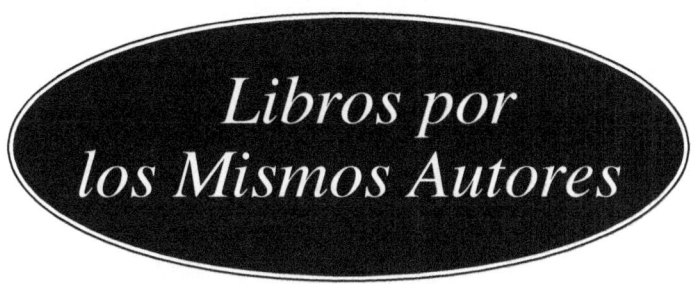

Un Poder Extraordinario Para Sanar (2003)
por el Dr. Bruce Semon y Lori Kornblum

...fue escrito para personas padeciendo una amplia gama de condiciones médicas supuestamente no tratables, que van de Autismo a Síndrome de Fatiga Crónica a Psoriasis. En cada capítulo, el Dr. Semon describe a pacientes reales que él ha tratado. Un Poder Extraordinario Para Sanar va más allá de *Un Banquete Sin Levadura* al explicar por qué el tratamiento anti levadura funciona, y cómo funciona la dieta de 4 Pasos. El explica también cómo la levadura causa que tu sistema inmunológico falle, causando enfermedades en lugar de sanarte. El explica también cómo los químicos similares a la levadura que se encuentran en los alimentos pueden causar muchos problemas médicos. Un Poder Extraordinario Para Sanar está escrito en un lenguaje que todos pueden entender, pero científicamente documentado para que los profesionales de cuidados de la salud puedan verificar las bases para el tratamiento anti levadura. Un Poder Extraordinario Para Sanar también incluye información de dosificación de nystatina, información sobre otros medicamentos y suplementos, sugerencias para PEI (planes de educación individualizada) y gran cantidad de información adicional. *Un Banquete Sin Levadura* es una introducción práctica para tratamiento anti levadura. Un Poder Extraordinario Para Sanar les da, a ti y a tu profesional de cuidados de la salud, las herramientas que necesitan para entender y resolver sus problemas de salud.

Alimentos Extraordinarios para la Cocina Diaria (2003)
por Lori Kornblum y el Dr. Bruce Semon.

Te va a encantar nuestro nuevo libro de cocina, con más de 125 recetas nuevas, originales, **completamente sin levadura, sin gluten/trigo y caseína/leche, y más de 60 menús.** Ofrecemos recetas nuevas, seductoras y fáciles para tacos, pizza, salsa, falafel, aderezos, mayonesa y otros alimentos fabulosos.
Alimentos Extraordinarios "ofrece una gama de platillos sumamente apetitosos... [y] es un recurso supremo para cocineros que tienen que combinar los requerimientos estrictos de dietas con sabor exquisito en sus creaciones culinarias." (Vigilancia de Libros de Wisconsin, enero 2004).

¡Semilla Podrida! Semilla de Algodón, Alzheimers y Tu Cerebro (2014)
por el Dr. Bruce Semon, M.D., Ph.D.

En ¡Semilla Podrida! Semilla de Algodón, Alzheimer y Tu Cerebro, el Dr. Bruce Semon echa una mirada honesta y abierta a los peligros del aceite de semilla de algodón y la posibilidad de la prevención de la enfermedad de Alzheimer, que gran parte de la población está ignorando. ¿Cómo está afectando la semilla de algodón a su cerebro y puede usted puede prevenir enfermedades devastadoras, como la enfermedad de Alzheimer, simplemente cambiando su dieta? Echa un vistazo a esta notable investigación y ve por qué las personas se están alejando de los alimentos usuales, para ver la realidad de los peligros del aceite de algodón. - Ver más en: http://nutritioninstitute.com/about-books/rottenseed-cottonseed-alzheimers-and-your-brain/#sthash.ugv0gPER.dpuf
El Dr. Bruce Semon echa una mirada honesta y abierta a los peligros de las toxinas de la semilla de algodón en nuestra dieta, y a cómo prevenir la enfermedad de Alzheimer al no comer semilla de algodón. ¿Dónde se encuentra la semilla de algodón? Dr. Semon explica que es omnipresente en todo el suministro de alimentos. Este libro se basa en su investigación y te muestra cómo las toxinas de algodón cambian las células del cerebro para parecer enfermedad de Alzheimer.

¿Quién debe usar *Un Banquete Sin Levadura*?

¡Tú!, cuando respondas "sí" a cualquiera de estas 10 preguntas:

1. ¿Te gusta la buena comida? Si tu respuesta es "sí", debes usar este libro. Este libro de recetas es para ti. Simplemente con comer comida deliciosa que no contiene substancias químicas tóxicas que te puedan hacer daño, te sentirás muy bien. ¿Qué mejor razón para usar un libro de recetas que sentirte espectacular después de cada comida? Puedes ir directamente a las recetas e ignorar la información nutrimental de los cuadros en gris que está en cada receta.

2. ¿Deseas mejorar tu salud general? Si tu respuesta es "sí", usa este libro. La mayoría de las personas que sigue Las Cuatro Etapas elimina:

- antojo por el azúcar
- dolor abdominal, inflamación y gases
- dolores de cabeza
- diarrea
- estreñimiento
- molestias y dolores en general

La mayoría de las personas también pierden peso y se sienten mucho más activas.

3. ¿Estás buscando comida sin colesterol que sepa muy bien? Si tu respuesta es "sí", usa este libro. Busca las palabras "sin colesterol" en los recuadros grises que están en cada receta. La mayoría de las recetas son sin colesterol o se pueden hacer sin colesterol.

Pasa la página para ver más

4. ¿Eres vegetariano? Si tu respuesta es "sí" puedes aprovechar todas las recetas, salvo las del capítulo denominado Carne, pescado y pollo. Muchas de la recetas también son vegetarianas.

Para recetas sin lácteos, busca las notas nutrimentales en los recuadros grises que están en cada receta, que dicen "Sin leche/caseína" y "Adecuada hasta la Etapa III" y "Adecuada hasta la Etapa IV". Para recetas sin huevo, busca las palabras "Sin huevo"
.

5. ¿Cocinas comida kosher? Si tu respuesta es "sí" ahora tienes más de225 recetas adicionales en tu cocina. Todas las recetas del libro son kosher. Solamente ve directo a las recetas.

6. ¿Evitas los aditivos artificiales, los conservantes y los colorantes? Si tu respuesta es "sí", ¡debes usar este libro!

No usamos ningún aditivo artificial, conservante, colorante, saborizante u otro mejorador para alimentos. Solo ve directo a las recetas.

7. ¿Te gusta la cocina natural? Si respondiste "sí" prueba nuestras recetas. Usamos cereales enteros, frutas y vegetales frescos y casi no usamos ningún ingrediente preparado. Te sentirás genial después de comer lo que has cocinado.

8. ¿Buscas cocinar sin azúcar? Si respondiste "sí" te encantará este libro. No usamos azúcar de mesa en absoluto. Todo se endulza de forma natural con miel sin procesar.

Más en la siguiente página...

9. ¿Eres alérgico a alimentos comunes como la leche, el trigo, los huevos, la soya, el centeno o el maíz? Si respondiste "sí", debes usar este libro. No usamos soya, centeno ni maíz. Todas las recetas son seguras para ti. Ninguna de las recetas que en los recuadros grises indican "Adecuada hasta la Etapa III" o "Adecuada hasta la Etapa IV" contiene leche o trigo. Si los huevos son un problema, busca "sin huevo" en los recuadros grises.

10. ¿Sufres de cualquiera de estas condiciones de salud? Si respondiste "sí" a cualquiera de ellas, puedes beneficiarte de este libro. Comienza al principio y sigue

- Dolores de cabeza
- Fatiga
- Depresión
- Dolor abdominal
- Inflamación
- Diarrea
- Estreñimiento
- Problemas cutáneos tales como erupciones, eczema y psoriasis
- Problemas de atención, incluídos ADD y ADHD
- Dificultad para concentrarte
- Confusión
- Asma
- Autismo
- Artritis reumatoide y otras enfermedades autoinmunes
- Infecciones vaginales crónicas por levaduras
- Infecciones de oído crónicas
- Dolor abdominal
- Alergias a los alimentos
- Alergias respiratorias
- Trastornos de la alimentación
- Sensibilidad a substancias químicas
- Síndrome de fatiga crónica
- Enfermedad de Crohn
- Fibromialgia

¡Este libro es para ti!
¡Comencemos ya a cocinar!

Cómo Usar Un Banquete Sin Levadura

Para usar ***Un Banquete sin Levadura*** como un libro de recetas común, omite la parte derecha de las recetas y comienza a cocinar. Ignora la información de los recuadros grises.

Para cocinar sin colesterol, ve a las recetas y busca las palabras "Sin colesterol" en los recuadros grises que están bajo el título de la receta.

Para cocinar sin levadura, comienza al inicio de este libro.

Aprende acerca de Las Cuatro Etapas e implementa la dieta etapa por etapa. Todas la recetas son sin levadura, sin moho y sin alimentos fermentados. Cada receta de este libro está referenciada a las Etapas. Busca la información en los recuadros grises que están bajo los títulos de las recetas. Cada receta dirá "Adecuada hasta la Etapa..." Si estás en la Etapa I, busca las recetas adecuadas hasta la Etapa I, II, III o IV. Si estás en la Etapa II, busca las recetas adecuadas hasta la Etapa II, III o IV. Si estás en la Etapa III, puedes usar las recetas adecuadas hasta las etapas III y IV. Si estás en la Etapa IV, usa las recetas adecuadas hasta la etapa IV.

Para cocinar sin trigo/gluten y sin leche/caseína, busca las palabras "sin trigo/gluten" o "sin leche/caseína" en los recuadros grises que están bajo el título de la receta, y busca las palabras "Adecuada hasta la Etapa III" o "Adecuada hasta la Etapa IV". El capítulo denominado Las Cuatro Etapas explica cómo hacer la transición a un estilo de vida sin gluten y sin caseína.

Para cocinar sin huevos, busca las palabras "Sin huevo" en los recuadros grises que están bajo el título de la receta.

Para cocina vegetariana, usa todas las recetas excepto las de carne, pescado y pollo.

Para cocina kosher, usa todas las recetas.

Este libro está dedicado a nuestros hijos,
Avi, Sarah y Mikah.

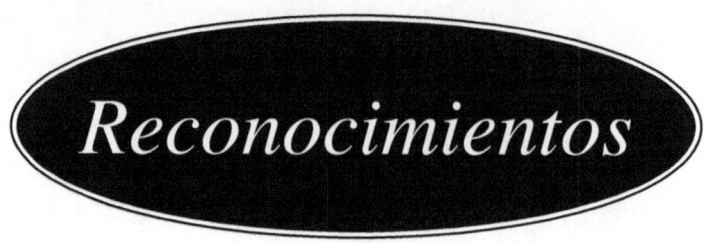

Reconocimientos

Queremos reconocer la ayuda de las muchas personas que aportaron su tiempo y esfuerzo para ayudarnos a escribir este libro: Dr. William Crook y Dr. Bernard Rimland, por sus comentarios y sugerencias editoriales, su estímulo y apoyo; Dr. William Shaw, por su estímulo y apoyo, nuestra hija Sarah, quien inventó y probó muchas de las recetas, ayudó con el diseño gráfico y que recién se está comenzando a dar cuenta de que hay cientos de libros de recetas en el mundo, no solamente el nuestro; nuestros muchos probadores de recetas voluntarios, cuyos comentarios fueron invalorables para dar forma a este libro. Dore Brown, Lisa Esmond, Nancy Harris, Linda Hoeppner, Betsy Kauffman, Candyce Kornblum, Charlene Komblum, Carole O'Callaghan, Suzie Silbert, Anne Streicher; Emily y Robert Levine, por su apoyo técnico; Lorie O'Connor, por sus valiosos comentarios y correcciones; Cynthia Brown, por su apoyo editorial y sus recordatorios de "gente real" y por supuesto, a los pacientes del Dr. Semon.

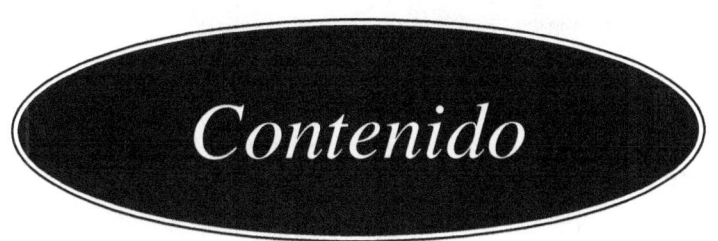

Libros por los mismos autores	iii
¿Quién debe usar *Un banquete sin levadura*?	iv
Cómo usar *Un banquete sin levadura*	vii
Prefacio	5
La Historia Detrás del Libro	9
Las cuatro etapas: Tu camino hacia una mejor salud	23
Las Cuatro Etapas para Niños	55
Una Nota Sobre los Ingredientes	75
Utensilios y Artefactos	87
Listas de compras	95
Aderezos y salsas	99
Aderezos para ensalada	100
Salsas para pasta	105
Salsas para fruta	116
Salsas y dips	121
Sopas espectaculares	125
Sopas espesas y sustanciosas con cocción lenta	126
Cholents	140
Sopas para bolitas de Masa	142
Sopas reconfortantes	147

Sopas de lentejas	153
Sopas de arvejas secas	155
Sopas cremosas	158
Super ensaladas	167
Panes y bisquets	181
Sobre todo frijoles	197
Sobre todo arroz	219
Arroz frito	220
Arroz con especias	228
Rellenos	239
Principalmente papas	243
Principalmente vegetales	259
Principalmente carne, pescado y pollo	287
Pescado	290
Pollo	297
Carne	298
Dulces y golosinas	311
Pasteles y panes para el postre	312
Galletas	323
Pays y tartas para pay	330
Glaseados	341
Pudines	344
Dulces	347
Sorbetes y helados de leche	350
Bebidas dulces	362
Apéndice: Otros recursos	365
Índice	367
Acerca de los autores	386

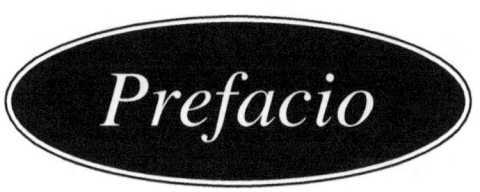

Prefacio

Este libro será un salvavidas para muchas familias — familias con y sin niños autistas. Evidencia abrumadora, mucha de la cual apareció tan solo en los últimos cinco años, hace sobradamente claro que muchos niños autistas se beneficiarán enormemente cuando se retiren ciertos alimentos de sus dietas.

Sin embargo, como el lector aprenderá pronto, casi todos los niños, no solo los autistas, probablemente disfrutan de una mejor salud y mayor vigor cuando se identifican y se evitan los alimentos que causan problemas. Este libro describe técnicas tales como el simple expediente de reincorporar el alimento a la dieta después de un periodo de abstinencia, para confirmar el valor de los cambios en la dieta.

Una característica importante de este libro es su énfasis en el papel que juegan las levaduras en el origen de las enfermedades relacionadas con la dieta. Aunque los autores incluyen mucha información acerca de cómo resolver los problemas ampliamente reconocidos producidos en las personas sensibles a la leche de vaca y a los cereales, los autores prestan un gran servicio adicional al proporcionar pruebas convincentes que muestran que las levaduras también pueden ocasionar mucho sufrimiento, y lo hacen.

Permíteme hablarte acerca de una experiencia personal ilustrativa.

Hace algunos años mi hija Helen, entonces adolescente, ganó una beca en una prestigiosa universidad en Nueva York para comenzar en septiembre. Normalmente una persona muy brillante, estable, segura de sí misma y activa, Helen repentinamente comenzó a sufrir, a principios de agosto, de episodios de fatiga extrema, dolores de cabeza y confusión. Ella se sentía tan "atontada" y desorientada que tenía miedo de manejar, temiendo perderse o sufrir un accidente.

Mi esposa y yo estábamos muy preocupados. ¿Cómo podíamos dejar que nuestra hija atravesara el país y se estableciera en una residencia en una ciudad extraña en su condición?

Un psicólogo amigo sugirió que Helen estaba sufriendo de ansiedad o fobias debido a su inminente partida de casa. "¡Es absurdo!" respondí cortésmente. "Hay una causa física y tenemos que encontrarla".

Llamé por teléfono a mi amigo alergólogo Marshall Mandell, autor de varios libros sobre las consecuencias inesperadas de las intolerancias a los alimentos. Después de unas cuantas preguntas, Marshall se concentró en el empleo de verano de Helen en un café que vendía pescado y papas fritas. En cada mesa había botellas de plástico llenas de vinagre que los clientes podían usar para realzar el sabor de su pescado y sus papas. Una de las tareas de Helen era asegurarse de que estas botellas estuvieran llenas.

Marshal sugirió que le diera a Helen una botella pequeña en la cual ella pudiera traer a casa una muestra del vinagre. Sugirió que vertiéramos el vinagre en un platillo y lo colocáramos en un espacio pequeño cerrado, como un baño, y que luego, después de 10 o 15 minutos, le pidiéramos a Helen que entrara en ese cuarto.

Seguimos el consejo de Marshall. Un minuto o dos después de haber entrado en el cuarto, Helen salió sonriendo. "¡Eso es!" dijo. "¡Los vapores del vinagre están produciendo mi sensación de desorientación y mis dolores de cabeza!"

Resulta que el vinagre es producido por la levadura y puede intoxicar a las personas que son sensibles a las levaduras.

Un comentario aparte a la anécdota anterior: Helen comenzó a interesarse tanto en las intolerancias alimentarias que leyó todos los libros de Marshall y se convirtió en consultora honoraria de sus amigos con problemas "psicológicos"

Uno de estos amigos, una mujer joven, brillante y vivaz, se volvió taciturna y deprimida después de comenzar a trabajar en un nuevo empleo en un restaurante naturista. Helen descubrió que la joven mujer se había enamorado de los sándwiches de atún, aguacate y germinado, servidos sobre pan de trigo integral, que eran uno de los favoritos del menú. La joven mujer se comía un sándwich todos los días. La "doctora Helen" le prescribió: "no más sándwiches de atún, aguacate y germinado con pan de trigo integral durante dos semanas", y "¡bingo! su amiga pronto volvió a su personalidad vivaz de antes. Su cuerpo era intolerante por lo menos a uno de los ingredientes del sándwich.

Al margen de la experiencia anterior dentro de mi propia familia hay situaciones de las que he oído literalmente de miles de padres de niños autistas durante los últimos cuarenta años.

Los padres comenzaron a escribirme, a llamarme por teléfono y a hablarme en conferencias muy poco después de la publicación de mi libro Autismo infantil en 1964. Pronto supe de muchos casos de niños cuyo autismo había mejorado considerablemente cuando se eliminó de su dieta la leche y/o el trigo.

La hija autista de una familia de la Fuerza Aérea se normalizó cuando el padre fue transferido a una base en el norte de Alaska y la familia no podía obtener leche de vaca y en lugar de ella usó leche de reno. Cuando la familia volvió a Estados Unidos y comenzó a dar a sus hijos leche de vaca nuevamente, el autismo de la hija regresó rápidamente.

En su excelente libro *Luchando por Tony*, la enfermera Mary Callahan cuenta cómo una cantidad de especialistas le habían diagnosticado autismo a su propio hijo, pero se normalizó cuando se eliminó la leche de vaca de su dieta como forma de prevenir sus ataques de asma. Cuando se le volvió a dar leche de vaca, tanto el asma como el autismo volvieron.

En los archivos del Instituto de Investigación sobre el Autismo hay muchos casos similares de autismo debido a la intolerancia al trigo.

El papel de las levaduras como causa del autismo fue descrito inicialmente por una madre de California, Gianna Mayo, quien notó que el autismo de su hijo empeoraba durante periodos de tiempo húmedo, cuando estaba expuesto a más moho. Ella había leído sobre infecciones que ocasionan problemas "mentales" y había buscado un médico que pudiera tratar a su hijo autista con nistatina.

El diario *Los Angeles Times* publicó un relato sobre el descubrimiento de Gianna Mayo a principios de los 80 e inmediatamente el Instituto de Investigación del Autismo comenzó a recibir noticias de otros padres que también encontraron que el autismo de su hijo en gran parte era originado por las levaduras.

La idea de que las levaduras pueden dar origen a problemas "mentales" como el autismo no es popular entre la mayoría de los médicos.

Sidney Baker, una pediatra de Connecticut que trata a muchos niños autistas ha encontrado un gran escepticismo entre sus colegas. A Sid le gusta contar cómo responde a este escepticismo. Ella pregunta inocentemente: "¿alguna vez has estado en una licorería?" Sus amigos médicos la miran sorprendidos. "Por supuesto, he estado en una licorería. ¿Por qué preguntas?" Sid prosigue: "Alguna vez has notado todas esas botellas en los anaqueles de la licorería?" Sus amigos médicos, ahora un poco preocupados acerca de la cordura de Sid, o quizás de su sobriedad, la miran más intrigados. "Por supuesto, he notado las botellas. ¿Por qué preguntas?" Sid responde: "sabes lo que hay en esas botellas? Te lo diré: ¡neurotoxinas producidas por hongos!

Sí, es cierto. Esas botellas en la licorería contienen neurotoxinas producidas por hongos en forma de alcohol. Así es como se hace el licor. La persona que tiene cantidades excesivas de levaduras (hongos) en su sistema producirá substancias similares al alcohol que entran en el torrente sanguíneo e intoxican el cerebro. (Sid me contó, hace algunos años, que cuando ella entra en una licorería, ve un cartel imaginario en la puerta: **Se venden neurotoxinas producidas por hongos.** ¡Una gran idea!).

Bueno, ahora lo sabes: cada uno de nosotros lleva en su aparato digestivo el sitio, o quizás el futuro sitio, de una microcervecería que es capaz de producir suficientes substancias tóxicas como para causar problemas reales, tanto mentales como físicos. Este libro te proporciona la oportunidad de lograr un gran avance en la prevención y tratamiento de ese problema, así como también de una serie de otras afecciones relacionadas con la dieta.

    Dr. Bernard Rimland,
    Instituto de Investigación del Autismo
    San Diego, California
    Mayo de 1999

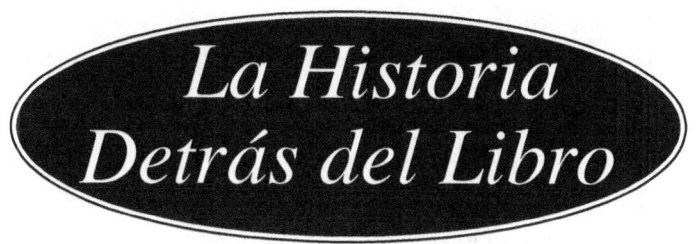

Detrás de cada libro hay una historia. Esta es la nuestra. Creamos **Un Banquete sin Levadura** *en función de nuestra propia experiencia al tratar de rescatar la salud de nuestro hijo. Pero nos dimos cuenta que ésta es una historia que puede y debe compartirse para que otros se beneficien de nuestra experiencia. Este capítulo también cubre los fundamentos teóricos de las Cuatro Etapas, y por qué* **Un Banquete sin Levadura** *es único entre los libro de recetas sin levadura.*

Un Banquete sin Levadura: Cuatro Etapas Para una Mejor Salud tuvo su inicio un domingo por la mañana en enero de 1991, en Rockville, Maryland. Nuestro hijo mayor de cuatro años y medio estaba retorciéndose y gritando en el piso. Se había estado comportando de esta forma intermitentemente durante seis meses, y había empeorado en los dos meses previos a este día. Había ido a diez médicos distintos en la zona de Washington, DC, incluídos algunos que eran reconocidos a nivel mundial. Ninguno había sido de ayuda. A los dos años estaba bien. Desde los dos y medio hasta los cuatro años, su desarrollo había sido más lento, pero no se había detenido. Unos cuantos días después de su cuarto cumpleaños, comenzó a perder el habla.

La pérdida del habla comenzó sutilmente, casi como un juego. Avi miraría algo para lo cual sabía las palabras, luego diría: "Quiero... quiero..." y yo tendría que indicar el nombre. Olvidó los nombres de los objetos, de los colores y las palabras para indicar acciones comunes.

Durante los seis meses siguientes, pasó de olvidar palabras a poder hablar solamente con las frases que podía extraer de su memoria. Su forma de expresar "auto" era "vamos a lavar el auto". Su forma de referirse al día festivo judío Januká era "en la época de los Macabeos". Avi también comenzó a gritar incesantemente. Comenzaría a gritar desgarradoramente durante horas cada vez.

Fue evaluado y se le puso en clases de educación especial. Durante las primeras tres semanas de clase, perdió gran parte del habla, pasando de hablar en oraciones a no ser capaz de juntar dos palabras. Perdió su entrenamiento para ir al baño, dejó de comer y perdió tanto peso que disminuyó dos tallas. Este día de enero nuestro hijo no podía usar sus manos. Deambulaba con ellas retorcidas. Se sentaba balanceándose la mayor parte del día. Había perdido todo contacto emocional salvo con su madre, y estos eran fugaces. Estábamos bajo el cuidado de un psiquiatra mundialmente famoso, un psicólogo, un terapeuta ocupacional y un terapeuta del habla. Habíamos consultado a tres neurólogos, quienes sometieron a nuestro hijo a innumerables pruebas, con resultados negativos. Ninguno de estos expertos pudo decirnos lo que estaba pasándole a nuestro ángel. Su hermana menor, en ese entonces de solo dos años de edad, pasaba muchas horas tratando de confortar a su hermano mayor, sosteniéndolo y abrazándolo como solamente un niño puede hacerlo.

Es difícil expresar lo que siente un padre al ver a su primogénito desintegrarse totalmente en la nada. El niño se convirtió de un pequeño brillante y capaz en esta personita gritona, que se retorcía, incapaz de hablar, incapaz de comunicar sus deseos, sus necesidades o su amor. El dolor de los recuerdos es real incluso ocho años después. Este día de enero, él solamente podía decir unas cuantas palabras.

Pero este día en la mañana hubo una nueva percepción. Yo (Lori) estaba sentada con Avi, como lo había hecho todas las noches durante el mes anterior, durante sus horas de vigilia de 2:00 a 7:00 a.m. Avi comenzó a mirar fijamente algo, diciendo "las luces, las luces". De repente me di cuenta: Avi tenía migraña. Le había dado un sándwich de mantequilla de cacahuate como bocadillo al ir a dormir, un alimento que se sabe que produce migraña, y esto era todo.

Yo (Bruce) crecí con una fuerte historia familiar de migrañas, y Lori las tenía ocasionalmente. Ambos teníamos lo que se denomina un "aura" antes del dolor de cabeza palpitante: luces intermitentes en patrones vertiginosos danzando ante nuestros ojos. Mi padre tenía varias migrañas a la semana cuando estaba en la universidad, hasta que leyó un artículo en una revista que decía que si uno evitaba ciertos alimentos, la frecuencia de las migrañas disminuiría. La abstinencia de estos alimentos se convirtió en una tradición familiar. Mi padre evitó estos alimentos y sus migrañas disminuyeron notablemente. La lista de alimentos a evitar de la revista incluía alimentos como el chocolate, los encurtidos, el aderezo para ensaladas, el tocino, las bebidas alcohólicas, las nueces y el queso añejo. Desde entonces he visto en otras clínicas listas similares de comidas que se deben evitar. Decidimos no darle a Avi una pequeña cantidad de alimentos que se sabe que producen migrañas.

Le quitamos el chocolate, la mantequilla de cacahuate, el jugo de naranja, los quesos añejos y algunos otros alimentos. La mejora fue inmediata. Avi se veía y actuaba como si se le hubiera quitado un peso de encima. Solo entonces pudimos ver la aparición de las jaquecas por separado, cuando nos equivocábamos y le dábamos alimentos que no debíamos o cuando comía algo que después aprendíamos que le causaba problemas. Vimos que las jaquecas se manifestaban ahora tres veces por semana en lugar de ser crónicas.

Sus síntomas de lo que ahora sabíamos que era autismo también comenzaron a disminuir. Ya no gritaba todo el tiempo. Su comportamiento mejoró. Parecía estar más con nosotros, más adaptable. Si accidentalmente comía los alimentos inadecuados, los gritos comenzaban de nuevo. En las primeras pocas semanas, notamos que no habían desaparecido todos los episodios de gritos. Tratamos de determinar qué alimentos todavía le estaban causando problemas. En ese momento yo era investigador en el Instituto Nacional del Cáncer, en un laboratorio que investigaba las relaciones entre la nutrición y el cáncer.

En la vasta biblioteca de los Institutos Nacionales de Salud, comencé a investigar qué podría estar causando los problemas de Avi. Según mi investigación, decidimos eliminar el vinagre, un elemento corriente en nuestras vidas. Avi era un niño que comía de todo y le encantaba la comida asiática, rociada con vinagre de arroz. De nuevo, vimos una mejora inmediata, pero sabíamos que todavía estábamos pasando por alto algo. No tenía idea de cuál era la relación entre los alimentos de la lista original. Por esos días, también encontramos que algo en los analgésicos para niños estaba haciendo que las jaquecas duraran más de lo habitual. No sabíamos exactamente cuál era la substancia, sospechábamos de muchos de los aditivos, incluído el aspartame (NutraSweet), pero sabíamos que cambiar al paracetamol puro (comúnmente conocido con el nombre comercial de Tylenol) y después al ibuprofeno puro (comúnmente conocido con los nombres comerciales de Motrin y Advil) acortaba la duración de las jaquecas. La vida de Avi mejoró considerablemente, pero todavía sufría de mucho dolor y continuaba perdiendo el habla. Avi perdió el habla totalmente en marzo de 1991. No pronunció ninguna palabra real durante cinco años.

Tuvimos nuestra siguiente revelación aproximadamente ocho semanas después con la celebración de la Pascua judía. En esta fiesta religiosa se eliminan todos los alimentos que contienen levadura, leudantes y alimentos fermentados. Esta celebración dura ocho días. A los tres días de la Pascua, nuestro hijo de nuevo estaba mejorando claramente. Se veía mucho más cómodo. Para este momento ya no hablaba, por lo que dependíamos de cómo miraba y se comportaba. Su comportamiento había mejorado hasta el punto en que fue aceptado en un programa de educación especial de verano sobre el habla y el lenguaje.

Después de estos ocho días, sin embargo, Avi se deterioró. Los gritos se intensificaron. No teníamos idea de lo que había ocurrido. ¿Qué había en la comida que le estábamos dando otra vez? Teníamos muchos bocadillos de la tienda naturista, todos supuestamente saludables. Yo (Bruce) leí las etiquetas y el único ingrediente que no reconocí fue la *malta de cebada*. ¿Qué era esta substancia?

Luego de algunas investigaciones, encontré que la malta de cebada es una materia prima que se usa en la elaboración de cerveza.

La malta está hecha de una cebada cultivada especialmente. La cebada se deja germinar bajo condiciones controladas. Después de cierto periodo, se calienta la cebada germinada. La substancia resultante se denomina malta y es la materia prima con la que se elabora la cerveza. La malta también es dulce y se vende como sustituto del azúcar.

En la fabricación de cerveza, se mezcla levadura con la malta y ésta modifica químicamente la malta para formar alcoholes y muchas otras substancias químicas. Este proceso se denomina fermentación.

¿Por qué la malta es un problema? Proseguí mi investigación durante años y pude obtener de un fabricante de cerveza una lista de substancias químicas que se encuentran en la malta de cebada. Muchas de estas substancias químicas son tóxicas y afectan el sistema nervioso. Muchas hacen que el cerebro trabaje más lentamente, lo que puede ser parte de la razón por la cual estas substancias químicas y la malta son tan malas para los niños con problemas de desarrollo y de comportamiento. Esta información tiene sentido. Había observado clínicamente que incluso el comportamiento de niños neurológicamente normales se puede deteriorar cuando comen alimentos que contienen malta. Nuestra hija de diez años de edad, por ejemplo, se vuelve una preadolescente típica demandante, rezongona, insatisfecha, unas pocas horas después de que come alimentos con malta. Se ha vuelto tan consciente de cuán mal se siente cuando come malta que lee las etiquetas antes de comer cualquier cosa que no le sea familiar. Aproximadamente un mes después de que retiramos la malta de la dieta de Avi, una niñera sin darse cuenta le dio dos tazones de cereal con malta. Regresamos a casa de una caminata y encontramos a Avi sentado en el sofá, con la mirada ausente. Permaneció en ese estado como de trance durante diez días. Afortunadamente, nunca hemos tenido esa experiencia de nuevo.

Además de la malta, ¿cuál era la relación entre los elementos de la lista? El vinagre literalmente es vino podrido, que es un producto fermentado. Pero ¿qué hay acerca del chocolate y las nueces? Volví a mi investigación para averiguarlo. Supe que algunas substancias químicas de los alimentos producen cáncer. Una de ellas se denomina aflatoxina, un potente productor de cáncer que se encuentra en cantidades pequeñas en los cacahuates. La aflatoxina proviene de un hongo, denominado Aspergillus, que contamina la planta de cacachuate. Los granos del chocolate se secan con un hongo. Ahora tenía clara la relación entre los elementos en la lista de alimentos que producen migraña.

Con excepción de la malta, todos los alimentos de la lista eran productos de la fermentación de la levadura o de la contaminación con hongos. La levadura y los hongos tienen muchas rutas bioquímicas similares, aunque en general, los hongos producen venenos mucho más potentes que los que puede producir la levadura. Incluso a pesar de que la malta no es un producto directo de la fermentación, encontré alguna coincidencia en las substancias químicas que se producen durante la formación de la malta y los productos de fermentación. Algunas de las substancias químicas que se encuentran en la malta también se encuentran en el chocolate y el café.

Concluí que algo que era producido por la levadura y los hongos estaba causando estragos en nuestro hijo. Teníamos que saber qué era. Sucedió que mi laboratorio estaba prácticamente al lado de los laboratorios de guerra bacteriológica de la Armada de los Estados Unidos. Allí había varias personas que trabajaban en fermentación especializada. Uno de estos grupos de personas estaba justo al final del pasillo. Ellos hicieron que comenzara mi investigación.

La primera substancia química que encontré que pensé que podría estar causando un problema se denomina acetol. El acetol es un irritante cutáneo y un irritante de los ojos (probablemente conocido por la investigación para ver si se podría utilizar en cosméticos). El acetol está en el vinagre. El acetol también se encuentra en el jarabe de arce. Pensé que estaba avanzando. La identificación de cuáles alimentos podrían causar problemas a nuestro hijo se estaba haciendo más fácil. A medida que yo identificaba qué alimentos contenían cuáles substancias químicas y los retirábamos de su dieta, Avi mejoraba, aunque lentamente.

En ese momento enfrentamos otro problema. A la gente le gustan los alimentos fermentados. Saben bien. La malta de cebada y el vinagre son aditivos muy comunes en los alimentos. El vinagre tiene un sabor ácido. La malta de cebada aparentemente es más barata que el azúcar y se vende como sustituto del azúcar. La malta de cebada también se promueve como un "endulzante de cereal" en las tiendas naturistas, una alternativa al azúcar refinada. Mis visitas de compras (Lori) a las tiendas de comestibles comenzaron a tener la naturaleza de un experimento de investigación en sí mismas. El vinagre es el elemento básico de todos los condimentos que se producen comercialmente:

cátsup, mostaza, mayonesa, salsa, aderezo para ensaladas y muchas salsas. Los alimentos favoritos de Avi solían ser hot dogs con cátsup, mostaza, salsa y mayonesa. La malta de cebada parece estar en casi todo, incluído el pan, las rosquillas, el cereal del desayuno y muchos bocadillos saludables. Está en los denominados chocolates y dulces naturales en lugar del azúcar. La malta de cebada está incluso en muchas harinas blancas comerciales, por lo que incluso los productos de panadería y confitería hechos en casa eran sospechosos. Nos dimos cuenta de que ya no podíamos comprar más alimentos comerciales preparados. Teníamos que preparar casi toda nuestra propia comida y teníamos que idear nuevas formas de preparar esa comida. Nuestros días de sopa picante y ácida habían terminado para bien.

Una vez que eliminamos la malta de cebada y todos los otros productos con malta (maltodextrina, harina de cebada malteada, etc.), el vinagre y la levadura, la mejoría fue impresionante. Comenzamos a ver la luz al final del túnel, pero poco sabíamos acerca de qué tan largo era el túnel. Llegar al final del túnel todavía es una meta, a pesar de que después de ocho años estamos mucho más cerca. Hace ocho años, simplemente disminuyeron las jaquecas de Avi a una vez por semana o a una vez cada dos semanas, y observar que su comportamiento mejoraba y sus síntomas de autismo disminuían fueron grandes victorias. Habíamos cambiado el curso antes de perder a Avi por completo. Él había vuelto con nosotros muy, muy lentamente. Nos tomó otros dos años, y mucha más experimentación, eliminar completamente las jaquecas debilitantes de Avi. Otros dos años de experimentación eliminaron el eczema y la picazón de Avi.

Comenzamos este libro de recetas alrededor de esa época, aunque no pretendíamos escribir un libro de recetas para otras personas.

Necesitábamos escribir las recetas que creamos y que nuestra familia disfrutaba comer, para que pudiéramos recrearlas y dejar que otras personas cocinaran para nuestros hijos. **Un Banquete sin Levadura** es la culminación de ocho años de esfuerzos tratando de lograr comida sabrosa sin usar nada fermentado. A medida que eliminábamos más alimentos de la dieta de nuestro hijo, creábamos más recetas. Para nosotros, desarrollar estas recetas ha sido una necesidad absoluta porque nuestro hijo sigue siendo sensible a cualquier alimento fermentado, es alérgico al maíz, a la soya, a los huevos, al trigo y a la leche, y no tolera el gluten. Queríamos mantener sano a nuestro hijo y también comer lo que él llama una comida con un sabor estupendo.

Nos dimos cuenta, sin embargo, de que los alimentos no eran la única clave en el rompecabezas de Avi. Alrededor de abril de 1991, después de la primera festividad de Pascua, uno de los muchos profesionales de la salud que nos atendían sugirió que buscáramos un libro excepcional denominado **La Conexión de la Levadura** por el Dr. William Crook. El Dr. Crook recopiló historias de tratamiento de personas que tenían problemas con algo llamado *Candida albicans*, un tipo de hongo que a veces se parece a la levadura. Encontramos que el Dr. Crook recomendaba eliminar muchos de los alimentos que nos habíamos dado cuenta de que eran problemáticos para Avi, aunque había algunas diferencias significativas en ese momento. ¿Era posible que Avi tuviera un problema de levadura? Ciertamente, ningún profesional había mencionado esto, pero sin duda ningún profesional de la salud había sido capaz de ayudarnos en este punto. En ese momento, no había una prueba confiable para detectar la infección sistémica por *Candida*, como la hay ahora*. Decidimos intentar tratar a Avi con un medicamento no tóxico llamado nistatina. Nadie, incluído el doctor que nos había presentado este concepto, nos prescribiría nistatina. Afortunadamente, yo tenía mi licencia médica.

Unos pocos días después de comenzar con la nistatina, Avi tuvo un avance de un año en el parque infantil. Se bajó de los columpios, en donde habitualmente pasaba sus horas de recreo. Comenzó a trepar en los juegos para trepar, a deslizarse en las resbaladillas y comenzó a verse de nuevo como un niño de cuatro años. Avi todavía no había recobrado su capacidad de hablar, pero estaba comenzando a ser capaz de realizar actividades.

---

*   El Dr. William Shaw ha desarrollado una prueba de ácidos orgánicos en la orina para detectar metabolitos de la levadura. Él pone a tu disposición esta prueba a través de Great Plains Laboratory, 11813 W 77th St, Overland Park, KS 66214. Ver su página web en www.greatplainslaboratory.com, o llamar a su laboratorio al (913) 341-8949. Se puede pedir el paquete de prueba, pero la prueba debe ser prescrita por un médico.

Mi investigación continuó. Me di cuenta de que eliminar algunos alimentos y tratar la levadura *Candida albicans* son dos piezas del mismo rompecabezas. Descubrí los siguientes principios básicos del tratamiento contra la levadura:

La levadura *Candida albicans* es un habitante normal en el interior de nuestro intestino y colon. Esta levadura también se puede encontrar a veces en la boca y en la vagina. Algunas veces esta levadura crece en exceso y el médico reconoce este crecimiento excesivo como una infección por levadura en la vagina, o en la boca, en donde esta infección se denomina comúnmente muguet.

En el interior del intestino también habitan bacterias que comparten espacio con la levadura. Después del uso de antibióticos para eliminar las bacterias, la levadura crece hasta llenar el espacio dejado por las bacterias eliminadas. Incluso después de que se ha suspendido la administración de antibióticos, la levadura continúa creciendo a un nivel mayor, elaborando sus compuestos químicos tóxicos. Los aumentos hormonales importantes, por ejemplo durante el embarazo y cuando se usan pastillas anticonceptivas, también pueden potenciar el crecimiento de levadura.

La levadura elabora una cantidad de compuestos químicos que el cuerpo recoge y absorbe. Estos compuestos son levemente tóxicos para la mayoría de las personas, que pueden no sentir muchos efectos. Otras personas pueden tener mayores efectos, incluídas infecciones vaginales por levadura o diarrea. Incluso otras personas, sin embargo, tienen muchos más problemas para lidiar con estos compuestos y pueden sentirse enfermas aunque generalmente ni ellos ni sus médicos tienen idea de por qué. Estos compuestos tóxicos pueden producir muchos síntomas, que varían desde diarrea o estreñimiento hasta depresión. La levadura puede producir otros problemas mediante otros mecanismos, incluídas condiciones cutáneas tales como eczema y psoriasis, enfermedades autoinmunitarias tales como artritis reumatoide y esclerosis múltiple. Estos trastornos se pueden tratar con la misma dieta y medicamentos contra la levadura.

He tratado a muchas personas con muchos de estos trastornos. He encontrado en mi experiencia que la mejor forma de revertir los problemas que crea la levadura es tomar el fármaco contra la levadura nistatina y eliminar los alimentos fermentados de la dieta. Este enfoque mata la levadura en el organismo y evita que se introduzcan más substancias químicas tóxicas al cuerpo a través de los alimentos. La nistatina mata la levadura que vive en el intestino. Luego la levadura ya no puede elaborar los compuestos químicos tóxicos. Puesto que a diferencia de algunos otros antifúngicos, el organismo no absorbe la nistatina, no resulta dañina. La nistatina no tiene ningún efecto secundario a largo plazo de los indicados en las guías de prescripción de los médicos, como la *Physicians' Desk Reference*.

Al eliminar de la dieta los alimentos dañinos se evita introducir más substancias químicas tóxicas en el organismo. La levadura y los hongos elaboran compuestos antibacterianos. Los alimentos fermentados en la dieta contienen compuestos antibacterianos. Estos compuestos traerán antibacterianos de nuevo la levadura si estos alimentos, tales como el vinagre y la malta de cebada no se eliminan de la dieta. Estos alimentos también contienen compuestos tóxicos de levadura. Para que la nistatina funcione, se debe cambiar la dieta para restringir estos alimentos fermentados.

Aunque al principio parecía que la dieta recomendada en *La Conexión de la Levadura* nos podría haber ahorrado mucho trabajo y quizás podría haber salvado el habla de Avi si hubiéramos descubierto el libro antes, nos dimos cuenta de que no respondía a las preguntas que Avi nos había planteado. Si hubiéramos seguido esa dieta, que en ese momento era el estándar de las dietas contra la levadura, Avi todavía habría estado comiendo muchos de los alimentos que sabemos que le causan grandes problemas.

La diferencia principal entre la dieta que desarrollé y las dietas que se basan en *La Conexión de la Levadura* está en el contenido de carne contra el de carbohidratos de las dietas. Las dietas que se basan en *La conexión de la levadura* contienen una gran cantidad de carne y recomiendan eliminar la mayoría de los carbohidratos. Uno puede encontrar la génesis de esta idea en el trabajo pionero del Dr. Orian Truss, en *El Diagnóstico Faltante*. El Dr. Truss formuló la teoría de que debido a que experimentalmente la *Candida albicans* crece bien en los carbohidratos y no particularmente bien en la proteína, uno debe eliminar los carbohidratos para que así la levadura no crezca tan bien. La recomendación principal del trabajo del Dr. Truss ha sido limitar los carbohidratos y la levadura del pan y sustituirlos por más carne y pescado.

En mi experiencia, sin embargo, el cuerpo humano no es tan simple como un tubo de ensayo ni la dieta humana es tan simple como los medios de cultivo para la levadura en una placa de Petri.

He tratado a muchos pacientes frustrados que han seguido las recomendaciones de eliminar el azúcar y el pan de sus dietas y aumentar la carne y el pescado. Estos pacientes disfrutaron pocos resultados. Sus síntomas incluyen autismo, síndrome de fatiga crónica, artritis, fibromialgia, esclerosis múltiple, condiciones cutáneas y muchos más. La razón de su falta de resultados no es su falta de esfuerzo, sino el hecho de que los principales agentes perjudiciales (el vinagre y la malta de cebada) han permanecido en sus dietas. De hecho, la mayoría de los libros de recetas contra levaduras y relacionados con alergias tienen vinagre como elemento básico y recomiendan una dieta alta en proteína animal y nueces, los cuales están completamente contaminados con moho. Incluso las dietas que eliminan el vinagre tienden a usar concentrado de jugo de manzana como endulzante, el cual tiene altas cantidades de substancias químicas tóxicas para las personas sensibles a la levadura.

Nuestra experiencia con nuestro hijo y con mis otros pacientes es que esta recomendación dietética de muchas proteínas y pocos carbohidratos no ayuda a mucha gente. Cuando la levadura pudre la carne, las substancias químicas tóxicas que se forman son peores que las que la levadura forma en los carbohidratos. Además, los pollos y los cerdos se alimentan con pienso de semilla de algodón que está contaminado con un hongo denominado *Aspergillus*. Mi teoría es que los animales almacenan los venenos del *Aspergillus* en su grasa. Esta técnica es una forma común en la que los animales lidian con los venenos. Es posible que almacenar los venenos de los hongos sea una razón por la cual los pacientes sensibles a la levadura no deben comer grandes cantidades de carne. La carne de las fuentes adecuadas y en pequeñas cantidades es aceptable en la dieta contra la levadura, de todos modos. Hemos encontrado que las carnes más fáciles de comer son la de ternera y cordero, lo que coincide con las recomendaciones de los alergólogos. Las vacas reciben pienso con menos semilla de algodón o sin ella (otros piensos son más baratos) y hay poco tiempo para que se acumule cualquier veneno en la ternera antes del sacrificio. Hemos incluído unas cuantas recetas de ternera y cordero en este libro de recetas. Con nuestro hijo y de nuevo con muchos pacientes, encontramos que una dieta de carbohidratos complejos es lo mejor para los problemas ocasionados por la levadura.

Otra diferencia principal entre mi enfoque y el enfoque de los otros tratamientos y libro de recetas contra las levaduras es que yo recomiendo una dieta de eliminación (abstención) de alimentos en lugar de una dieta de rotación. El principio detrás de una dieta de rotación es que el cuerpo puede tolerar cierta cantidad de alimentos problemáticos si no se introducen con mucha frecuencia. Un paciente se pone en un programa en el que ciertos alimentos se consumen en ciertas combinaciones, en ciertos momentos y en ciertos días. No he encontrado dietas de rotación que sean muy efectivas y desde mi experiencia personal, me han parecido muy difíciles de implementar.

El principio detrás de una dieta de eliminación es que los alimentos por sí solos producen reacciones tóxicas y uno no desea introducir toxinas en el cuerpo en ningún momento. Aunque la dieta de eliminación requiere algún ajuste al comienzo, la dieta es más fácil de implementar a largo plazo porque introducimos las eliminaciones gradualmente por etapas, lo que es más fácil de recordar a largo plazo. Además, hemos encontrado que al ir lenta y gradualmente, el paciente encuentra justo el nivel correcto de alimentos que debe eliminar. Explicamos todo esto en los capítulos *Las Cuatro Etapas: Tu Ruta Hacia una Mejor Salud y Las Cuatro Etapas para Niños*.

Dejé el Instituto Nacional de Cáncer en agosto de 1991. Un mes después comencé a tratar pacientes con *Candida albicans* usando los principios dietéticos que desarrollé mientras trabajaba con nuestro hijo y usando el fármaco contra la levadura, no tóxico, nistatina. Me di cuenta que podía tratar condiciones supuestamente no tratables tales como autismo, psoriasis, eczema, síndrome de fatiga crónica, esclerosis múltiple, infecciones vaginales crónicas por levadura, trastorno de déficit de atención, infecciones crónicas de oído y depresión resistente al tratamiento. Todas estas condiciones responden al tratamiento de *Candida albicans*.

Habitualmente digo a mis pacientes que en el tratamiento contra la levadura aproximadamente un tercio de la respuesta al tratamiento es el cambio de dieta y dos tercios es la administración de nistatina. Sin embargo, se observa muy poca respuesta con la nistatina sola si no se cambia la dieta. Cambiar la dieta es lo más importante en problemas tales como jaquecas, problemas cutáneos y dolor abdominal. Para otras condiciones mencionadas anteriormente, el cambio de dieta da una respuesta parcial. No obstante, la respuesta parcial puede ser beneficiosa y puede darle a uno el estímulo para encontrar un médico que prescribirá nistatina.

Un Banquete sin Levadura, entonces, es la culminación a este punto *de nuestra experiencia como padres, y de mi experiencia como médico. Es mayormente vegetariano, a base de carbohidratos complejos y alimentos integrales. No usamos cereales exóticos, puesto que no hemos tenido mucha suerte con ellos. No usamos carnes exóticas (nos mantenemos kosher y este libro es kosher). No usamos rellenadores, sustitutos, aditivos, conservantes ni substancias químicas de ningún tipo. No usamos productos de maíz, soya o centeno. Solamente se recomienda un alimento preparado,* una marca de pasta de arroz, porque ¡es una comida genial!

Incluso los niños y adultos más sensibles a la levadura pueden confiar en cualquiera de las recetas de este libro, las cuales, en combinación con el tratamiento médico para la *Candida albicans* con el fármaco contra la levadura nistatina, tratarán satisfactoriamente la levadura en casi todos los casos.

Para nosotros siguió existiendo una pregunta: ¿por qué nuestro hijo continúa sufriendo de brotes periódicos de eczema y urticaria? Parte del problema reside en el intento de liberalizar la dieta. Él comenzó a presentar también sensibilidad al trigo, a la leche y a los huevos, como muchos otros niños que sufren de autismo. Volví a la biblioteca y encontré que la leche y el trigo contienen substancias que son tóxicas para los cerebros de las personas sensibles. Así, comenzamos a trabajar en otra serie de recetas, estas no contenían gluten (la parte del trigo que produce sensibilidades alimentarias), caseína (la proteína de la leche que produce sensibilidades alimentarias) o huevos.

Después de eliminar todos estos alimentos, nos quedamos con lo que parece poco, pero que pasa a ser la base de una dieta rica, apetitosa y sumamente saludable: frijoles, arroz, papas, tomates, bayas, aceite de cártamo, sal de mar, miel, vegetales frescos, limones y hierbas. Pero incluso con estos alimentos limitados hemos desarrollado muchas recetas muy apetitosas que a nuestros invitados les agrada comer.

Debido a que *Un Banquete sin Levadura* es un libro vegetariano principalmente, la mayoría de las recetas no contienen colesterol. Sin embargo, este libro no es un libro de dieta relámpago multifuncional. Encontrarás muchas recetas que contienen una cantidad liberal de sal para dar sabor a alimentos como los frijoles que por sí solos tienen poco sabor. También usamos aceite de cártamo, que no tiene colesterol, y mantequilla en cantidad suficiente para añadir sabor a la comida. Sin embargo, ¡no te dejes engañar por las recetas individuales! Seguir esta dieta en general ha dado como resultado en nuestra familia una disminución en el colesterol y una menor presión arterial porque en el contexto general de la dieta, la sal y la grasa adicional no producen problemas de salud.

Muchas personas nos preguntan si este tratamiento ha sido una "cura" para nuestro hijo. No podemos decir que lo ha sido, pero tampoco podemos decir que no lo ha sido. Avi todavía no habla, pero hablar no es la única parte importante de la vida. Avi ahora es capaz de relacionarse emocionalmente con la gente. Ya no tiene dolor. Este tratamiento ha sido la base de una vida mejor para Avi. Sin la intervención en la dieta y la nistatina, Avi no podría haber recibido beneficios de ningún otro tratamiento. Ahora está en la escuela en un entorno integrado, una escuela ordinaria y en un salón de clases ordinario, con un asistente, y ha estado allí desde primer grado. Él no podía tolerar la presencia de otros niños antes de comenzar esta dieta. No podía tolerar que lo tocaran. Ahora a Avi le gustan las cosquillas, los abrazos y los toques, incluso de personas que no conoce.

Avi se ha beneficiado de un programa intensivo de análisis comportamental aplicado en casa, el cual, de nuevo, no podría haber tolerado sin la dieta y el tratamiento con nistatina. Avi todavía no habla fluidamente, pero ha recobrado algo del habla. Avi es muy diferente del niñito que se balanceaba en el columpio con sus manos retorcidas, mirando a la nada, interesándose por nada, gritando todo el tiempo. Él es un niño feliz y sano, sin dolor extraordinario y capaz de funcionar social y emocionalmente mucho mejor en el mundo.

Esperamos que uses *Un Banquete sin Levadura* como tu guía hacia una mejor salud. Encontramos que la mayoría de la gente que sigue esta dieta en conjunto con el tratamiento con un profesional de la salud sensible, disfruta de un mejor estado de salud. Te advertimos que no debes comenzar a tomar ni suspender ningún medicamento sin consultar con tu médico. Si tienes preguntas acerca de cómo afectará tu salud esta dieta, por favor consulta un profesional de la salud, que esté al tanto de tu salud y que esté informado sobre el tratamiento de problemas de levadura. No podemos prometerte resultados, porque cada organismo es diferente, pero podemos prometerte que podrás hacer comida deliciosa para ti y tu familia, y no tendrás que reinventar la rueda. Así que comienza aquí y toma el primer paso para mejorar tu salud.

Las Cuatro Etapas: Tu Camino Hacia una Mejor Salud

Un Banquete sin Levadura *es tu guía para cambiar tu estilo de vida para promover una mejor salud. Te damos un enfoque paso por paso para cambiar tu dieta, el cual debes seguir gradualmente para hacer más natural y fácil el proceso. Muchas personas no tienen que hacer cambios drásticos para comenzar a sentirse mejor. En este capítulo encontrarás:*

~ *Buena salud: El primer recurso*

~ *Cambiar tu dieta para mejorar tu salud*

~ *Implementar el cambio lenta y gradualmente*

~ *Introducir las Cuatro Etapas*

~ *En sus marcas, listos, ¡fuera!: Etapa I*
La mayoría de las personas pueden detenerse aquí! Pero, para aquellos que sigan necesitando tratamiento...

~ *Avanzar a: Etapa II*
La mayoría de las personas que avanzan hasta la Etapa II se detienen aquí. Pero para las personas que necesitan más...

~ *Eliminar el gluten y la caseína: Etapa III*
Solamente unas pocas personas necesitarán pasar a la Etapa IV...

~ *El paso final: Etapa IV*

~ *Las listas en un solo lugar*

Etapa I

Aproximadamente 80% de quienes usan esta dieta permanecen aquí. Agrega arroz integral. Retira los alimentos más fermentados. Ve a la Etapa II solamente si es necesario.

Etapa II

Agrega: Papas, frijoles y vegetales
Elimina: Más alimentos fermentados y contaminados con moho, levadura, azúcar.

Ve a la Etapa III solamente si es necesario.

Etapa III

Elimina: Gluten (en el trigo) y caseína (en la leche). Ve a la Etapa IV solamente si es necesario.

Las cuatro Etapas

Etapa IV

Elimina: más alimentos fermentados y contaminados con moho.

Buena Salud: el Primer Recurso

Un Banquete sin Levadura es más que un libro de recetas, es un libro de estilo de vida. Te damos un plan para hacer cambios en tu dieta que esperamos que mejorarán tu salud general, y recetas para ayudarte a implementar estos cambios. Este plan es concreto y fácil de seguir. En lugar de darte asesoría general y dejar los detalles a tu imaginación, te damos listas específicas para seguir... tanto los alimentos que puedes comer como los que no puedes comer.

Mejorar tu salud al cambiar lo que comes parece ser una tarea muy desafiante. La mayoría de las personas solamente intentan un cambio en la dieta como último recurso porque tienen miedo de no poder comer todo lo que se ve o sabe bien.

Entonces, ¿por qué debes hacerlo tú?

La razón es simple: te sentirás mejor. La levadura que se encuentra en el pan se denomina *Saccharomyces*. Esta es la misma levadura que fermenta las bebidas alcohólicas. Esta levadura produce substancias químicas que afectan a muchas personas, causando problemas tales como jaquecas, fatiga y depresión. Las substancias químicas que se encuentran en la malta de cebada que es un aditivo común en los alimentos, pueden causar estos mismos tipos de problemas.

Además, hay otro tipo de levadura que se encuentra en el aparato digestivo (los intestinos) llamada *Candida albicans*. Aunque la presencia de levadura se considera normal para algunas personas, tu cuerpo no produce esta levadura. Tu cuerpo simplemente permite que la levadura tenga un lugar para vivir y crecer. *La Candida albicans* produce muchas de las mismas substancias químicas que la levadura que hay en el pan.

Entonces, tu cuerpo tiene levadura viviendo dentro del aparato digestivo y tú tomas la levadura y las substancias químicas de los alimentos que tomas. Necesitas atacar el problema desde ambos lados; dentro de tu cuerpo y desde el exterior, en tu dieta. Este ataque conjunto ayudará a eliminar las substancias químicas o las toxinas que te están haciendo sentir mal.

Un Banquete sin Levadura te ayuda a atacar la levadura y las substancias químicas que tomas en tus alimentos, lo que a su vez ayuda a limitar la cantidad de levadura que vive en el interior de tu organismo.

Cambiar tu dieta, es decir, cambiar los alimentos que comes y usar las recetas de este libro de recetas, ayuda a reducir la levadura que tomas desde el exterior. Esto a su vez ayuda a reducir la levadura intestinal porque la levadura que tomas en forma de alimentos ayuda a que crezca la levadura intestinal. Eliminar la levadura de tu dieta restringe la capacidad de crecimiento de la levadura intestinal.

Por ejemplo, en pruebas de laboratorio, la levadura intestinal *Candida albicans* crece muy bien en la malta, que es uno de los alimentos principales que debes eliminar.

¿Por qué estas substancias químicas son tan malas para ti?

Muchas de las substancias químicas que produce la levadura están hechas para matar bacterias. Si continúas comiendo alimentos producidos con levadura, tales como el vinagre (el vinagre es literalmente vino podrido), estás tomando un bajo nivel de substancias químicas antibacterianas todo el tiempo. Otro nombre para las substancias químicas antibacterianas es antibióticos.

Las substancias químicas antibacterianas matan las bacterias. Ellas matan tanto las bacterias buenas como las bacterias malas. Debido a que la levadura y las bacterias viven ambas en el intestino, matar las bacterias proporciona espacio para que crezca la levadura que ya está presente en el intestino. Esto crea un desequilibrio entre la levadura y las bacterias. Las bacterias eliminadas no necesariamente son malas (como las bacterias que producen enfermedades).

Cuando la levadura toma el espacio que estaba destinado a las bacterias, las bacterias buenas no pueden recolonizar y crecer. El desequilibrio empeora en lugar de mejorar y mucha gente sufre problemas de salud debido a ello.

Tomar substancias químicas antibacterianas favorece el crecimiento de la levadura y favorece la continuación de todos los problemas que causa la levadura. El uso de *Un Banquete sin Levadura* hace más difícil que la levadura crezca en el aparato digestivo.

Ahora puedes entender cómo *Un Banquete sin Levadura* te ayudará a acercarte a un cambio de dieta como primer recurso. Encontrarás que puedes comer alimentos que saben muy bien y sentirte muy bien también.

Te recomiendo cambiar tu dieta como primer recurso porque tiene grandes beneficios para la salud sin los efectos secundarios adversos que tienen los medicamentos. Sé esto a partir de mi experiencia clínica.

Hay muchas condiciones psiquiátricas y médicas que por mi experiencia clínica sé que responderán a un cambio en la dieta. En mi propia práctica psiquiátrica, prescribiré medicamentos convencionales cuando el paciente desee usar medicamentos en lugar de usar la dieta para atacar sus problemas. Sin embargo, muchos de estos medicamentos tienen efectos secundarios debilitantes, y pueden no ser tan efectivos para aliviar los síntomas como el cambio en la dieta. El cambio en la dieta no tiene efectos secundarios negativos distintos de los inconvenientes.

Este capítulo cubre los pasos generales para cambiar tu dieta. Debido a que cambiar las dietas de los niños presenta retos especiales, nos ocupamos de esos retos con mayor detalle en el capítulo denominado *Las Cuatro Etapas para Niños* . Lee *Las Cuatro Etapas para Niños* después de que hayas leído este capítulo.

Cambiar tu dieta para mejorar tu salud

Mi experiencia clínica me ha enseñado que las personas que cambian sus dietas tienen beneficios duraderos en su salud. El único efecto secundario del cambio de dieta son los inconvenientes. La mayoría de los pacientes que siguen esta dieta tienen más energía, son capaces de hacer cambios de vida mayores y de eliminar los problemas de salud que los trajo a mí.

Estas condiciones han incluído jaquecas, autismo, trastorno de déficit de atención y trastorno de hiperactividad por déficit de atención, fibromialgia, depresión, esclerosis múltiple, artritis reumatoide, síndrome de fatiga crónica, eczema no controlado y psoriasis y otros problemas de salud.

Te damos un método paso a paso para cambiar tu dieta y más de 200 recetas para ayudarte a implementar estos cambios. Al principio este método puede parecer complicado. Sin embargo, en realidad es fácil de seguir una vez que comienzas a usarlo.

Somos los primeros en reconocer, sin embargo, que cambiar la dieta presenta dificultades sociales y emocionales para todos, incluída la familia.

La comida tiene implicaciones sociales y emocionales, así como también valor nutricional. Con frecuencia decimos, si no vivimos con el doctor, podría sernos más difícil adherirnos al programa.

Para cambiar la dieta es necesario que tengas una razón suficientemente buena para superar estas dificultades sociales y emocionales. ¿Qué razón mejor que darle a alguien la oportunidad de vivir una vida mejor?

La enfermedad no tratada o tratada ineficazmente es por lo menos igual de inconveniente que cocinar unas cuantas comidas especiales. En nuestras propias vidas, antes de que encontráramos que la dieta estaba relacionada con el autismo de nuestro hijo, tuvimos noche tras noche de gritos y permanecimos despiertos desde las 2:00 am hasta las 7:00 am. Esto afectó a toda la familia durante meses. Nosotros sabemos cuando nuestro hijo toma algo que no debería comer. El insomnio, la incomodidad y las dificultades generales resurgen.

Ciertamente, realizar unos cuantos pasos extra para cocinar buena comida es mejor que eso. Cambiar la dieta es relativamente fácil en comparación con una vida en agonía.

He tenido pacientes que vienen a mí con una picazón tan intensa que sus vidas son intolerables; con dolor hormigueante en sus manos y sus pies, con migraña y con otras condiciones que no respondieron bien al tratamiento médico convencional.

Hasta donde sé, cambiar la dieta y añadir un medicamento contra la levadura denominado nistatina, ayudó significativamente a todos los que siguieron la dieta. Para algunas condiciones, incluído el autismo, cambiar la dieta y usar nistatina ha sido mucho más efectivo para producir cambios duraderos en las personas que muchos de los medicamentos que prescribo comúnmente en mi práctica psiquiátrica.

Sin embargo, no es necesario que tomes nistatina para sentirte mejor. Cambiar la dieta ayudará a algunas personas enormemente. Incluso para los casos más difíciles, que se benefician de la nistatina, el cambio en la dieta aporta por lo menos un tercio de la mejoría en su salud.

Así que ¡anda y comienza justo ahora!

El drama de esperar para decidir si estás listo para afrontar esta dieta es que la intervención es mejor cuando se hace lo más pronto posible. No existe el concepto de "prematuro" al decidir usar la dieta para afrontar los problemas de salud complejos.

 Pensamiento clave:
No suspendas ningún medicamento actual con base en este libro.
Debes consultar con tu doctor.
El cambio en la dieta no afectará ningún medicamento.

Implementar el cambio lenta y gradualmente

El primer paso en cualquier cambio de vida mayor es implementar el cambio lenta y gradualmente. ¡No aprendas a nadar saltando del trampolín! Es necesario que aprendas nuevos hábitos, que encuentres nuevos alimentos qué comer y diferentes maneras de cocinar, lo cual toma tiempo.

Hacemos una analogía de este cambio en la dieta con una serie de pasos o etapas –plataformas a las cuales subirás, en las que estarás por un tiempo y verás si tu salud es mejor. Si lo es, permanecerás allí. Si no, irás a la siguiente etapa.

Aunque hay cuatro etapas en total, aproximadamente 90 por ciento de mis pacientes solo necesitan ir a las Etapas I o II para obtener los beneficios de salud de este nuevo estilo de vida. De hecho, algunas personas pueden alcanzar la plataforma de la buena salud desde el primer paso, la Etapa I-A, y no necesitan ir a la Etapa I-B.

Otras necesitan ir a la siguiente etapa, la Etapa I-B. Incluso más necesitan ir a la siguiente etapa, la Etapa II. Hay un pequeño grupo que necesitará avanzar hasta la Etapa III. El paso más grande de todos, la Etapa IV, solamente es para las personas más sensibles.

Más del 80 por ciento de las recetas de *Un Banquete sin Levadura* son adecuadas para la Etapa IV, la última etapa. Cada receta "adecuada hasta la Etapa IV" también es apropiada para las Etapas I, II y III.

Te instamos a no apurarte a llegar hasta la Etapa IV demasiado pronto. Incluso si te gustan los retos y deseas comenzar con la Etapa IV, contente. Muchas personas no terminarán en la Etapa IV. Comenzar en la Etapa IV te privará de muchos alimentos que posiblemente puedas comer. ¡No desearás perder esta oportunidad! Además, ir desde una dieta estadounidense "normal" hasta la Etapa IV es demasiado drástico para la mayoría de las familias, incluída la mía propia. Terminarás fallando porque simplemente no puedes mantener la dieta. Tendrás mucho más éxito implementando la dieta en el transcurso de varios meses en una forma que te permita cumplirla.

Pensamiento clave: Este libro de recetas está destinado a ser un auxiliar en el tratamiento médico, no un sustituto. Recomiendo que consultes un médico con experiencia en implementación de dietas sin levadura y dietas sin gluten/caseína, que también pueda tratar médicamente el problema subyacente de la levadura. A medida que comiences a implementar una dieta sin levadura, también te pueden tratar con nistatina, un medicamento anti hongos. Sigue las recomendaciones de tu médico.

Introducir las Cuatro Etapas

Los principios básicos

Las Cuatro Etapas son acerca de una mejor salud. Al sacar de tu dieta los alimentos que son malos para tu salud e introducir alimentos que son buenos para tu salud, experimentarás cambios positivos en tu cuerpo. Las Cuatro Etapas no son una dieta de moda. De hecho, algunos aspectos de Las Cuatro Etapas pueden sorprenderte.

No seguimos la noción actualmente de moda de que las dietas sanas no usan grasa ni sal. Con moderación, las grasas buenas (aceite de cártamo) y la sal de mar en realidad son buenas para tu salud.

La dieta sin levadura es baja en proteínas animales, por lo que es necesario añadir algo de grasa para que te sientas satisfecho (saciedad) y para darle sabor a la comida. El aceite de cártamo es bueno para ti de una forma positiva porque contiene todos los ácidos grasos esenciales. La sal de mar es un buen potenciador del sabor y contiene grandes cantidades de minerales. A menos que sepas que la sal te produce efectos de salud adversos, usa la sal en estas recetas.

Muchos de los alimentos eliminados en esta dieta están llenos de sabor y tienen beneficios nutricionales para las personas que no son sensibles a la levadura. Sin embargo, esos alimentos son tóxicos, lo que significa venenosos, para las personas sensibles a la levadura. *Un Banquete sin Levadura* presenta un equilibrio entre comer alimentos que saben bien y mantenerse sano.

En nuestra familia, que está en la Etapa IV, dependemos mucho de los alimentos fritos en aceite de cártamo, como las papas (croquetas de papa, papas a la francesa) y frijoles fritos. Estos alimentos satisfacen el hambre, el gusto y algunas de las necesidades de nutrición de los niños en crecimiento, que mayormente comen frijoles y arroz.

Los niños que han seguido la Etapa IV, incluso con todos los alimentos fritos, tienden a ser sanos y a no tener problemas de peso, porque la dieta en general es baja en grasa y saludable. Tienes una amplia gama de opciones de recetas y alimentos para encontrar combinaciones que satisfagan a tu familia.

Puedes descubrir que las personas de tu familia tienen ciertas intolerancias a los alimentos además de la sensibilidad a la levadura, como nos ha sucedido a nosotros. Por ejemplo, este libro no contiene recetas con tofu, porque nuestra familia no tolera los productos de soya. Esta intolerancia no está relacionada con la levadura. Si tu familia tolera la soya, el tofu es un buen sustituto para la carne u otros alimentos que hayas eliminado. Si descubres otras intolerancias a los alimentos, elimina esos alimentos también.

Un repaso

Ahora que estás preparado para ayudarte a ti mismo y a tu familia a mejorar la salud, y ahora que sabes los conceptos básicos detrás de las Cuatro Etapas, estás listo para comenzar. Cada etapa tiene alimentos que debes añadir, y te refiere a un capítulo denominado *Listas de compras* para que puedas ver la amplia variedad de alimentos que podrás seguir comiendo. Luego, cada etapa tiene una lista de alimentos que debes eliminar. Te proporcionamos estas listas a medida que vas adentrándote en este capítulo. También encontrarás todas las listas juntas al final del capítulo.

También hemos codificado cada receta de *Un Banquete sin Levadura* de acuerdo con las Etapas. Mira el recuadro gris que está bajo el título de cada receta. "Adecuada hasta la Etapa I" significa que solamente las personas que están en la Etapa I pueden usar estas recetas de manera segura. "Adecuada hasta la Etapa II" significa que las personas que están en las Etapas I y II pueden usar estas recetas de forma segura. "Adecuada hasta la Etapa III" significa que las personas que están en las Etapas I, II y II pueden usar estas recetas. "Adecuada hasta la Etapa IV" significa que las recetas son adecuadas para todos.

La Etapa I es la primera etapa. Alrededor del 80 por ciento de mis pacientes son tan exitosos, lo que significa que se sienten tan bien en la Etapa I, que no necesitan avanzar más.

Esta etapa toma solamente unos cuantos días para algunas personas, pero toma unas cuantas semanas para otras.

Hemos dividido la Etapa I en dos partes, Etapa I-A y Etapa I-B. La Etapa I-A introduce y comienza a implementar una vida sin levadura al añadir arroz integral y eliminar los alimentos más fermentados y problemáticos de tu dieta. Estos alimentos son fuentes concentradas de toxinas en la dieta.

La Etapa I-B elimina más alimentos fermentados. Todas las recetas de este libro de recetas son adecuadas para la Etapa I-A y la mayoría son adecuadas para la Etapa I-B.

Si todavía no te sientes bien, puede que no estés entre el 80 por ciento que puede quedarse en la Etapa I. Debes avanzar a la Etapa II.

La Etapa II agrega papas y frijoles, e introduce algunos tipos de alimentos distintos, incluído el pan sin levadura. La Etapa II elimina más alimentos fermentados, incluído el pan con levadura. Avanza hasta esta etapa después de unas cuantas semanas en la Etapa I si tú o tu hijo todavía no se sienten "al 100 por ciento". Casi todas las recetas de este libro son adecuadas para la Etapa II.

Alrededor del 90 por ciento de las personas se sentirán tan bien en la combinación de las Etapas I y II que no será necesario que vayan más allá. Sin embargo, si sientes que tu salud necesita más atención, continúa hasta la Etapa III.

La Etapa III introduce otro concepto: vivir sin gluten. El gluten es una proteína que se encuentra en el trigo, la cebada, el centeno, las hojuelas de avena y algunos otros granos. La Etapa III también elimina de la dieta la caseína. La caseína es una proteína que se encuentra en la leche. Una gran cantidad de personas que son sensibles a la levadura también son sensibles al gluten y a la caseína. La transición a una dieta sin leche/caseína y sin trigo/gluten no es excepcionalmente difícil. Puedes comer todos los alimentos de las Listas de compras 1 y 2 del capítulo denominado *Listas de compras*. Substituye con arroz y papas y sigue las más de 175 recetas de *Un Banquete sin Levadura* que indican "Adecuada hasta la Etapa III" o "Adecuada hasta la Etapa IV".

Más del ochenta por ciento de las recetas de este libro están diseñadas para personas sensibles a la levadura, al gluten y a la caseína. Busca la indicación "Sin trigo/gluten" y "Sin leche/caseína" en las recetas.

La **Etapa IV** es la última etapa, la más restrictiva. Solo unas cuantas personas –probablemente 5 de cada 100– llegan a la Etapa IV. Encuentro, sin embargo, que muchas personas con autismo, así como también muchas personas con problemas cutáneos, necesitan experimentar con esta etapa.

Tu dieta puede ser apetitosa con una variedad de sabores y texturas. Más de cuatro quintas partes de nuestras recetas en este libro se pueden usar en la Etapa IV. Hemos seguido la Etapa IV durante muchos años y hemos servido comidas completas a nuestros invitados que eran comidas de la Etapa IV. Nuestros invitados con frecuencia han comentado lo bien que se sintieron después de comer en nuestra mesa.

En sus marcas, listos, fuera: Etapa I

La **Etapa I** es el primer paso para cambiar tu salud. Hemos dividido la Etapa I en dos partes, Etapa I-A y Etapa I-B. Comienza por el principio, con la Etapa I-A, ve lentamente. Si te sientes cómodo con la Etapa I-A, pero todavía tienes problemas de salud, avanza hasta Etapa I-B.

El primer paso es ver lo que puedes comer, no lo que no puedes. La lista de alimentos permitidos en la Etapa I está en la página 37. Para ayudarte a comprar, busca en las *Listas de compras* (páginas 95 a 98). Copia las páginas 96 hasta 98 (Listas 1, 2 y 3) y llévalas contigo cuando vayas a la tienda. Tendrás lo básico de todas las recetas de este libro si te aprovisionas con los artículos de esas listas.

Puedes comer todo lo que está en esas listas –que es bastante Puedes tener en mente mientras estás eliminando alimentos de tu dieta todos los alimentos que puedes añadir, todas las nuevas recetas que puedes probar y cuán bien te sentirás. En este punto debes apartar tiempo extra para ir de compras, porque realmente necesitarás escudriñar las etiquetas.

Más o menos en la primera semana, agregarás arroz integral a tu dieta, y deberás comenzar a experimentar con las recetas que usan arroz. Tenemos un capítulo dedicado a recetas que son **Principalmente arroz.**

También eliminarás los alimentos más fermentados y problemáticos de tu dieta. Estos alimentos son fuentes concentradas de toxinas en la dieta.

He descubierto en la práctica que la mayoría de las personas se benefician tanto de esta etapa que no necesitan eliminar ningún otro alimento.

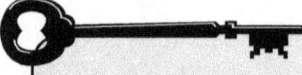

PRECAUCIÓN: NO REINTRODUZCAS NINGÚN ALIMENTO QUE SEA PERMISIBLE EN CUALQUIER ETAPA SI SABES QUE TÚ O TU HIJO SON SENSIBLES O ALÉRGICOS A ESOS ALIMENTOS. La salud de cada persona es diferente. Reintroducir esos alimentos solo causará problemas, y no sabrás si los problemas los causan esos alimentos a los cuales sabes que eres sensible o la dieta sin levadura o el tratamiento con nistatina.

He tenido más de un paciente que ha visto la lista de la Etapa I-A y ha concluido que podría reintroducir de forma segura alimentos que sabía que le producían reacciones desfavorables porque no recomendamos eliminar esos alimentos en esta etapa. Los dos grupos principales de alimentos que parecen causar la mayoría de los problemas son los productos lácteos y los productos que contienen maíz.

Por ejemplo, tuve una madre que sabía que su hijo tenía un problema con la leche y el queso. Ella reintrodujo esos alimentos en la dieta de su hijo porque la Etapa I no elimina la leche y el queso. Entonces su hijo sufrió grandes problemas, de los que la madre culpaba a una reacción a la eliminación de la levadura denominada "extinción", o a la nistatina, pero que era más que probable que hubieran sido causados por la leche y el queso.

Otros padres que han hecho un trabajo relativamente bueno han reintroducido el maíz en su dieta, o han aumentado el maíz, y han tenido reacciones desfavorables o han visto falta de progreso.

¡Evita estos errores!

Mantente en la Etapa I-A por lo menos durante una semana. Puedes mantenerte en la Etapa I-A por un tiempo mayor. Esta es tu oportunidad de ajustarte a un cambio en la dieta, probar algunas recetas nuevas y comenzar a sentirte mejor.

Cuando estés listo, o cuando tu médico te lo aconseje, pasa a la Etapa I-B.

La Etapa I-A se mete con los alimentos que son los más fermentados y los más contaminados con moho. Los alimentos que es más importante eliminar son el vinagre y la malta de cebada.

¿Por qué estos dos?

Yo (Bruce) he encontrado en mi experiencia clínica que eliminar estos dos tiene el mayor impacto inmediato en la salud y el comportamiento.

La malta de cebada es un producto que comienza con la cebada en grano. La cebada se hace germinar especialmente, luego se calienta. Este producto caliente se convierte en la materia prima para hacer cerveza. La malta de cebada se encuentra en muchos cereales, galletas saladas, panes, en la harina blanca y en las rosquillas y en muchos bocadillos saludables. Aunque la malta de cebada es la más dañina, otros tipos de malta, incluída la maltodextrina (que se añade habitualmente al jarabe de maíz), también son dañinos. Cuando vayas de compras lee las etiquetas cuidadosamente y evita cualquier cosa con la palabra "malta" en ella.

Te sorprenderá cuántos alimentos preparados comercialmente contienen "malta", "malta de cebada", maltodextrina" o "harina de cebada malteada".

La malta está en las rosquillas, por ejemplo. Así, en la Etapa I-A debes eliminar las rosquillas. La malta también está en casi toda la harina blanca procesada comercialmente. Así que incluso hornear en casa no garantiza que no estés consumiendo malta. Es necesario que leas las etiquetas de los paquetes de harina.

Ahora es el momento de desarrollar el buen hábito de preguntar en las pastelerías, en las tiendas de comestibles finos y otros lugares en donde puedes comprar alimentos preparados para los ingredientes de alimentos que deseas comprar. Dile al vendedor que tienes alergias severas y te gustaría comprar sus alimentos, pero no puedes a menos que conozcas los ingredientes. La mayoría de las tiendas son muy colaboradoras. Si uno de los ingredientes es "harina" debes tener más información. ¿La harina contiene malta?

Podrás encontrar sustitutos para la mayoría de estos alimentos si inviertes tiempo en buscarlos. Solamente permítete tiempo extra las primeras dos semanas; gradualmente, sabrás qué alimentos puedes comprar.

El vinagre es sumamente fermentado. Literalmente es vino podrido y es muy concentrado en los productos de levadura tóxicos. El vinagre se encuentra virtualmente en todos los condimentos, incluído el cátsup y la mostaza, las salsas y los aderezos para ensalada.

El chocolate es el alimento que produce más vacilaciones en las personas. Te puede sorprender saber que puedes vivir sin él. El chocolate tiene dos problemas. El chocolate se seca con un hongo. El chocolate también contiene un compuesto químico que es similar a una de las substancias químicas de la levadura. Desafortunadamente, no hay ningún sustituto para el chocolate.

Los pepinillos, los alimentos encurtidos, la salsa de soya, la salsa Worcestershire y las bebidas alcohólicas son fermentados. Los quesos añejos están muy contaminados por moho. El aceite de semilla de algodón y los alimentos con semilla de algodón son problemáticos porque la planta de algodón con frecuencia está contaminada con moho y los productos del moho terminan en el aceite de semilla de algodón.

Alimentos permitidos en la Etapa I-A

Puedes comer casi todo lo que comes ahora, excepto los alimentos específicos eliminados (consulta la siguiente página). Esta lista te da una idea general.
CONSEJO: **Para obtener ayuda en la compra de víveres, consulta** *Listas de compras* **(p. 95). Usa las 3 listas.**

Carne, pescado y pollo congelado fresco: todos los tipos (preferiblemente sin hormonas ni antibióticos)
- Atún enlatado (con la leyenda "muy bajo en sodio" en la etiqueta –únicos ingredientes: atún y agua)
- Carnes procesadas, incluídos hot dogs, tocino, salami, carnes de almuerzo y mortadela

Productos agrícolas frescos: todos los tipos, incluídas todas las frutas y vegetales, hierbas frescas y secas

Productos secos:
- Frijoles secos (todos los tipos)
- Café y té
- Arroz y todos los productos de arroz
- Miel de trébol no procesada
- Harina (harina blanca sin blanquear, sin malta, de trigo integral o de otros cereales sin gluten)
- Cereales secos y empacados, sin malta
- Papas fritas que no estén cocinadas en aceite de semilla de algodón ni en aceite de cacahuate
- Fruta seca y pasas
- Jarabe de arce
- Nueces y cacahuates
- Aceites: todos excepto de semilla de algodón y de cacahuate
- Harina de avena y hojuelas de avena
- Pasta (trigo integral, semolina o arroz)
- Sal de mar
- Bebidas gaseosas
- Bocadillos que no contengan malta, chocolate ni vinagre, incluídas galletas, pretzels y galletas saladas.
- Especias (canela, etc.)
- Azúcar
- Tortillas o chapatis de trigo integral, matza
- Pan de trigo integral (sin malta)
- Harina de trigo integral

Leche, mantequilla y huevos:
- Huevos, preferiblemente sin hormonas ni antibióticos
- Leche, de todos los tipos
- Mantequilla
- Requesón, queso ricotta, mozzarella y otros quesos no añejos
- Yogur
- Helado sin chocolate o saborizante de vainilla (¡prueba los nuevos sorbetes empacados!)
- Sustitutos de helado (a base de tofu o de arroz)

ETAPA I-A
ELIMINA DE TU DIETA LOS SIGUIENTES ALIMENTOS en este orden de importancia:

Malta de cebada y todos los productos de malta, incluída la maltodextrina

> Sustituto: alimentos similares que no contengan malta. Por ejemplo, la mayoría de los cereales de General Mills no contienen malta de cebada.

Vinagre

> Sustituto: jugo de limón recién exprimido; pasta de tomate para la cátsup; consulta las muchas recetas de este libro de recetas para salsas y aderezos para ensalada

Chocolate

Encurtidos y alimentos en escabeche: arenque, tomates encurtidos, pimientos encurtidos

Bebidas alcohólicas y cerveza sin alcohol

Queso añejo

> los quesos añejos incluyen: Cheddar, suizo, parmesano, romano, queso azul, Roquefort y similares. Sustituto: mozzarella, queso entero en bloque, queso Jack. Para algunas personas, el queso de leche de cabra o el queso Feta de leche de oveja es aceptable siempre y cuando el queso sea fresco y esté empacado en agua

Salsa de soya (sustituto: sal de mar)

Salsa Worcestershire

Aceite de semilla de algodón y otros productos de semilla de algodón

Etapa I-B

En la Etapa I-B, todavía puedes seguir usando todas las recetas de este libro, excepto las pocas que contienen manzana. También puedes usar todos los alimentos que están en las Listas de compras 1, 2 y 3.

La Etapa I-B exhorta a eliminar de tu dieta la mayoría de los alimentos extremadamente fermentados. El primer grupo de alimentos que se debe retirar son las nueces y los cacahuates, incluídos todos los productos hechos a base de nueces y cacahuates (inclusive la mantequilla de cacahuate). Las nueces y los cacahuates están contaminados por moho de forma inherente. Los estudios sobre la mantequilla de cacahuate han mostrado grandes cantidades de moho en mantequilla de cacahuate, la mayor parte del moho está en la mantequilla de cacahuate natural (no procesada). Muchas personas también son alérgicas al cacahuate.

El siguiente grupo de alimentos cubre las manzanas y las uvas y todos los productos elaborados con manzanas y uvas. Las manzanas contienen un antibiótico natural. Las manzanas y las uvas también contienen subproductos de la levadura que el Dr. William Shaw, del Laboratorio Great Plains, ha aislado. En la experiencia clínica, las manzanas, el jugo de manzanas, las uvas y el jugo de uvas, causan estragos en los niños sensibles a la levadura. Las peras sustituyen bien a las manzanas; las bayas frescas sustituyen bien a las uvas.

En este punto se debe eliminar el café. El café contiene algunas de las mismas substancias químicas que la malta. Para algunas personas, este puede ser un alimento difícil de eliminar. Trabaja en ello lenta y gradualmente. Yo (Lori) sé por mi experiencia personal cuán difícil es eliminar el café. Sustitúyelo con té de hierbas y experimenta con la amplia variedad de sabores que puedes encontrar.

Por último, elimina las carnes procesadas que contienen nitrato de sodio y nitrito de sodio. El nitrito de sodio estabiliza el color rojo en las carnes procesadas y añade sabor. El nitrato de sodio ayuda a curar la carne y se descompone lentamente en nitrito de sodio. Estos aditivos han sido vinculados con el cáncer. En mi experiencia clínica (Bruce), las carnes con estos aditivos hacen que muchos niños tengan dificultades de comportamiento.

También debes añadir más alimentos buenos a tu dieta. Para el momento en que comiences con la Etapa I-B, el arroz integral debe ser una parte normal de tu dieta. Concéntrate ahora en aumentar las papas y los vegetales, sustituyendo las manzanas y las uvas por otras frutas, tales como ciruelas, bayas y peras, y acostumbrándote a beber agua en lugar de jugo de manzana. Tenemos recetas deliciosas de limonada caliente y fría en *Dulces y Golosinas*. El capítulo denominado *Principalmente Papas* te dará buenas ideas sobre cómo usar las papas. Comienza experimentando, si aún no lo has hecho, con diferentes platillos de vegetales de *Principalmente Vegetales*. Casi todas las recetas de este libro son adecuadas para la Etapa I-B.

Comienza a agregar frijoles a tu dieta. Busca en el capítulo *Principalmente Frijoles*, el cual te dará instrucciones detalladas para cocinar frijoles, así como también varias recetas deliciosas. Para introducir los frijoles lentamente, comienza cocinando algunas de las muchas sopas de este libro de recetas que usan frijoles. Encontrarás que a medida que aumentas la cantidad de fibra en tu dieta, tendrás menos malestar gástrico por los frijoles. También descubrimos que cocinar los frijoles en una olla de cocción lenta (instrucciones en *Principalmente frijoles*) reduce al mínimo la cantidad de gases por comer frijoles.

Alimentos permitidos en la Etapa I-B

Puedes comer la mayoría de las cosas que comes ahora, salvo los alimentos específicos eliminados de la Etapa I-A (p. 38) y ahora de la Etapa I-B (p. 41. Esta lista te dará una idea general. CONSEJO: Para obtener ayuda en la compra de víveres, consulta *Listas de compras* **(páginas 95-98). Usa las 3 listas.**

Carne, pescado y pollo congelado fresco: todos los tipos (preferiblemente sin hormonas ni antibióticos)
♦ Atún enlatado (con la leyenda "muy bajo en sodio" en la etiqueta –únicos ingredientes: atún y agua)
♦ Hot dogs y carne de almuerzo "naturales" solamente; nada con nitratos de sodio o nitritos de sodio.

Productos frescos:
♦ Todos los tipos excepto manzanas y productos de manzana y uvas y productos de uva. Estos incluyen todas las frutas y vegetales, hierbas frescas y secas
♦ Jugos de frutas

Productos secos:
♦ Frijoles secos (todos los tipos)
♦ Té
♦ Arroz y todos los productos de arroz
♦ Miel de trébol no procesada
♦ Harina (harina blanca sin

blanquear, sin malta, de trigo integral o de otros cereales sin gluten)
- Cereales secos y empacados, sin malta
- Papas fritas que no estén cocinadas en aceite de semilla de algodón ni en aceite de cacahuate
- Fruta seca y pasas
- Jarabe de arce
- Harina de avena y productos de avena
- Todos los aceites, excepto el de semilla de algodón, cacahuate y aceites de otras nueces
- Pasta (trigo integral, semolina o arroz)
- Sal de mar
- Especias (canela, etc.)
- Bebidas gaseosas
- Bocadillos que no contengan malta, chocolate ni vinagre, incluídas galletas, pretzels y galletas saladas.
- Azúcar
- Tortillas o chapatis de trigo integral
- Pan de trigo integral (sin malta)
- Harina de trigo integral

Leche, mantequilla y huevos:
- Huevos, preferiblemente sin hormonas ni antibióticos
- Leche, de todos los tipos
- Mantequilla
- Requesón, queso ricotta, mozzarella y otros quesos no añejos
- Helado sin chocolate o saborizante de vainilla (¡prueba los nuevos sorbetes empacados!)
- Sustitutos de helado (a base de tofu o de arroz)

LISTA DE LA ETAPA I-B
ELIMINA ESTOS ALIMENTOS DE TU DIETA:

Nueces y cacahuates

Manzanas y productos de manzana

Uvas y productos de uva

Café

Hot dogs, salami, tocino, carnes de almuerzo y otras carnes procesadas que contienen nitratos de sodio y/o nitritos de sodio.

Los hot dogs "naturales" todavía se pueden comer en este punto.

Avanzando: Etapa II

Ahora que estás acostumbrado a la Etapa I, después de una semana hasta unas cuantas semanas, debes avanzar hacia la Etapa II si todavía no te sientes 100 por ciento sano, o si tu médico recomienda avanzar a la Etapa II. Algunos médicos prefieren saltar la Etapa II en este punto y avanzar directamente a la Etapa III, eliminando el trigo y la leche, luego volviendo a la etapa II. Saltar a la Etapa III tiene sentido en particular para condiciones de salud como el autismo.

En la Etapa II, asegúrate de que estás comiendo arroz integral en lugar de arroz blanco, grandes cantidades de buenas papas, frijoles y vegetales. La mayoría de las recetas en *Un Banquete sin Levadura* son adecuadas para la Etapa II. Usa todos los alimentos de las Listas de compras 1 y 2 del capítulo denominado *Listas de compras*.

Debes seguir la Etapa II durante un periodo de cuatro a seis semanas, continuando con cualquier otro tratamiento médico, inclusive la administración de nistatina. Después de consultar con tu médico, debes considerar avanzar a la Etapa III.

Los primeros alimentos que debes eliminar de tu dieta en la Etapa II son los productos horneados que contienen levadura, inclusive el pan. Estos alimentos en realidad contienen levadura, y en este punto, eliminar la levadura ayudará. Te damos varias recetas de pan sin levadura en *Panes y bisquets*.

Luego, deja de comer y cocinar con maíz y centeno, ambos están muy contaminados con moho. Los alimentos fermentados que debes eliminar son: frutas secas y pasas, extracto de vainilla, jugo de frutas concentrado y suero de mantequilla.

Se debe eliminar el jarabe de arce. Éste contiene algunas de las mismas substancias químicas tóxicas, como el vinagre, incluído el acetol. El glutamato monosódico (MSG) y el aspartame (marca comercial NutraSweet) son aditivos que en mi experiencia clínica he descubierto que pueden producir jaquecas y otros problemas.

La Etapa II también exhorta a eliminar el azúcar de mesa (sacarosa) y sustituirla por miel; a no usar especias de colores, como la canela, la pimienta de Jamaica, la mostaza seca, la paprika, etc., porque muchas están contaminadas con moho de forma inherente; los champiñones (que son hongos); y las bebidas carbonatadas, la mayoría de las cuales contienen productos a base de maíz, incluída la carbonatación.

Te recomiendo no usar margarina tampoco en este punto. La margarina tiene una cantidad de problemas. El cuerpo humano no la metaboliza.

Algunos estudios han demostrado que las grasas de la margarina pueden ser tan malas para el cuerpo como las grasas altamente saturadas. La mantequilla, un producto natural, es mucho mejor para el organismo, incluso a pesar de que contiene colesterol. Si estás tratando de eliminar las grasas saturadas o el colesterol, sustituye la margarina por aceite (consulta *Una Nota Sobre los Ingredientes* para ver una discusión acerca de qué tipo de aceite usar).

Los plátanos están en la lista porque se sabe que producen migrañas, y de nuevo, de acuerdo con mi experiencia clínica, producen problemas a muchas personas.

Las especias, como la canela, el chile en polvo, el comino, la mostaza seca y todas las especias coloreadas (pero no las hierbas verdes) se deben eliminar ahora. Estas especias producen problemas a muchas personas. Pueden estar contaminadas con moho, o su procesamiento puede introducir substancias dañinas.

Por último, te aconsejo eliminar toda la carne y el pescado, salvo la carne de ternera y de cordero, como te expliqué anteriormente. Cuando la levadura echa a perder la carne, las substancias químicas que se forman son peores que las que forma la levadura en los carbohidratos. Además, los pollos y los cerdos se alimentan con pienso de semilla de algodón que está contaminado con un hongo denominado *Aspergillus*. Mi teoría es que los animales almacenan los venenos del *Aspergillus* en su grasa.

Esta técnica es una forma común en la que los animales lidian con los venenos.

Es posible que almacenar los venenos de los hongos sea una razón por la cual los pacientes sensibles a la levadura no deben comer grandes cantidades de carne.

Consulta *Principalmente Carnes, Pescado y Pollo* para ver recetas fáciles de hacer y las instrucciones para cocinarlas.

Alimentos útiles en las Etapas I y II:
En la Etapa I, agregaste el arroz integral.
Ahora, usa solamente arroz integral.
En la Etapa II, aumenta:
Papas (de todos los tipos)
Frijoles (de todos los tipos)
Vegetales frescos

Alimentos permitidos en la Etapa II:
Esta lista te da una idea general de cuáles son los alimentos que puedes comer. CONSEJO: Para obtener ayuda en la compra de víveres, consulta *Listas de compras*. Fotocopia las Listas 1, 2 y 3 y llévalas contigo cuando vayas a la tienda.

Carne, pescado y pollo congelado fresco: todos los tipos (preferiblemente sin hormonas ni antibióticos) En este punto, todos los tipos son permitidos.
- Atún enlatado (con la leyenda "muy bajo en sodio" en la etiqueta –únicos ingredientes: atún y agua)
- Hot dogs y carne de almuerzo "naturales" solamente; nada con nitratos de sodio o nitritos de sodio.

Productos frescos:
- Todos los tipos excepto manzanas y productos de manzana, uvas y productos de uva, champiñones y plátanos. Estos incluyen todas las frutas y vegetales, hierbas frescas y secas

Productos secos:
- Frijoles secos (todos los tipos)
- Té
- Arroz integral y todos los productos de arroz integral
- Miel de trébol no procesada
- Harina (harina blanca sin blanquear, sin malta, harina de trigo integral y de otros cereales sin gluten, excepto centeno y maíz)
- Cereales secos y empacados, sin malta
- Papas fritas que no estén cocinadas en aceite de semilla de algodón, de maíz o de cacahuate
- Harina de avena y productos de avena
- Aceites: aceite de cártamo, aceite de canola y aceite de oliva extraído a presión
- Pasta (trigo integral, semolina o arroz)
- Sal de mar
- Bocadillos y otros alimentos procesados que no contengan: NutraSweet (aspartame); glutamato monosódico (tMSG), malta, chocolate, levadura, extracto de vainilla, maíz, centeno y vinagre, incluídas las galletas, los pretzels, los matzah y las galletas saladas
- Tortillas o chapatis de trigo integral
- Harina de trigo integral (sin malta)
- Pan sin levadura de *Un Banquete sin Levadura*

Leche, mantequilla y huevos:
- Huevos, preferiblemente sin hormonas ni antibióticos
- Leche, de todos los tipos excepto suero de mantequilla
- Mantequilla
- Yogur
- Requesón, queso ricotta, mozzarella y otros quesos no añejos
- Helado y sustitutos de helado, sin chocolate o saborizante de vainilla

ETAPA II
ELIMINA DE TU DIETA LOS SIGUIENTES ALIMENTOS
en este orden de importancia:

Productos horneados que contengan levadura, incluído el pan.
   Sustituto: pan sin levadura *(Pan de trigo integral delicioso y nutritivo* u otros panes de *Panes y bísquets)*, pero no pan de masa fermentada (es sumamente fermentada).

Maíz y centeno

Extracto de vainilla

Frutas secas y pasas

Jugo de frutas concentrado, especialmente jugo de frutas concentrado usado como endulzante

Glutamato monosódico (MSG) y Aspartame (NutraSweet)

Jarabe de arce

Plátanos

Carne y pescado (redúcelos)

Especias
   Estas incluyen las especias coloreadas, pero no las hierbas verdes. (Por ejemplo, canela, comino, mostaza seca, polvo de chile, etc. Ocasionalmente está bien usar especias).

Champiñones

Bebidas carbonatadas y suero de mantequilla

Aceites de cocina, excepto aceite de cártamo, aceite de oliva y aceite de canola
   CONSULTA *Una Nota Sobre los Ingredientes* .

Azúcar de mesa (sacarosa), incluída la blanca y la morena.
   Sustituto: miel no procesada

Margarina
   La margarina tiene una cantidad de problemas. El cuerpo humano no la metaboliza. La mantequilla, un producto natural, es mucho mejor para el organismo, incluso a pesar de que contiene colesterol. **Sustituto: mantequilla.**

Eliminando el trigo/gluten y la leche/caseína: Etapa III

Esta etapa de los cambios en la dieta te lleva en una dirección distinta Debido a que muchas personas con sensibilidad a la levadura también tienen sensibilidad al gluten y a la caseína, rutinariamente aconsejo a los pacientes que todavía están teniendo problemas que dejen de comer estos alimentos.

¿Qué es el gluten? El gluten es una proteína que se encuentra en muchos cereales, incluído el trigo, el centeno, la cebada, la avena y algunos otros. En la dieta estadounidense típica, eliminar el gluten significa eliminar el trigo. Sin embargo, debido a que muchos otros cereales contienen gluten, encontrarás que el cereal principal en tu dieta es el arroz. El maíz no tiene gluten, pero no se debe comer en una dieta sin levadura porque el maíz está contaminado con moho inherentemente. Otros cereales exóticos sin gluten incluyen el amaranto y la quinoa. Nosotros no usamos estos cereales y ninguna de las recetas de *Un Banquete sin Levadura* lleva. Si eliges usar cereales exóticos sin gluten, debes asegurarte de que no eres sensible a ellos. También debes comprar el cereal a un proveedor que refrigere el cereal, particularmente después de molerlo para elaborar la harina, con el fin de asegurarte de que el cereal no está contaminado con moho.

¿Qué es la caseína? La caseína es una proteína que se encuentra en la leche y en los productos lácteos. En la Etapa II, eliminarás todos los productos lácteos excepto la mantequilla. Estos incluyen: leche, requesón, yogur, etc. Sigue la Etapa II durante cuatro a seis semanas y sigue consultando a tu médico.

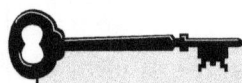

Muchas recetas de este libro de recetas que están marcadas como "sin caseína" contienen mantequilla. El uso de mantequilla en una dieta sin leche/caseína es controversial. La mantequilla es la grasa de la leche, por lo que no debe contener caseína. Sin embargo, en casos extremos de sensibilidad a la caseína, no debes usar mantequilla. Sustituye la mantequilla por aceite de cártamo. Si tienes preguntas acerca de si tú o tu hijo pueden usar mantequilla de forma segura, consulta con tu médico.

¿Por qué eliminar la caseína y el gluten? Tanto la leche como el gluten contienen substancias que son tóxicas para los cerebros de las personas sensibles. Cuando estas substancias son descompuestas en el sistema digestivo del organismo se liberan substancias químicas que se asemejan a las substancias químicas opioides. Estas substancias químicas se denominan opioides porque tienen efectos en el cerebro similares a los fármacos opiáceos como la morfina, los cuales afectan a los sistemas que controlan el dolor. El cerebro tiene opioides internos que controlan los sistemas de dolor del organismo. Los opioides internos se denominan endorfinas. Estas substancias químicas opioides derivadas de los alimentos se absorben y reaccionan en los receptores, o en los sitios para los opioides internos propios del cuerpo.

El problema aquí es que los opioides ralentizan el cerebro, por lo que estas substancias químicas entorpecen la función cerebral. Esto es especialmente cierto para las personas con autismo, y probablemente es cierto para las personas que sufren de Trastorno de déficit de atención y otros problemas. Además, la levadura crece bien en la leche diluida, por lo que la leche puede ayudar al crecimiento de la levadura.

Si continúas sintiendo que necesitas tratamiento, probablemente estás entre las personas con una sensibilidad más intensa. Entonces, ve a la Etapa IV.

Muy pocos pacientes van a la Etapa IV, quizás de un cinco a un diez por ciento. Esto significa que son 5 o 10 personas de cada 100. Sin embargo, hemos diseñado *Un Banquete sin Levadura* de manera que sea seguro y todos lo puedan usar. Casi todas las recetas son adecuadas para las personas que siguen la Etapa IV.

En este punto, los pacientes pueden considerar hacerse o volver a hacerse análisis de orina para detectar metabolitos de levadura. Consulta *Recursos adicionales* para mayor información. También puedes considerar análisis de alergia a los alimentos mediante pruebas inmunológicas.

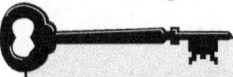

En este punto tendrás que examinar las etiquetas incluso más cuidadosamente. Muchos alimentos contienen caseína oculta. Por ejemplo, muchas marcas de queso de soya y de queso de arroz tienen la leyenda "sin leche" porque no contienen lactosa (un azúcar de la leche que comúnmente produce problemas), pero contienen caseína. Algunas marcas de atún enlatado contienen caseína. Examina cada alimento empacado cuidadosamente.

Alimentos permitidos en la Etapa III:
Esta lista te da una idea general de cuáles son los alimentos que puedes comer. CONSEJO: Para obtener ayuda en la compra de víveres, consulta *Listas de compras*. **Fotocopia las Listas 1 y 2 y llévalas contigo**

Carne, pescado y pollo fresco y congelado fresco:
- todos los tipos (preferiblemente sin hormonas y sin antibióticos). En este punto, todos los tipos son permitidos, pero recorta la cantidad.
- Atún enlatado (con la leyenda "muy bajo en sodio" en la etiqueta –únicos ingredientes: atún y agua)
- Hot dogs y carne de almuerzo "naturales" solamente; nada con nitratos de sodio o nitritos de sodio.

Productos frescos:
- todos los tipos excepto manzanas y productos de manzana, uvas y productos de uva, champiñones y plátanos. Estos incluyen todas las frutas y vegetales, hierbas frescas y secas

Productos secos:
- Frijoles secos (todos los tipos)
- Té
- Arroz integral y todos los productos de arroz integral
- Miel de trébol no procesada
- Harina sin gluten elaborada de frijoles, arroz o cereales sin gluten, tales como amaranto y quinoa. Harina sin trigo, maíz, centeno, avena, cebada.
- Cereales de arroz, tales como arroz inflado y arroz cocido.
- Papas fritas que no estén cocinadas en aceite de semilla de algodón, de maíz o de cacahuate
- Aceites: aceite de cártamo, aceite de canola y aceite de oliva extraído a presión
- Pasta (solo de arroz)
- Sal de mar
- Bocadillos a base de arroz o papa y otros alimentos procesados que no contengan: trigo, leche, maíz, centeno, NutraSweet (aspartame); glutamato monosódico (MSG), malta, chocolate, levadura, extracto de vainilla ni vinagre
- Mantequilla y huevos
- Huevos, preferiblemente sin hormonas ni antibióticos
- Mantequilla
- Sustitutos de helado, sin chocolate o saborizante de vainilla

**LISTA DE LA ETAPA III
ELIMINA DE TU DIETA LOS SIGUIENTES ALIMENTOS:**

Todos los alimentos que contengan proteína de leche
la mantequilla es aceptable, excepto para las personas extremadamente sensibles . Consulta a tu médico

Todos los alimentos que contienen gluten, incluído el trigo, la avena, la cebada y el centeno

El paso final: Etapa IV

La Etapa IV es el paso final de este proceso de cambio en la dieta. Parece ser restrictiva, pero en realidad todavía puedes disfrutar de una amplia variedad de sabores y texturas. Todos los alimentos de la Lista de compras 1 son adecuados. Más del 80 por ciento de las recetas de *Un Banquete sin Levadura* son adecuadas para la Etapa IV. Busca recetas que indiquen "Adecuada hasta la Etapa IV" en el recuadro gris que está bajo el título de la receta.

En una nota personal, hemos seguido la Etapa IV para nuestro hijo durante varios años. Él está cerca del tope de las cartas de crecimiento en altura y en peso, y difícilmente se enferma.

Alimentos permitidos en la Etapa IV:
Estos son los alimentos que puedes comer.
CONSEJO: Para obtener ayuda en la compra de víveres, consulta el capítulo denominado *Listas de compras*. Fotocopia la Lista 1 y llévala contigo a la tienda.

Carne, pescado y pollo fresco y congelado fresco:
♦ Son preferibles la ternera y el cordero. Ocasionalmente, usa pollo y pavo sin hormonas y sin antibióticos.

Productos frescos:
♦ todos los vegetales verdes frescos, excepto los champiñones
♦ limones
♦ hierbas frescas y secas, como la albahaca, la mejorana, el eneldo, el orégano, etc.
♦ frambuesas
♦ arándanos
♦ zarzamoras
♦ arándanos rojos
♦ bayas de Boysen
♦ tomates
♦ papas
♦ camotes
♦ puerros, ajo, cebollines "cebollas de primavera"
♦ Pimientos poco picantes, como los pimientos Cubanelle
♦ Pimientos morrones dulces (rojos)

Productos secos:
♦ Frijoles secos (todos los tipos)
♦ Arroz integral y todos los productos de arroz integral
♦ Miel de trébol no procesada
♦ Harina sin gluten hecha de frijoles o arroz integral
♦ Cereales de arroz, tales como arroz inflado y arroz cocido.
♦ Aceites: aceite de cártamo, aceite de canola y aceite de oliva extraído a presión
♦ Pasta (solo de arroz)
♦ Sal de mar
♦ Bocadillos a base de arroz o papa y otros alimentos procesados que no contengan: trigo, leche, NutraSweet (aspartame); glutamato monosódico (MSG), malta, chocolate, levadura, extracto de vainilla, maíz, centeno ni vinagre Examina cada pieza cuidadosamente para asegurarte de que no tienen bordes verdes u otros signos de contaminación con moho.

Mantequilla y huevos
♦ Huevos, si los toleras. Muchas personas que requieren dietas de la Etapa IV también son sensibles o alérgicas a los huevos. Si puedes comer huevos, trata de conseguir huevos sin hormonas y sin antibióticos.
♦ Mantequilla

LISTA DE LA ETAPA IV
ELIMINA DE TU DIETA LOS SIGUIENTES ALIMENTOS:

Melones
Toronja y naranjas
Toda la carne, excepto la de ternera y cordero; ocasionalmente
están permitidos el pollo y el pavo sin hormonas ni antibióticos.
Cebollas amarillas
son aceptables los puerros, los cebollines, el ajo y las cebollas de primavera
Frutas, salvo fruta muy fresca de la estación, como las bayas
Productos enlatados
Pescado
Huevos, si es necesario debido a la sensibilidad individual a este alimento.
Muchas personas encuentran que son sensibles o alérgicas a los huevos.

Ahora que estás viviendo una vida sin levadura, debes sentirte mucho más cómodo. Si no lo estás, es necesario que consultes a tu médico para ver si hay otros problemas que están perjudicando tu salud. Si los hay, sigue usando *Un Banquete sin Levadura* como guía para tu vida diaria. Usa las recetas como un punto de inicio para cocinar. ¡Experimenta con otros ingredientes permitidos y diviértete!

En las páginas que siguen encontrarás todas las listas en un solo lugar...

LISTA DE LA ETAPA I-A
ELIMINA DE TU DIETA LOS SIGUIENTES
ALIMENTOS en este orden de importancia:

Malta de cebada y todos los productos de malta, incluída la maltodextrina

Sustituto: alimentos similares que no contengan malta de cebada.

Vinagre

Sustituto: jugo de limón recién exprimido; pasta de tomate para la cátsup

Chocolate

Encurtidos y alimentos en escabeche: arenque, tomates encurtidos, pimientos encurtidos

Bebidas alcohólicas y cerveza sin alcohol

Queso añejo

los quesos añejos incluyen: Cheddar, suizo, parmesano, romano, queso azul, Roquefort y similares. **Sustituto**: mozzarella, queso entero en bloque, queso Jack. Para algunas personas, el queso de leche de cabra o el queso Feta de leche de oveja es aceptable siempre y cuando el queso sea fresco y esté empacado en agua

Salsa de soya (sustituto: sal de mar)

Salsa Worcestershire

Aceite de semilla de algodón y otros productos de semilla de algodón

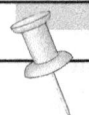

LISTA DE LA ETAPA I-B
ELIMINA DE TU DIETA LOS SIGUIENTES
ALIMENTOS en este orden de importancia:

Nueces y cacahuates

Manzanas y productos de manzana

Uvas y productos de uva

Café

Hot dogs, salami, tocino, carnes de almuerzo y otras carnes procesadas que contienen nitratos de sodio y/o nitritos de sodio.

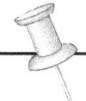

LISTA DE LA ETAPA II
ELIMINA DE TU DIETA LOS SIGUIENTES
ALIMENTOS en este orden de importancia:

Productos horneados que contienen levadura, incluído el pan.
Sustituto: pan sin levadura **Maíz y centeno**

Extracto de vainilla

Frutas secas y pasas

Jugo de frutas concentrado, especialmente jugo de frutas concentrado usado como endulzante

Glutamato monosódico (MSG) y Aspartame (NutraSweet)

Jarabe de arce

Plátanos

Carne y pescado (redúcelos)

Especias
(canela, comino, polvo de chile, etc. Especias coloreadas, pero no hierbas verdes).

Champiñones

Bebidas carbonatadas y suero de mantequilla

Aceites de cocina, excepto aceite de cártamo, aceite de oliva y aceite de canola
CONSULTA *Una Nota Sobre los Ingredientes*.

Azúcar de mesa (sacarosa), incluída la blanca y la morena.
Sustituto: miel no procesada

Margarina La margarina tiene una cantidad de problemas. El cuerpo humano no la metaboliza. La mantequilla, un producto natural, es mucho mejor para el organismo, incluso a pesar de que contiene colesterol. **Sustituto: mantequilla.**

LISTA DE LA ETAPA III
ELIMINA DE TU DIETA LOS SIGUIENTES ALIMENTOS:

Todos los alimentos que contengan proteína de leche
la mantequilla es aceptable, excepto para las personas extremadamente sensibles –consulta con tu médico
Todos los alimentos que contienen gluten, incluídos el trigo, la avena, la cebada y el centeno.

LISTA DE LA ETAPA IV
ELIMINA DE TU DIETA LOS SIGUIENTES ALIMENTOS:

Melones
Toronja y naranjas
Toda la carne, excepto la de ternera y cordero; ocasionalmente
están permitidos el pollo y el pavo sin hormonas ni antibióticos.
Cebollas amarillas
son aceptables los puerros, los cebollines, el ajo y las cebollas de primavera
Frutas, salvo fruta muy fresca de la estación, como las bayas
Productos enlatados
Pescado
Huevos, si es necesario debido a la sensibilidad individual a este alimento.
Muchas personas encuentran que son sensibles o alérgicas a los huevos.

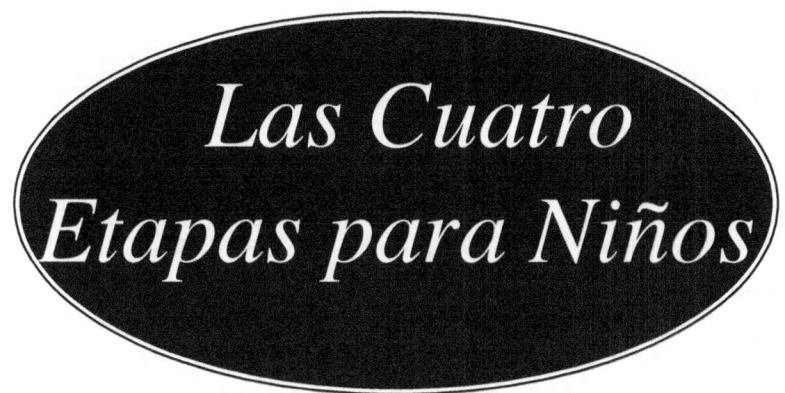
Las Cuatro Etapas para Niños

*Los niños plantean retos especiales para implementar el cambio de dieta. Este capítulo cubre lo que son estos retos, así como también técnicas básicas para cambiar la dieta de tus hijos con el fin de mejorar su salud. También te damos una lista de sustituciones que puedes hacer para la transición a comer diferentes alimentos, y las recetas que a través de la experiencia sabemos que le encantan a los niños. No repetimos información del capítulo previo, **Las Cuatro Etapas**, por lo que debes asegurarte de leer ambos antes de intentar cambiar la dieta de tus hijos.*

Los niños pueden tener muchas de las condiciones para las cuales puede ser de ayuda una dieta sin levadura y posiblemente sin trigo y leche. Estas condiciones varían desde el autismo y el trastorno de déficit de la atención, hasta el eczema. Todavía los niños están entre mis pacientes más difíciles porque ellos tienen poco control directo sobre su alimentación cuando son jóvenes, y demasiado control cuando son mayores. Implementar Las Cuatro Etapas con y para los niños no es tan difícil si te aproximas a la tarea como un pr oceso. Ve lenta y suavemente, y usa grandes cantidades de sustituciones al principio, incluso si sabes que los alimentos que usas como sustitutos pueden ser eliminados más tarde. Este capítulo te dará una hoja de ruta a seguir para los niños.

El tema de los alimentos y los niños se ha debatido y argumentado extensamente. Cada cultura y cada generación parece considerar de forma diferente la cantidad de control que debe tener un padre sobre la alimentación de sus hijos. Ciertamente, no puedes controlar lo que un hijo realmente come forzando al niño a comer, más de lo que puedes controlar cuando un niño necesita usar el baño. Sin embargo, puedes controlar qué alternativas están disponibles para un niño, incluso en entornos sociales.

> *Pensamiento Clave #1: Cambia la forma en que piensas acerca de los alimentos del sustento o el placer a la salud y seguridad.*

La primera clave general para el éxito en la implementación de Las Cuatro Etapas con los niños es cambiar la forma en que tú –y en consecuencia tus hijos– piensas acerca de la comida. La comida ya no es solo un elemento de subsistencia básica o placer. Es un elemento de salud y seguridad. Por ejemplo, si te diste cuenta de que tu hijo es diabético y podría caer en coma si le permites comer ciertos alimentos, podrías hacer tu mejor esfuerzo para apartar a tu hijo de estos alimentos. Los accidentes pueden suceder, pero podrías tratar de reducir al mínimo estos accidentes.

De manera similar, las condiciones que los niños sufren, para las cuales puede ayudar esta dieta, están amenazando su salud y seguridad. Tú, como padre, tienes que mover los asuntos de "alimentos" que rodean sus problemas de salud a la misma categoría en la que verías los asuntos de medicación. ¿Le das a tu hijo a escoger si debe tomar o no el medicamento para la diabetes? Si no, mueve esta dieta a la misma categoría. Si le das a tu hijo estos tipos de alternativas, entonces trata su dieta de la misma forma.

Tú, como padre, debes comenzar a observar y a darte cuenta de la conexión entre los alimentos problemáticos que come tu hijo y sus consecuencias indeseables en su salud. Los alimentos dañinos pueden producir a tu hijo jaquecas, diarrea, estreñimiento, comezón, gritos u otros efectos secundarios desagradables. Estas consecuencias para la salud pueden ocurrir en cualquier parte desde unos pocos minutos hasta unos cuantos días más tarde, dependiendo de la sensibilidad del niño.

Sin una guía como *Un Banquete sin Levadura*, darse cuenta de los efectos secundarios desagradables de los alimentos requiere una cantidad increíble de trabajo detectivesco y una mente completamente abierta. Nosotros escribimos esto basándonos en nuestra experiencia. En retrospectiva, es fácil para nosotros ver qué alimentos producen problemas a nuestro hijo. La leche, el trigo y los huevos le producen picazón y eczema. Los melones le producen jaquecas. El chocolate le causa migrañas. La lista sigue y sigue. Sin embargo, cuando él era más pequeño, la relación no estaba tan clara.

Recuerdo llevar a nuestro hijo a una clase de recreación "Mami y yo" cuando tenía cuatro años. Él estaría muy bien hasta la hora del refrigerio, y su comportamiento se volvería totalmente inmanejable. Se volvía poco cooperativo; gritaba, se rehusaba a participar en las actividades que disfrutaba. Las personas ofrecían diversas explicaciones: interrumpir su ritmo e introducir otra actividad había hecho que perdiera el enfoque; estaba cansado, y así sucesivamente. En realidad, la clase hacía bocadillos creativos, usando ingredientes tales como mantequilla de cacahuate, leche en polvo y coco –todos ingredientes que ahora sabemos que son sumamente tóxicos para él.

En otro ejemplo, nuestro hijo solía estar relativamente calmado antes de ir a dormir, entonces le dimos un bocadillo de cereal natural y leche al ir a dormir. Luego: ¡zoom! Él estaría volando como un cohete. Dos o tres frustrantes horas después, se dormiría. Un amigo que observó este comportamiento sugirió que probablemente el bocadillo tenía algo que ver, pero nosotros (desafortunadamente) le restamos importancia a esta sugerencia. Años más tarde, nos dimos cuenta que nuestro hijo era alérgico o sensible a la leche y la mayoría de los ingredientes del cereal, incluída la harina de cebada malteada. La hora de dormir es mucho más fácil ahora.

Incluso para las personas que saben que los alimentos pueden tener un efecto sobre el comportamiento y la salud, puede ser difícil descubrir estas relaciones sin ayuda. ¡Nosotros escribimos este libro de manera que no tengas que pasar por las mismas luchas!

No deberás conocer totalmente todas las relaciones entre los alimentos y la salud con el fin de comenzar a tratar a tu hijo. Con el tiempo, a medida que implementas las Cuatro Etapas, te darás cada vez más cuenta de la relación entre la ingestión de ciertos alimentos y las consecuencias poco sanas. Después de unas cuantas semanas en la Etapa I, tu hijo puede experimentar, quizás por primera vez en su vida, comodidad física y bienestar. Las consecuencias de comer buenos alimentos, y las consecuencias poco sanas de comer alimentos que son malos para ella se harán más obvios para ti y para él. A medida que te des nota de estas consecuencias y las relaciones con lo que tu hijo está comiendo y le hace mal, puedes discutir con ella que el alimento le está produciendo la jaqueca, o picazón, o la falta de atención o lo que sea. Tu hijo comenzará entonces a asociar ciertos alimentos con las sensaciones físicas y a aprender a tomar buenas decisiones por sí sola. Personalmente, hemos experimentado esto y lo hemos observado en nuestros propios hijos y en otros.

> *Pensamiento Clave #2: Incluso cuando tengas prisa en ayudar a tu hijo, hazlo con calma. Has gradualmente la transición.*

Después de que hayas comenzado a tratar los alimentos como un aspecto de salud y seguridad, la segunda clave general para implementar esta dieta, irónicamente, es ir lentamente. Sé paciente contigo mismo y con tu hijo y trata los inevitables errores como experiencias de aprendizaje. Estás haciendo cambios drásticos a largo plazo, no solamente experimentando con una "dieta" a corto plazo. Los errores y malas decisiones ocurrirán. Le ofrecerás inadvertidamente a tu hijo algo que no debería comer y verás malas consecuencias. Tu hijo intercambiará alimentos con alguien en la escuela. Esto es parte de la vida. De hecho, mucha de nuestra experiencia se basa en lo que llamo prueba y error –¡en su mayoría error!

Cuando comenzamos inicialmente a eliminar alimentos, cometimos muchos errores y vimos sus consecuencias muy claramente. Aunque lamentamos que nuestro hijo tuviera que sufrir debido a nuestros errores, esos errores cristalizaron para nosotros y para los que están a nuestro alrededor las relaciones entre comer ciertos alimentos y tener ciertos problemas de salud. Esperamos que no cometas muchos errores.

A medida que entiendes que hay formas en las cuales tu hijo se puede sentir mejor y tu hogar puede funcionar sin problemas cuando lleguen malos tiempos, no te sentirás tan desesperado y desesperanzado. Tuvimos muchas noches sin dormir, jaquecas y otros problemas causados por comer los alimentos incorrectos. Sabíamos que estos tiempos eran terribles para nuestro hijo y para la familia, pero siempre reflexionamos sobre cómo era nuestra vida antes de que interviniéramos en la selección de alimentos de nuestro hijo. Los gritos eran constantes; la picazón era intolerable. Al pasar unos cuantos días, él estará de nuevo en el camino correcto.

Típicamente, encontramos que a los alimentos dañinos les toma aproximadamente tres días moverse completamente a través del sistema de un niño sensible. Por ello, sobrelleva los problemas en esos días, dale a tu hijo algo para aliviar los síntomas, ya sea ibuprofeno o algo para la picazón, o cualquier cosa que ayude, y sabrás que el problema desaparecerá. Si después de tres días el problema no se soluciona, asegúrate de acudir al médico. SI OBSERVAS CONDICIONES EXTREMAS O QUE PONEN EN RIESGO LA VIDA, NO ESPERES TRES DÍAS. ACUDE AL MÉDICO INMEDIATAMENTE.

Now that you see food as a health and safety issue and are prepared for a gradual, less than perfect transition, you can begin to implement the diet pragmatically. We suggest following the nine pointers for success we give in the rest of the chapter.

> **1** *Enseña a tu hijo que los alimentos son un asunto de salud y seguridad, no solamente una cuestión de gusto.*

Ensaña a tu hijo lo que estás aprendiendo: los alimentos son un asunto de salud y seguridad. Este paso puede parecer obvio, pero te recuerda que estás entrenando a tu hijo para su eventual independencia en un mundo lleno de opciones de alimentos que pueden no ser buenos para él. Puedes comenzar a enseñarle, incluso a los tres o cuatro años de edad, que ciertos alimentos lo hacen sentir mal y otros lo ayudan a sentirse bien. Enseña a tus hijos que evitarles alimentos no es privación –es darles la ayuda que necesitan y merecen para tener una buena vida.

Usa refuerzo positivo y negativo en tus enseñanzas. Esto se llama modificación del comportamiento, y es algo que la mayoría de los padres hacen sin pensar. El refuerzo positivo incluye cualquier cosa que motive a tu hijo (salvo, por supuesto, los alimentos perjudiciales). Recompensa a tu hijo con elogios u otro elemento motivante, por comer los alimentos correctos y también por evitar los alimentos que constituyen malas elecciones para él. Cuando uses refuerzo positivo por hacer lo correcto, usa refuerzo negativo para recordar al niño que el alimento que evitó podría haberle producido una jaqueca o déficit de atención o cualquiera que sea el efecto. Recuerda que a ningún niño le gusta tener dolor o sentirse fuera de control.

El refuerzo negativo no significa castigo en el sentido tradicional. El refuerzo negativo en este contexto es más efectivo si enfatizas causa y efecto. No castigues a tu hijo por comer los alimentos incorrectos. El castigo de tu hijo es sentirse mal. En lugar de eso, dile: "te dio jaqueca/te aceleró (lo que sea) porque comiste [chocolate/queso/cualquier alimento dañino]." Enséñale pacientemente que causa y efecto darán sus frutos a largo plazo. Tu hijo aprenderá a evitar alimentos sin intervención de sus padres, porque sabrá que comer ciertos alimentos hará que se sienta mal.

En resumen, debes enseñar a tu hijo que la comida es un asunto de salud y seguridad usando refuerzo positivo y negativo. Descubre lo que motiva a tu hijo y usa esa motivación para ayudar a que tu hijo se vuelva independiente y sano.

2 *Ofrece a tu hijo comida saludable y sabrosa.*

Dale a tu hijo alimentos sabrosos. Estar sano no significa vivir una vida sin los placeres que asociamos con la comida. Muchos padres evitan cambiar de dieta porque tienen miedo de retirar alimentos que sus hijos parecen disfrutar. ¿Cómo puedes apartar a tu hijo de un placer? Nosotros tuvimos esta experiencia y te decimos que una vez que sustituyas con buenos alimentos los alimentos que perjudican a tu hijo, la calidad de vida de tu hijo mejorará. La comida ya no será la única fuente de placer para tu hijo.

La comida favorita de nuestro hijo solían ser los hot dogs de tofu con cátsup, mostaza, salsa y mayonesa, acompañados por palomitas de maíz cubiertas con cátsup. Este fue un tiempo en el que él gritaba la mayor parte del tiempo; la comida parecía ser su placer principal en la vida. Ahora sabemos que no puede comer soya (tofu), que el vinagre del cátsup, la mostaza, la salsa y la mayonesa le producen migraña y que es alérgico al maíz. Tenemos que ejercer nuestro criterio de padres para retirarle estas comidas favoritas, pero se volvió mucho más feliz porque se acabaron las jaquecas. Los alimentos ya no eran su única fuente de placer en la vida. Hemos observado que esto sucede con otros niños también, incluso con los que son más quisquillosos para comer.

Aunque el ejemplo anterior puede ser extremo, debido a la gran sensibilidad de nuestro hijo sabemos cuán difíciles son estas decisiones de los padres. Te instamos a que lo hagas en el mejor interés de tu hijo. En mi experiencia como médico, he encontrado que cuando los padres comienzan a sustituir con alimentos nutricionalmente buenos y de buen sabor los alimentos que producen problemas, los niños comienzan a sentirse mejor y eventualmente quieren comer los mejores alimentos. Esto incluso sucede con los niños más quisquillosos para comer, porque ellos ya no tienen miedo de que todo lo que prueben les hará daño en el estómago.

El cambio en los alimentos puede ser tan sutil como sustituir con aceite bueno (de cártamo) el aceite malo. Un niño que sabemos que es muy quisquilloso para comer devoró felizmente nuestras **Latkas de Papa Crujientes** hechas solamente con papas, sal y aceite de cártamo, cuando no hubiera comido alimentos similares en su casa. La única diferencia era el aceite.

Lo que sigue son primero sugerencias de sustituciones directas (alimento por alimento) y en segundo lugar las recetas de este libro que puedes usar para tentar a tu hijo para que coma mejores alimentos en general. Inicialmente, necesitarás mirar en tu alacena y determinar qué alimentos contienen vinagre y/o malta. Luego puedes ir a comprar otras marcas que no contengan las substancias perjudiciales. Te sorprenderás de cuántas puedes encontrar.

Alimento anterior:	**Nuevo alimento:**
Cátsup	Pasta de tomate (adelgazada)
Chocolate caliente	*Leche Caliente con Especias* (p.362)
Papas a la francesa de comida rápida	*Papas a la francesa como en el restaurante, pero mejores* (p. 248)
Pan horneado con levadura	*Delicioso y nutritivo pan de trigo integral* (p. 182)
	Tortitas de arroz (comerciales, hechas solamente con arroz integral y sal; no tortitas de arroz saborizadas)
Azúcar de mesa	Miel no procesada

Vinagre	Jugo de limón recién exprimido
Jarabe de arce	Miel no procesada
Salsa de soya o Tamari	Sal de mar
Productos que contienen malta	Productos similares a sin malta

Más pronto que tarde, sustituirás con alimentos que les encantan a los niños las comidas que has eliminado. Aquí hay solo algunas de las recetas que puedes probar para empezar:

Recetas que les encantan a los niños:
Panes y bísquets:
Bísquets integrales ligeros y hojaldrados (p. 192)
Pan integral delicioso y nutritivo (p. 182)
Pancakes ligeros y esponjosos y sus variaciones (p. 194)
Pan para pizza (p. 190)

Principalmente papas:
Croquetas de papa (p. 252)
Papas a la francesa como en el restaurante (p. 248)
Papas a la francesa rápidas y fáciles (p. 250)
Puré de papa (p. 251)
Papas al eneldo (p. 245)
Latkes de papa crujientes tradicionales (p. 255)
Latkes de papa crujientes sin trigo ni huevos (p. 256)

Principalmente frijoles:
Frijoles calientes (p. 201)
Frijoles sofritos especiales de cinco minutos (p. 204)
Frijoles con tomate (p. 208)
Lentejas con calabacines sazonados con hierbas (p. 218)
Lentejas, simple y llanamente (p. 206)
Frijoles horneados vegetarianos (p. 210)
Hamburguesas de frijol gruesas y sustanciosas (p. 214)
Hamburguesas de frijol magras y sabrosas (p 211)
Garbanzos al limón (p. 201)
Burritos de trigo integral (p. 217)

Más en las siguientes páginas.....

Aderezos y salsas:
Aderezo cremoso de pepino (p. 101)
Salsa de albahaca fresca y tomate (p. 105)
Salsa de tomates frescos para pizza (p. 107)
Salsa de tomate rápida y fácil (p. 110)
Salsa de tomate, eneldo y mejorana (p. 111)
Humus (p. 121)
Salsa de pera (p. 120)

Principalmente arroz
Arroz integral básico (p. 232)
Arroz esponjoso (p. 237)
Arroz frito con vegetales (p. 220)
Arroz frito con tomate y calabacines (p. 224)
Hamburguesas de arroz (p. 235)
Arro-Ta-Touille (p.228)
Arroz con tomate (p. 230)
Arroz pegajoso (p. 236)
Relleno para Acción de Gracias (p. 240)

Dulces y golosinas:
Limonada caliente (p. 364)
Limonada fría recién hecha (p. 363)
Leche caliente con especias (p. 362)
Galletas de mantequilla enrolladas (p. 324)
Las galletas de avena favoritas de todos (p. 323)
Galletas de San Valentin (p. 325)
El mejor pastel de zanahoria del mundo (p. 312)
Pastel de calabaza (p. 315)
Pay de frutas (p. 336)
Relleno de arándanos para pay (p. 337)
Pay de arándanos horneado sin tarta (p. 339)
Glaseado de crema de mantequilla y miel (p. 343)
Glaseado de crema de mantequilla divertido y sabroso (p. 342)
Todos los sorbetes y helados de leche (pp. 350-361)

Principalmente carne, pescado y pollo:
Salsa para espagueti con albóndigas (p. 302)
Pollo asado con hierbas (p. 297)
Estofado de ternera (p. 298)
Albóndigas de ternera y papa (p. 307)
Ensalada básica de atún (p. 296)
Lasaña a la jardinera con carne (p. 304)

Sopas espectaculares
Crema de pizza (p. 161)
Sopa de tomate espesa con trozos (p. 148)
Crema de calabacines (p. 158)
Crema de brócoli 159)
Crema de brócoli y calabacines (p. 160)
Sopa cremosa de temporada (p. 163)
Minestrone de cumpleaños (pp. 138-39)
Sopa de vegetales para bolitas matzah (p. 145)
Albóndigas vegetarianas de matzah (p. 144)
Bolitas de arroz y eneldo (p. 146)
Sopa italiana de vegetales (p. 149)
Sopa de lentejas y calabacines (p. 154)

Principalmente vegetales:
Calabacines sofritos con tomates (p. 262)
Calabacines sorpresa (p. 269)
Col china o Bok Choy sofrita (p. 273)
Tzimes de zanahoria (p. 278)
Lasaña jardinera (p. 280)
Semillas de calabaza tostadas (p. 283)

Pasteles de cumpleaños:
Para las Etapas I y II, usa *El mejor pastel de zanahoria del mundo* (p. 312) o el *Pastel de calabaza* (p. 315) con el *Glaseado de crema de mantequilla y miel* (p. 343) o con el *Glaseado divertido y sabroso* (p. 342)

Para las Etapas III y IV, usa el *Pastel con sorbete de cumpleaños* (p. 358) con el *Glaseado de mantequilla y miel* (p. 343)

3. *Consigue la ayuda de otras personas que tengan contacto con tu hijo.*

Consigue la ayuda de otras personas que tengan contacto con tu hijo. Estas personas incluyen maestros, otros parientes, terapeutas y amigos. Infórmales no solo qué alimentos no están permitidos, sino también cuáles están permitidos. Explícales las razones de salud que hay detrás de las restricciones, pero también explícales que tu hijo se siente mejor y sufre menos al trabajar dentro de las directrices dietéticas que teniendo muchos alimentos disponibles que hacen que se sienta mal. Si tu hijo está en educación especial, pon la lista de alimentos a evitar en su Plan de Educación Individual. Para todos los niños, asegúrate de enviar una carta a la escuela al director, los maestros y el personal de apoyo para explicarles las restricciones alimentarias. Las escuelas respetarán estas restricciones. Recuerda, si alguien no sabe las restricciones alimentarias, no puede garantizar la seguridad de tu hijo. Puede haber errores, pero idealmente ocurrirán con menos frecuencia si se les proporciona la lista por escrito.

4. *Siempre debes estar preparado para la tentación - ten buenas opciones de alimentos disponibles para tu hijo.*

Siempre debes estar preparado para la tentación. Tu hijo encontrará muchas situaciones en la vida en las que estará tentado a comer los alimentos equivocados. Asegúrate de que tenga disponibles buenos alimentos todo el tiempo. Cuando viajes, empaca viandas para que coma en el auto, en aviones, autobuses y trenes. Tal vez puedas servirle alguna comida comprada, pero habitualmente no sabrás con anticipación si esta es una opción. En algunos restaurantes, puedes pedir papas horneadas, ensalada con limón, o arroz blanco. Pide comida especial en los aviones. Hemos descubierto que los alimentos para diabéticos y los platos de frutas son las opciones más seguras.

Experimenta con las comidas especiales de tu aerolínea. Envía la comida de tu hijo a la escuela, incluídos los bocadillos y el almuerzo. Asume que la comida institucional está llena de cosas que afectarán la salud de tu hijo, a menos que averigües lo contrario. Usualmente, puedes guardar algunos alimentos seguros en la escuela para que los sirvan en el recreo con los bocadillos de los otros niños. En algunas escuelas, la vida social se desenvuelve alrededor del "almuerzo caliente". Si este es el caso en tu escuela, discute con los maestros las formas de disminuir el énfasis social del almuerzo caliente y aumentar la importancia de socializar durante la hora del almuerzo, sin importar quién prepare el almuerzo.

Lleva bocadillos para los niños pequeños. Puedes compartir tus bocadillos con los amigos de tu hijo, si los padres lo aprueban.

A los niños con frecuencia les gusta comer lo que alguien más está comiendo, y disfrutarán compartiendo su comida.

5 *Asegúrate de que la salud de tu hijo sea una prioridad en la familia e involucra a toda la familia para que coman alimentos diferentes.*

Haz de la salud de tu hijo una prioridad en la familia. Esto suena extraño. ¡Por supuesto, la salud de tu hijo es una prioridad en la familia! A lo que nos referimos es que por lo menos durante las primeras semanas mientras intentas implementar el cambio en la dieta, toda tu familia debe seguir Las Cuatro Etapas durante las comidas que realizan juntos. Decimos esto por unas cuantas razones. Primero, los niños se deben sentir seguros en el hogar. Puedes guardar la comida que es inaceptable para tu hijo, pero que está bien para otros niños de la familia, en una alacena con llave para que la coman cuando el niño afectado no esté presente. A medida que tu hijo crezca y se haga más consciente de los problemas que le pueden producir los alimentos, será capaz de tolerar tener alimentos prohibidos en la casa. En segundo lugar, los otros miembros de la familia aprenderán que cambiar la dieta no es tan malo, y estarán menos tentados a sentir lástima por tu hijo o a darle a hurtadillas alimentos que le causan reacciones indeseables para ayudarlo a sentirse mejor.

> **6** *Hazte aliado de profesionales de la salud empáticos.*

Hazte aliado de profesionales de la salud empáticos, quienes te ayudarán en tu misión de ayudar a tu hijo, sin socavar tus intentos. De nuevo, esto suena extraño. ¿Por qué un profesional de la salud podría socavar el deseo de un padre de ayudar a su hijo? Nuestra experiencia, como padres y como profesionales, es que la mayoría de los profesionales de la salud y otro personal médico se preocupa mucho por sus pacientes. Ellos no socavarán los esfuerzos de los padres con mala intención o incluso conscientemente, reconociendo que los padres saben qué es lo mejor para sus hijos y están motivados a ayudarles. Los profesionales de la salud sospechan con razón de las modas y tendencias que después prueban ser inútiles o incluso dañinas.

Ocasionalmente, sin embargo, los padres intentarán una intervención inocua de cambio en la dieta, y algunos profesionales de la salud socavarán sus intentos para ayudar al niño al no escuchar, al no dar apoyo o mediante otros medios más molestos.

Nuestra sugerencia es que discutas con los profesionales de la salud que te atienden lo que estás pensando hacer o lo que estás haciendo, y les des el beneficio de tus observaciones personales acerca de tu propio hijo. Ve si tu profesional de la salud está dispuesto a escucharte acerca de lo que observas. Nadie tiene nada que ganar de su experiencia personal excepto tú y tu familia.

A muchos médicos, en particular, se les ha enseñado y verdaderamente creen que no hay ninguna relación entre los alimentos que cada quien come y la salud de esa persona. Muchos profesionales de la salud socavan el esfuerzo de los padres simplemente al rehusarse a creer en la observación de los padres de que sus hijos mejoraron debido a un cambio en la dieta. (Este patrón de incredulidad no parece ser tan cierto entre los profesionales de la salud y los pacientes adultos).

Un ejemplo reciente que nos informaron involucra a un lactante en una familia que conocemos muy bien. El niño, de solo un año de edad, comenzó a vomitar tres o cuatro veces al día y a desarrollar asma. Afortunadamente, el pediatra del niño recomendó eliminar la leche de la dieta del niño para ver lo que pasaba antes de hacer pruebas invasivas y darle al niño esteroides para tratar el asma. En un día, el niño estaba mejor. En unos cuantos meses, el niño no tenía ningún síntoma en absoluto de molestia estomacal ni de asma. El pediatra estaba convencido de que retirar la leche había sido efectivo. Sin embargo, otro médico, un especialista, no pudo o no quiso creer que eliminar la leche pudiera tener ese efecto. Todavía recomendó realizar las pruebas y administrar los medicamentos para el asma. Sospecho que si este niño hubiera tenido la misma curación milagrosa después de administrarle el medicamento, ese especialista habría alabado los poderes curativos del medicamento. (Los padres no siguieron el consejo del especialista).

¿Condenamos a todos los médicos? ¡Ciertamente, no! Yo (Bruce) soy médico, como lo son los individuos pioneros en las observaciones acerca de las conexiones entre la levadura y los problemas de salud, tales como el Dr. William Crook y el Dr. Orian Truss. Muchos pediatras y otros médicos apoyan la idea de que los alimentos están relacionados con la salud. El punto es este: algunos médicos y profesionales de la salud creen que los alimentos y la salud están relacionados y otros no. Esto es similar a muchos otros debates en la medicina, incluídos si el asma está relacionado con las alergias, si usar antibióticos inmediatamente para tratar todas las infecciones de oído o si se debe esperar, cómo manejar los aspectos del parto, y así sucesivamente.

Tú como padre debes averiguar cuál es la preferencia de tu profesional de la salud con respecto a los alimentos y la salud. Si esta persona tiene una inclinación contra la intervención nutricional, pero es un gran profesional de la salud en todos los otros aspectos, puedes tomar una decisión informada acerca de si estás dispuesto a proseguir con la intervención nutricional a pesar de la falta de apoyo de tu profesional de la salud. Si no estás dispuesto a hacerlo, cambia de profesionales de la salud. Hay muchos profesionales de la salud.

Hemos sido afortunados en encontrar a médicos que nos escuchan, apoyan nuestras decisiones para nuestro hijo y nos ofrecen asesoría, siempre y cuando ellos vean que lo que hacemos él no lo perjudica y de hecho, le ayuda. Antes de encontrar estos profesionales de la salud, hemos tenido un periodo difícil confrontando los prejuicios contra la intervención en la dieta de algunos médicos que hemos encontrado. El primer alergólogo al que llevamos a nuestro hijo nos aseguró que ninguno de los problemas que él tenía podía estar relacionado con alergias porque no tenía secreción nasal. Se rehusó a hacer más pruebas, incluso a pesar de que nuestro hijo sufría de terribles problemas en la piel. Posteriormente aprendimos que teníamos una visión muy estrecha de las alergias, incluso entre los alergólogos. No pudimos obtener analgésicos de nuestro pediatra para las migrañas de nuestro hijo porque la evidencia de migrañas se basaba solamente en nuestras observaciones clínicas, no en consultas y procedimientos en la sala de urgencias.

En mi experiencia clínica, muchos, muchos padres son disuadidos de intentar un cambio en la dieta para ayudar a sus hijos debido a la falta de apoyo de su médico. Los pacientes vienen a verme buscando ayuda, comienzan los cambios en la dieta, notan efectos inmediatos, luego regresan a sus pediatras, quienes con frecuencia les dicen: "ningún cambio en la dieta pudo haber tenido este efecto. Su hijo solamente se mejoró espontáneamente". Muchos de estos pacientes entonces suspenden los cambios en la dieta porque temen contradecir a sus profesionales de la salud. Los niños pierden lo que habían ganado y terminan en una rutina de medicamentos.

Cuando escojas a un profesional de la salud, pregúntale sobre su punto de vista sobre la dieta y la salud. Incluso si tu profesional de la salud no prescribe este tratamiento, desearás que oiga lo que estás haciendo y que apoye tus esfuerzos para ayudar a tu hijo, no que los socave.

7 ¡Ten cuidado con los saboteadores cariñosos y atentos!

Incluso si sigues todas estas directrices, puedes verte en problemas. Desafortunadamente, el sabotaje, bajo la apariencia de sentir pena por un niño, es común. El sabotaje puede ser sutil o abierto, y puede venir de extraños o incluso de otros miembros de la familia cariñosos y consentidores. Esta idea es detestable para muchos, y no han dudado en criticarnos por plantearla. Sin embargo, he visto suficientes casos de lo que yo llamo sabotaje amoroso como para llamar tu atención sobre ello.

Algunas de las personas que rodean a tus hijos pueden no querer aceptar nunca el hecho de que estás ayudando a tu hijo cambiando su dieta. Estas personas pueden darle a tu hijo a hurtadillas chocolate o refresco, porque están tan habituadas a la idea de que la comida es una tremenda fuente de placer y no puede causar daño. Ellos creen sinceramente que lo que estás haciendo es privando a tu hijo de placer –y por lo tanto causándole sufrimiento– y pueden no querer ver todo lo que ha mejorado tu hijo.

Por lo tanto, en sus mentes, están ayudando al niño al ofrecerle golosinas. Desafortunadamente, estas personas casi nunca están cerca cuando se notan los efectos desfavorables, o si lo están, no creen que los efectos sean originados por la comida.

Este sabotaje puede ocurrir incluso en un entorno totalmente controlado. Yo (Bruce) tuve una paciente en una institución a quien inicialmente le fue muy bien con la Etapa I de la dieta. Comenzó a empeorar por razones desconocidas. Resultó que en la plantilla de personal un auxiliar sentía pena por esta paciente y ¡le estaba dando sus M&M!

En la misma institución, un hombre joven iba bien con la dieta, pero posteriormente dejó de comer. Resultó que un miembro del personal le había dicho al joven que si dejaba de comer, lo sacarían de esta "dieta loca".

Sugerimos que si tu hijo está teniendo ataques de problemas que pensabas que habías eliminado, con delicadeza, pero a fondo, pregunta a todas las personas que tienen contacto con tu hijo hasta averiguar exactamente qué puede haber comido el niño.

Con gentileza educa a tus amigos y parientes, que sepan que estás trabajando con la dieta de tu hijo para ayudarlo, no para cambiar sus estilos de vida.

Un segundo problema que puedes encontrar es el pariente o amigo cariñoso que percibe tu enfoque hacia el problema de tu hijo como un ataque a su manera de vivir o de criar a un niño. Esto se convierte en un problema para ti y para tu hijo porque en mi experiencia (Bruce) cualquier discusión resultante se convierte en argumentos que a su vez tienden a hacerse sumamente personalizados y ajenos al asunto de si la salud de tu hijo está mejorando.

Tu hijo puede ver y oír esta desavenencia y creer él la causó.

Este problema es desafortunado. La mejor forma de evitarlo es tratar de explicar que estás intentando ayudar a que tu hijo sea una persona sana, independiente. No estás atacando su estilo de vida o sus preferencias alimentarias. Lo que es bueno para tu amigo o pariente puede no ser bueno para tu hijo. Estas personas tienen que entender que los alimentos afectan la salud de tu hijo de la misma forma en que afectan a un diabético o la salud de un paciente cardiaco. Da a estas personas una copia de este libro de recetas para que puedan leer lo que tú has leído y puedan hacer comida deliciosa para su hijo.

Examina todo lo que entra en el sistema digestivo de tu hijo, incluídos medicamentos, vitaminas y cosas que no son alimento.

Incluso si estás haciendo todo bien, tu hijo todavía puede tener problemas que tú y tu médico no pueden resolver. Si este es el caso, necesitas volver a verificar todo lo que entra en la boca de tu hijo, incluídos los medicamentos, las vitaminas y las cosas que no son alimentos. Los medicamentos y las vitaminas, especialmente las preparaciones para niños, con frecuencia contienen substancias que los niños extremadamente sensibles no pueden tolerar. Estas substancias incluyen colores y sabores artificiales y/o endulzantes artificiales como el aspartame (NutraSweet). Las preparaciones líquidas con frecuencia contienen alcohol.

Una de nuestras primeras experiencias nos enseñó esta lección Le dábamos a nuestros hijos paracetamol (por ejemplo, de marca Tylenol) para aliviar sus jaquecas. El medicamento parecía hacer que su dolor de cabeza empeorara. Resultó que este medicamento contenía aspartame y también colores, sabores y rellenadores artificiales.

La mejor forma de resolver este problema es que tu médico prescriba cualquier medicamento en forma pura o en "fórmula magistral". La mayoría de las áreas metropolitanas tienen por lo menos una farmacia que es una farmacia que prepara fórmulas magistrales. La farmacia te dará el medicamento puro, el cual entonces puedes mezclar en algo que al niño no le importe comer, como la miel sin procesar.

Ten cuidado con la mayoría de los medicamentos que saben naturalmente como veneno, que es por lo que las empresas farmacéuticas los disfrazan con todos los saborizantes, para empezar.

Además, cuando estés haciendo la evaluación de la ingesta de alimentos de tu hijo, verifica para asegurarte de que tu hijo no está ingiriendo algo no comestible. Un porcentaje muy pequeño de personas encuentran particularmente apetitoso el jabón, las plantas, la madera, la tierra y otros elementos no comestibles.

Algunos niños comen estos alimentos abiertamente. Otros niños son más sutiles. Ellos pueden estrujar las hojas de las plantas y probar los jugos, o pueden jugar en la tierra, luego lamerse los dedos o chuparse las uñas para obtener el jabón que puede estar atrapado detrás.

En la bibliografía médica, esto se denomina "PICA". Puedes tener que seguir a tu hijo todo un día o dos para observar lo que está pasando.

Muchas personas creen que estas cosas que no son alimentos son relativamente inocuas, pero no. Sé vigilante para eliminarlos también. Además del daño físico que puede causar comer cosas que no son alimentos (perforación intestinal es uno de ellos), las toxinas inherentes a ellas, así como también las toxinas añadidas (moho en las plantas, lustre para muebles, etc.) son extremadamente peligrosas para un niño sensible.

Hemos observado cambios extremos de comportamiento debido a la ingestión de jabón y plantas, en particular, incluída ansiedad, agresión, depresión y falta de cooperación con otros tratamientos. Estos cambios de comportamiento se disipan a medida que las toxinas dañinas salen del organismo del niño. Este proceso habitualmente toma alrededor de tres días.

Tener un niño o niños con sensibilidades extremas a la levadura, al moho, a la fermentación y con frecuencia a la leche, al trigo y a los huevos, es extremadamente difícil y requiere considerable paciencia por parte de los padres y de todas las personas que están alrededor del niño. Sin embargo, al final los resultados valen la pena. Tendrás un niño más feliz, más sano.

Notas para Padres de Niños Quisquillosos al Comer:

Una de las preocupaciones más comunes de los padres es si un "quisquilloso para comer" sobrevivirá a las Cuatro Etapas.

La respuesta es "sí".

Como lo explicamos antes, una razón por la que los niños se vuelven quisquillosos para comer es que los alimentos les sientan mal. Ellos encuentran los alimentos que los hacen sentir bien, y temen a los otros alimentos. Irónicamente, sin embargo, los alimentos que hacen que los niños se sientan bien pueden hacerlos sentir mal a largo plazo. Los niños no saben esto.

Como padres, ustedes necesitan reconocer que incluso si a su hijo realmente le encanta cierto alimento, no debe comer ese alimento si es malo para él.

Una vez que comiences la sustitución con alimentos que tienen muy buen sabor y que no dañan a tu hijo, tu hijo comenzará a disfrutar al comer un mayor repertorio de alimentos. Esto toma tiempo.

Aconsejamos a los padres que sigan tres reglas simples y puras con los quisquillosos para la comida:

1 **Nunca comentes** a nadie sobre lo quisquilloso que es para comer cuando tu hijo pueda oírlo. Mejor aún, nunca hagas comentarios sobre ello en absoluto. No te podemos decir cuántas veces hemos ofrecido a niños nuevos alimentos que podrían gustarles, el niño parece interesado, y luego el padre bien intencionado dice: "oh, Johnny nunca comerá eso!. Por supuesto, Johnny entiende la señal de mamá o papá y rechaza el nuevo alimento. Un principio congruente es **mostrar siempre un buen comportamiento al comer.** Cuando comas los alimentos que quieres que tu hijo coma, dí cosas como "esto es realmente delicioso. Me encanta comerlo".

2 **Siempre elogia** a tu hijo por comer cualquier alimento bueno, duplica el elogio por probar nuevos alimentos y no lo presiones demasiado. Un niño solamente puede sentirse cómodo probando un alimento o una probadita a la vez.

3 **Dale a tu hijo el crédito por ser inteligente.** Cuando la mayoría de los niños comienzan a relacionar sentirse bien con comer los alimentos correctos, ellos quieren eliminar los alimentos dañinos y comer los buenos. Uno de nuestros jóvenes amigos (de 9 años de edad) comenzó la Etapa I-A. ¡Después de unos cuantos días se sintió tan bien que voluntariamente dejó de comer chocolate!

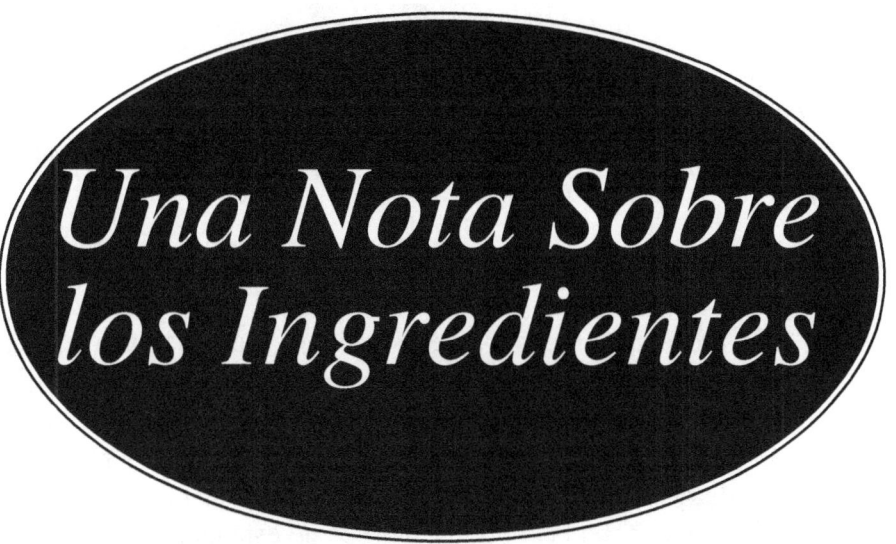

En este capítulo veremos algunos de los ingredientes específicos que usamos en este libro de recetas y explicaremos

~ Por qué usamos ciertos ingredientes

~ Cómo prepararlos

~ Algunos ingredientes alternativos

Frijoles

En todas las recetas se usan frijoles secos a menos que se indique otra cosa. Para ver las instrucciones completas sobre el uso de frijoles, consulta el capítulo llamado **Principalmente frijoles** de este libro de recetas.

Cebada

Las recetas con cebada llevan cebada "descascarada". La cebada descascarada es la versión del arroz integral en la cebada. La cascarilla dura no comestible se le ha quitado, pero la capa interior delgada color café llena de fibras, vitaminas y minerales que rodea la semilla de cebada sigue presente. El tipo habitual de cebada, la cebada "perlada" carece de esta capa de fibra, vitaminas y minerales, de la misma forma en que el arroz blanco carece de la fibra, vitaminas y minerales del arroz integral.

Debido a que la levadura contiene gluten, el arroz integral se puede sustituir por las versiones sin gluten en las recetas con cebada, cuando se indique. La versión con arroz no será tan espesa como la versión con cebada.

Rociador para cocinar

Ocasionalmente, puedes querer usar aerosol de cocina para engrasar los sartenes. Asegúrate de estar usando un aerosol de cocina que sea aceptable para tu etapa de la dieta. El aerosol de cocina de aceite de canola o de aceite de cártamo es aceptable para la Etapa IV. Muchos aceites de cocina contienen maíz o soya.

Fruta- fresca y congelada

En algunas de las recetas, en particular los sorbetes, se usa fruta fresca o recién congelada. Las reglas generales adecuadas son: evitar la fruta empacada, usar solamente fruta de estación (no usar frutas exóticas fuera de estación) y asegurarse de que la fruta está firme y madura, no blanda ni demasiado madura. Después de comprar fruta, revisa la fruta cuidadosamente para detectar moho o partes podridas y cuando sea posible, desecha los puntos malos. Tira o usa como abono la fruta dañada.

Tenemos como norma comprar frambuesas, arándanos y zarzamoras frescas de la estación, ya sea directamente de los agricultores o de buenos mercados de productos agrícolas y congelamos las bayas de esta forma, tenemos un amplio suministro de bayas frescas, congeladas, para todo el año. Algunas veces tenemos un día divertido cuando vamos por bayas de invierno a lugares de "recójalo usted mismo".

Las bayas se pueden congelar extendiéndolas en una lámina para galletas, colocándola en el congelador durante 12 a 24 horas, luego se almacenan en bolsas plásticas reutilizables para congelador. Coloca la fecha en las bolsas y usa las bayas en un periodo de un año.

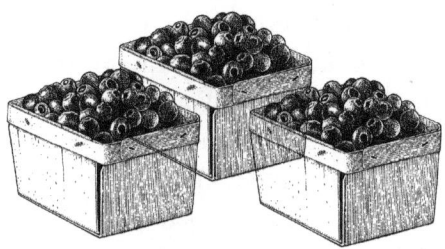

Hierbas y especias

Las hierbas verdes son buenas. Generalmente, las personas que siguen una dieta sin levadura no toleran tan bien las especias. Las hierbas verdes incluyen alimentos como albahaca, eneldo orégano, mejorana, tomillo, etc. Las semillas de eneldo, las semillas de apio, también son buenas. Las especias incluyen el comino, el polvo de curry, la mostaza, el cilantro, el cardamomo, la canela, la pimienta de Jamaica, los clavos, etc. Ocasionalmente usamos especias como la canela, la pimienta de Jamaica y los clavos. Solo usándolas ocasionalmente, parecen servir hasta la Etapa I. Eliminamos las especias en la Etapa II. Decide en función de tu propia experiencia con estas especias. **Si eres sensible a estas especias, POR FAVOR NO LAS USES.**

Todas las recetas llevan hierbas secas, a menos que la receta diga específicamente hierbas "frescas". Si deseas usar hierbas frescas, usa tres veces la cantidad que usarías de hierbas secas (por ejemplo, en lugar de una cucharadita de albahaca seca, tendrías que usar 1 cucharada [3 cucharaditas] de albahaca fresca, picada).

Miel

Recomendamos solamente miel fresca sin procesar. La miel procesada ha sido calentada y tiene menos nutrientes disponibles que la miel sin procesar. Preferimos el sabor de la miel de trébol, que es la miel con un sabor más ligero y más dulce, por lo que la mayoría de las recetas llevan miel de trébol. Sin embargo, ¡hay más de 200 sabores de miel!

Por favor experimenta con otros sabores para ver cuáles te gustan más. Algunas mieles son muy fuertes (la de trigo sarraceno, por ejemplo), otras son más agrias (la de arándanos). El sabor de tu receta cambiará en función del tipo de miel que uses.

Para conseguir la mejor miel fresca, averigua en los mercados de tus agricultores locales. Pregunta cuándo se procesó la miel y si el apicultor calentó la miel antes de ponerla en los frascos. Compra solamente la miel de la estación en la que estás y compra miel natural, no procesada. Habitualmente puedes comprar suficiente en el otoño para que te dure todo el invierno. Hemos descubierto que a los apicultores locales con frecuencia no les importa hacer entregas a mitad del invierno si compras suficiente cantidad de miel.

Como regla general, nuestra familia de cinco usa aproximadamente un galón (3.8 litros, 5.4 kilos) de miel cada 6 a 8 semanas, y nosotros horneamos muy poco.

Jugo de limón

En muchas recetas se usa jugo de limón, por lo que es mejor tener algunos limones frescos a mano. *Siempre* usa jugo de limón recién exprimido de limones frescos. *Nunca* uses jugo de limón comprado en la tienda, incluso si el jugo dice "recién exprimido". Nunca sabrás cuán fresco significa fresco, y en qué condiciones estaban los limones antes de ser procesados.

Una buena práctica es comprar varios limones frescos en época de cosecha (que también es cuando son menos costosos). Luego puedes exprimirlos y congelar el jugo en envases muy pequeños, de media taza o menos, o en bandejas para hacer cubos de hielo. Los cubos congelados se pueden sacar y almacenarse en una bolsa de plástico en el congelador. De esta forma, tendrás a la mano limón recién exprimido congelado siempre que lo necesites.

Matzah y harina para matzah

Matzah es pan sin levadura que se come tradicionalmente en la Pascua judía (en primavera), pero que generalmente está disponible todo el año en la mayoría de las principales áreas metropolitanas. La matzah viene en diferentes variedades, que incluyen sola (blanca), con huevo y con trigo integral. La harina para matzah es matzah que se ha molido para producir migas muy finas. La harina para matzah se usa en lugar de harina.

La harina para matzah blanca está disponible comercialmente.

La harina para matzah de trigo integral no está disponible comercialmente, pero se puede elaborar muy fácilmente. Toma unas pocas piezas de matzah de trigo integral a la vez. Colócalas en trozos en una licuadora o en un procesador de alimentos y mezcla a alta velocidad hasta que las migas estén suficientemente finas como para usarlas. Este es un proceso muy ruidoso, pero toma poco tiempo.

Espesante mochi de arroz

Este espesante es una harina de arroz blanco muy fina que se usa en lugar del almidón de maíz. Si se tolera el almidón de maíz, puedes sustituirlo por la harina de arroz hasta la Etapa I.

Leche descremada en polvo, no instantánea

La leche descremada en polvo, no instantánea, es un tipo de leche en polvo muy espesa que usamos en algunas recetas. Es diferente del tipo de leche que generalmente está disponible comercialmente (leche en polvo "instantánea") porque la leche en polvo no instantánea solamente se calienta una vez. La leche en polvo instantánea se calienta dos veces. La leche en polvo no instantánea conserva mucho más sabor y dulzura que la leche en polvo instantánea. Este tipo de leche en polvo generalmente está disponible en las tiendas naturistas y en las cooperativas.

Aceite

Nosotros preferimos el aceite de cártamo para cocinar, aunque ocasionalmente pueden ser aceptables otros aceites, tales como el aceite de oliva o el aceite de canola.

Cuando compres aceite, debes prestar atención especial al método para extraer el aceite de la planta. Todos los aceites vegetales se obtienen de forma natural mediante un proceso denominado "extraído a presión" o mediante un proceso sintético usando un solvente petroquímico. Extraído a presión implica someter las semillas a un proceso de lavado o de vapor, luego prensarlas a bajas temperaturas, para extraer los aceites. Luego se filtra el aceite para retirar la harina de las semillas y se embotella. Estos aceites están etiquetados como " extraído a presión" o como "prensado mecánicamente" o como "no refinado". Bajo las leyes de etiquetado actuales, el fabricante no tiene que indicar el método de extracción.

Recomendamos solamente el aceite extraído a presión. Primero, los procesos de extracción sintética con frecuencia usan mucho calor y/o usan substancias químicas que pueden hacer que se formen compuestos que producen cáncer. En segundo lugar, la adición de substancias químicas no necesariamente es beneficiosa para la salud.

Recomendamos el uso de aceite de cártamo porque la planta de aceite de cártamo tiene menos probabilidades de ser contaminada por el moho que la de aceite de maíz o de oliva. El aceite de cártamo también contiene todos los ácidos grasos esenciales.

El aceite de cártamo viene en varias clases. Lo encontrarás en la tienda en colores que varían desde un dorado muy oscuro hasta un dorado muy claro. Mientras más oscuro sea el aceite, más fuerte será el sabor. Preferimos las calidades más ligeras, las cuales no dominan sobre los otros ingredientes de un platillo.

Otras personas que estudian y que escriben acerca de las dietas sin levadura pueden diferir de la recomendación de usar aceite de cártamo como aceite principal. Estas personas no creen que el aceite de cártamo sea malo. Sin embargo, prefieren el aceite de oliva y el aceite de canola.

El aceite de canola y el aceite de oliva se pueden usar incluso en este programa. Sin embargo, experimenta con las recetas, particularmente con los pasteles y galletas, para que evalúes el sabor. Los tres aceites saben completamente diferentes y puede ser necesario que realices algunos ajustes. También puedes usar aceite de soya si estás seguro de que quien esté comiendo tu comida no sea sensible a la soya.

Algunos aceites son completamente inaceptables. Estos son el aceite de semilla de algodón y el aceite de maíz. El aceite de semilla de algodón está contaminado con moho y contiene otros venenos que se ha demostrado que producen enfermedad cardiaca en animales. El aceite de maíz no se debe usar porque el maíz con frecuencia está contaminado con moho.

Otros investigadores han escrito acerca del uso de otros tipos de grasas y aceites y sus beneficios nutricionales. Alguna información que ellos publican puede contradecir en parte la información de este libro, pero estas son buenas referencias.

Como referencia general, consulta el libro del Dr. William Crook, *El manual de la conexión de la levadura*. El Dr. Crook resume los resultados de investigadores tan notables como el Dr. Sidney Baker, el Dr. Leo Galland y la Dra. Laura Stevens. El libro del Dr. Baker *Desintoxicación y curación*, y el libro del Dr. Udo Erasmus, *Grasas que curan y grasas que matan* también discuten las grasas y los aceites. Por último, el Dr. James Balch y Phyllis A. Balch han escrito una guía completa para la curación por medio de la nutrición, *Receta para la Sanación Nutricional*. Para ver las referencias completas de estos libros, consulta el **Apéndice: Otros Recursos.**

Temperatura del horno

Todas las temperaturas de horno están en grados Fahrenheit ("F").

Pasta

Si toleras el gluten puedes usar pasta de trigo. Te recomendamos pasta de trigo integral para obtener un mayor valor nutricional.

Comienza incorporando a tu dieta pasta de trigo integral gradualmente, comenzando con 1/4 de trigo integral para 3/4 de trigo blanco, luego aumenta a 1/2 y 1/2, luego a 3/4 de trigo integral para 1/4 blanco, hasta que te acostumbres al sabor y textura más ricos de la pasta de trigo integral. Al final puedes usar 100 % trigo integral.

Si no toleras el gluten, o si solo no te gusta el sabor de la pasta de trigo integral, te recomendamos la marca de pasta a base de arroz Pastariso. Esta pasta de arroz es más ligera que la pasta de trigo integral, pero está elaborada con arroz integral, que es igualmente nutritivo.

Muchas compañías hacen pasta de arroz, incluyendo Pastariso, Tinkiyada (Pasta Joy) y otras marcas. Busca la pasta de arroz que sea principalmente arroz integral, y no tenga otros ingredientes como quinoa o maíz. La pasta debe estar etiquetada "sin gluten".

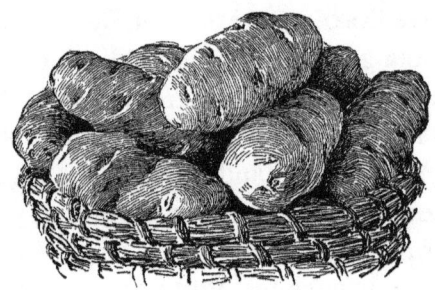

Papas

Las recetas de este libro que llevan papas generalmente especifican qué tipo de papa usar, principalmente roja, blanca rosa y Russet. El tipo de papa determina la textura y el sabor del plato. Puedes experimentar con diferentes tipos, por supuesto, e incluso agregarás aún más variedad a tu dieta.

Las papas rojas son más firmes que las papas Russet y tienen un sabor suave y definido cuando se cocinan. Tienden a conservar su forma mejor que las Russet.

Las papas rosa blanca tienen un sabor parecido a las papas rojas y poseen una textura similar, pero son más dulces.

Las papas Russet tienen una textura más granulosa, y son deliciosas horneadas o en usadas en muchos de los platillos de este libro de recetas.

Compra solamente papas de la mejor calidad. Te sugerimos enfáticamente que compres papas individualmente en lugar de las que están en bolsas pre-empacadas, a menos que obtengas un trato tan bueno con un granjero durante la estación de cultivo como para que puedas darte el lujo de usar como abono o tirar las papas en mal estado.

Cuando compras papas embolsadas en la tienda, particularmente en tiendas de descuento, no sabes lo que estás adquiriendo. Las papas con frecuencia tienen crecimientos de hongos o moho, los cuales vemos como una capa verde directamente debajo o sobre la piel, o como puntos pardos o negros bajo la piel o dentro de la papa.

No compres ni uses papas que estén blandas o verdes, o que tengan brotes que están creciendo activamente. Para asegurarte de que no estés comiendo los puntos dañados, te recomendamos pelar las papas, cortar cualquier punto malo, luego rebanar las papas a lo largo y a lo ancho y retirar los puntos dañados del interior. Los puntos dañados en el interior parecen ser comunes en las papas Russet grandes.

Calabaza

Las recetas de este libro son mejores cuando se usa calabaza fresca. Si es necesario, usa calabaza enlatada, pero no es recomendable. Las calabazas para pay generalmente están disponibles en el otoño. Son calabazas pequeñas, dulces. Si no hay calabazas para pay, usa las calabazas normales más pequeñas.

Una calabaza pequeña (de aproximadamente 10 pulgadas de diámetro) generalmente produce suficiente puré de calabaza para aproximadamente dos y media tazas. Puesto que las calabazas solamente parecen estar disponibles en octubre y noviembre, puedes planificar con antelación y procesar varias calabazas, congelar o enlatar las sobrantes para usarlas posteriormente durante el año.

La calabaza se puede preparar en el horno de micro-ondas, en el horno normal o en la estufa. Cocinarla en el micro-ondas toma menos tiempo y es más fácil, pero perderás las semillas, que son deliciosas asadas y saladas.

Instrucciones para cocinar en el micro-ondas:

Coloca la calabaza entera en un plato para micro-ondas y cocínala en alto durante 12 minutos. La cáscara de la calabaza debe poderse perforar fácilmente y el interior debe estar blando. Si no, cocina durante otros 2 minutos y prueba de nuevo.

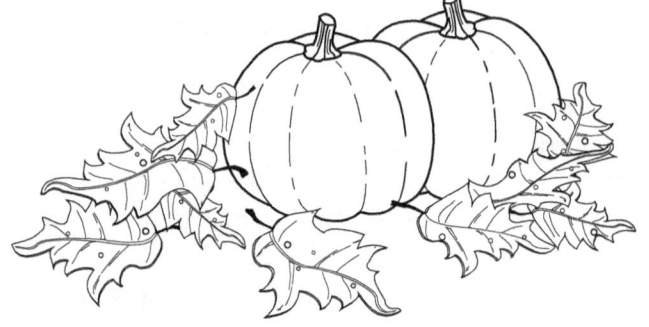

Repite en intervalos de un minuto hasta que la calabaza esté tierna. Luego, deja enfriar la calabaza hasta que puedas manipularla, córtala por la mitad, saca las semillas con una cuchara, luego con una cuchara saca la pulpa de la cáscara. Desecha o usa como abono las semillas y la cáscara y sigue las instrucciones para hacer el puré.

Instrucciones para cocinar en estufa o en el horno:

Corta la calabaza en mitades o en cuartos. Saca las semillas con una cuchara y el material fibroso que mantiene juntas las semillas. Apártalas. Coloca las piezas de calabaza con el lado de la tarta hacia arriba en una olla grande para cocinar al vapor o en una bandeja para hornear engrasada.

Si la vas a cocinar al vapor, agrega aproximadamente media pulgada de agua a la olla y tápala. Lleva a hervor el agua, luego reduce a fuego lento durante 30-60 minutos, hasta que la calabaza esté tierna al probar con un tenedor. Deja enfriar. Separa el interior blando de la tarta delgada dura.

Preparación para usar en recetas:

Haz un puré con la calabaza en un procesador de alimentos o en una licuadora hasta que esté muy suave. El puré de calabaza se puede congelar.

Semillas de calabaza:

Las semillas de calabaza tostadas son una sorpresa adicional cuando usas calabaza fresca. Ve la receta en *Principalmente vegetales.*

Arroz

Todas las recetas usan arroz integral crudo de grano largo, a menos que se indique otra cosa. Nosotros usamos arroz integral en lugar de arroz blanco porque el arroz integral tiene mucho más valor nutricional que el arroz integral. La parte "café" del arroz integral es una cubierta exterior delgada que tiene todo arroz naturalmente. Esta cubierta contiene algo de la fibra, y todas las vitaminas y minerales del arroz. Para hacer arroz blanco, los procesadores retiran esta cubierta exterior, junto con las vitaminas y minerales, y también algo de fibra. El arroz integral tiene un sabor intenso, a nuez. Si nunca has usado arroz integral, ¡te llevarás una sorpresa!

Para evitar objeciones en la familia, comienza sustituyendo el arroz blanco con el arroz integral lentamente. Comienza con 1/4 taza de arroz integral por cada 3/4 tazas de arroz blanco (para 1 taza en total), luego aumenta a mitad y mitad, luego a 3/4 de arroz integral por 1/4 de arroz blanco. Después de unas cuantas semanas, te acostumbrarás al sabor y textura distintos del arroz integral.

Mezcla de arroz

Nosotros usamos la mezcla de arroz de la marca Ener-G para unas cuantas cosas. Esta comúnmente está disponible en las tiendas naturistas y/o en las cooperativas de alimentos. Si no lo encuentras, escribe a: www.ener-g.com

Sal

Todas las recetas que llevan sal usan sal de mar en lugar de sal de mesa común. La sal de mar sabe distinto porque es totalmente natural.

La sal de mar contiene todos los minerales que necesitas, incluído el yodo. La sal de mesa contiene aditivos como la dextrosa, que es un azúcar, y no tiene ningún mineral, salvo en algunos casos en los que tiene yodo añadido. Si no puedes conseguir sal de mar, puedes sustituirla con sal de mesa común, pero ten en cuenta que el sabor de la receta será diferente. Añade la sal un poco a la vez y prueba antes de añadir más.

Nuestras recetas tienden a ser saladas. Si no te importa la sal, o si estás en una dieta muy restringida baja en sodio, usa tu sentido común y comienza con menos sal, añadiendo la sal hasta que encuentres el punto adecuado.

Tomates

Nosotros usamos muchos tomates, principalmente porque son muy sabrosos y porque son uno de los pocos alimentos que nuestro hijo tolera bien. No especifico en las recetas que se pelen los tomates. Esto se debe a que a nosotros no nos importa encontrar pequeños pedazos de piel de tomate en las salsas y sopas, y porque pelar los tomates toma mucho más tiempo que el tiempo del que generalmente dispongo para cocinar. Sin embargo, si te gustan los alimentos más finos y/o tienes más tiempo disponible, pela tus tomates antes de usarlos en cualquier receta cocida (sopa o salsa, etcétera).

Para pelar los tomates, has alguna de las siguientes cosas:

Con la llama abierta: sostén el tomate (con un tenedor) sobre la llama. Cuando la piel forme ampollas, retírala deslizándola.

Con agua hirviendo: Coloca agua en una olla grande. Coloca dos o tres tomates en el agua hirviendo. Cuando se rompa la piel, retira los tomates de una sola vez y retira la piel deslizándola.

Agua

Las cantidades de agua que se indican en estas recetas son para ollas de cocción estándar que permiten que parte del agua se evapore. Solamente tú sabes si tus ollas y sartenes requieren más o menos agua que las recetas estándar. Si tus ollas son particularmente herméticas, usa menos agua cuando prepares cosas como el arroz al vapor. Si se escapa mucho, podrías necesitar agregar más agua. La cantidad de agua de las sopas y otros platos caldosos debe ser aproximadamente la misma que la indicada en las recetas.

Utensilios y Artefactos

Cocinar sano toma tiempo. Por eso dependemos grandemente de utensilios que nos permiten hacer la tarea más rápido y fácil. Este capítulo sugiere qué tipos de utensilios de cocina podrías querer tener a tu disposición para hacer más fácil tu trabajo.

Elaborar un banquete sin alimentos fermentados requiere mucho más tiempo de cocina y preparación que la cocina "ordinaria".

Virtualmente todo se debe preparar fresco y a partir de cero, sin usar ningún ingrediente artificial. Los únicos ingredientes empacados que se usan en este libro de recetas son la pasta y algunos productos de arroz. Por ello, constantemente estamos buscando Utensilios y Artefactos para disminuir nuestro tiempo en la cocina. Sucede que a mí (Lori) me encantan los artefactos y los botones, por lo que mientras más artefactos tenemos, más divertido es cocinar.

La mayoría de las recetas requieren utensilios que están disponibles en las cocinas bien equipadas, como las licuadoras. Las únicas recetas que requieren utensilios especiales son el helado y los sorbetes, que usan una máquina para helados.

Además de nuestra existencia normal en la cocina, estos son los artefactos que serán útiles en tu cocina:

Aparatos Pequeños
Licuadora o procesador de alimentos

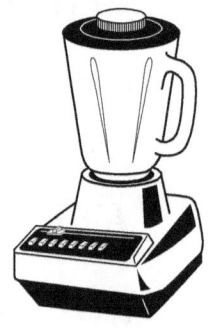

Una licuadora es una forma relativamente poco costosa de asegurarte de que puedes hacer la mayoría de las recetas de este libro. Un procesador de alimentos acortará tu tiempo de preparación, pero es más costoso.

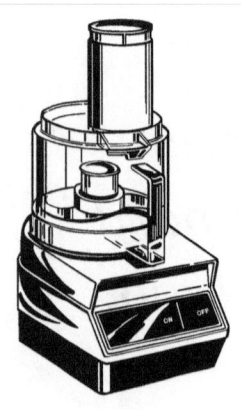

Ya sea una licuadora o un procesador de alimentos es esencial para elaborar muchas de las sopas y de los aderezos para ensalada, y todos los helados y sorbetes. Usamos estos instrumentos para crear texturas cremosas y para asegurarnos de que todos los ingredientes están bien mezclados.

Freidora

Si te gustan las papas a la francesa, invierte en una freidora pequeña, poco costosa (con capacidad aproximada de 4 tazas). Las papas a la francesa saben mucho mejor porque se cocinan a la temperatura adecuada, no se queman, y mucho más importante para los niños, se ven como papas a la francesa de restaurante.

Sartén eléctrico

Un sartén eléctrico o sartén para freír, crea otro quemador. Esto puede ser muy útil en una cocina ocupada. El sartén eléctrico también cocina los alimentos uniformemente a temperaturas predecibles.

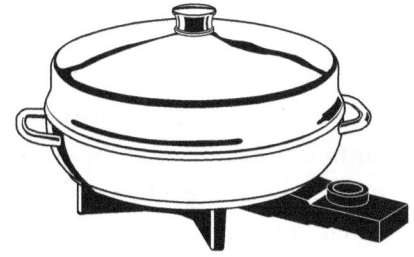

Nosotros usamos sartenes eléctricos primordialmente para todas nuestras recetas de latkes (pancakes) de papa y para nuestras recetas de pancakes comunes. También puedes usar un sartén eléctrico en lugar de un wok.

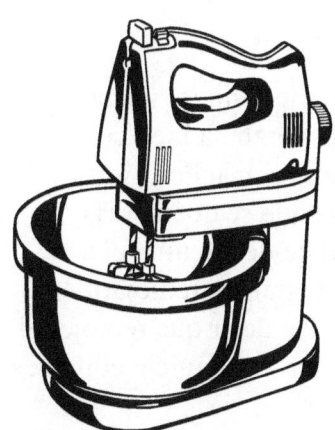

Batidora eléctrica o batidora manual

Una batidora eléctrica o batidora manual es útil para hacer pasteles y preparar otras mezclas.

Máquina de helados

Los postres en una dieta sin levadura/gluten/caseína son difíciles de imaginar sin sorbetes y helados de leche (para quienes toleran la leche). Dependemos fuertemente de estos postres, en verano y en invierno. El sorbete es un postre maravilloso, dulce y fácil, que satisface tanto a los niños como a los adultos. Sin embargo, no puedes duplicar efectivamente la consistencia del helado ni la del sorbete comprado en la tienda sin una máquina de helados. Estos pequeños aparatos bien valen la inversión. Te sugerimos enfáticamente que si compras una máquina de helados adquieras una eléctrica. Girar la manivela manual es divertido la primera o la segunda vez, pero lo pensarás mucho antes de hacer sorbete como un postre normal.

También te aconsejamos comprar una máquina de helados que use un cilindro congelado en lugar de hielo y sal. Estas máquinas son mucho menos complicadas y son más fáciles de usar que los modelos que requieren que les pongas grandes cantidades de hielo y sal. Su desventaja es que solo se puede hacer una tanda de helado o sorbete cada 12 horas.

Arrocera

El arroz es una parte esencial de una dieta sin levadura, sin caseína y sin gluten. El arroz integral combina bien con casi cualquier cosa. Las arroceras ayudan cocinando el arroz automáticamente, sin la preocupación de que se queme. Hay muchas arroceras en el mercado. Asegúrate de adquirir una que te garantice que cocinará el arroz integral sin remojarlo previamente. Muchas no lo hacen o pueden decir que remojes el arroz integral primero. No remojes el arroz –esto inicia el proceso de fermentación.

Olla de cocimiento lento

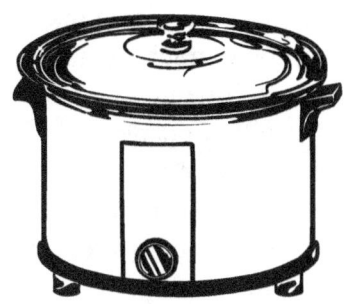

Una olla de cocimiento lento de 6 cuartos de galón es esencial para una familia que no toma levadura. Este es un aparato pequeño que cocina los alimentos lenta y uniformemente, con frecuencia de un día para otro. A menudo tenemos dos en uso al mismo tiempo. Recomendamos cocinar los frijoles en una olla de cocimiento lento; muchas de nuestras recetas están diseñadas para una olla de cocimiento lento. Nos parece preferible una olla de cocimiento lento a una "Crock-Pot" porque las ollas de cocimiento lento son más fáciles de limpiar (no son tan pesadas). Sin embargo, para fines de cocinar, una Crock-Pot de 6 cuartos de galón sirve.

Utensilios de cocina

Bandejas para horno

Dos bandejas antiadherentes para Horno son útiles para hacer galletas, y también para congelar bayas y para tostar semillas de calabaza. Nos parece que el tipo más útil son las que tienen una capa de aire intercalada entre dos láminas de metal.

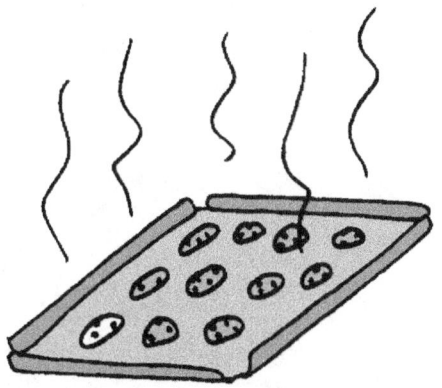

Batería de cocina

Un buen juego de ollas y sartenes ayuda a todo buen cocinero a convertirse en un gran cocinero. Una batería de cocina de mala calidad puede hacer que un buen cocinero trabaje mucho más, porque los alimentos se pueden quemar más fácilmente.

Las baterías de cocina de mala calidad también pueden aportar sabores no deseados a los alimentos. Como mínimo, necesitarás una olla de 3 cuartos de galón y una de 6 cuartos de galón (una olla grande con tapa) para hacer muchas de las recetas de este libro. Si vas a reemplazar ollas y sartenes, busca unas que conduzcan y mantengan el calor también, y que no dejen escapar mucha agua durante la cocción. Hay muchas marcas excelentes disponibles. Nosotros preferimos ollas y sartenes pesados de acero inoxidable que tienen capas de hierro y aluminio en su interior. No compres baterías de cocina de aluminio.

Wok

Un wok es un recipiente chino para cocinar que ayuda a dorar y cocinar los alimentos muy rápidamente con calor alto. Muchas de las recetas de este libro son recetas de sofreír que puedes cocinar con mucha mayor facilidad en un wok.

Los woks están disponibles virtualmente en todas las tiendas de departamentos y en las de cocina. Si vives cerca de un supermercado chino, cómpralo allí. Los woks vienen en modelos para la estufa y eléctricos. Nosotros preferimos el modelo para la estufa, el cual cocina a una temperatura más alta. Asegúrate de conseguir uno de fondo plano para una estufa eléctrica y uno de fondo redondo con un soporte para una estufa de gas.

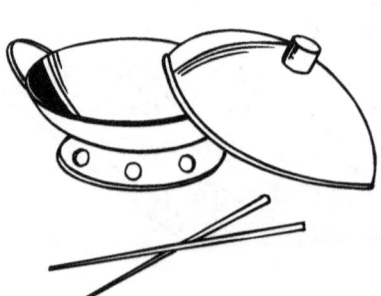

Utensilios de mano

Rallador

Un rallador tradicional de 4 lados es esencial para elaborar algunas de las recetas de papas, como las ***Croquetas de papa*** y todas las recetas de latkes de papa (pancakes). Por razones que no entendemos bien, las papas ralladas no salen igual usando un procesador de alimentos.

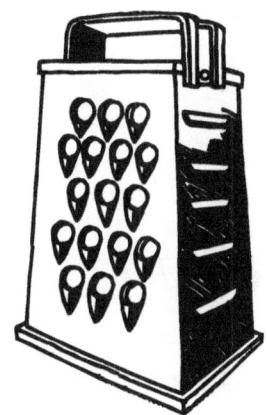

Cuchillos

Los buenos cuchillos son esenciales para una cocina bien equipada. Los cuchillos de carnicero chinos funcionan mejor para cortar, en especial los vegetales. Asegúrate de tener un afilador de cuchillos simple o una piedra de amolar a mano, y de usarlos frecuentemente.

Mezcladora para pastelería

Esta también es una pequeña herramienta manual que acorta significativamente el tiempo implicado en hacer la tarta para pay y otras cosas que es necesario cortar en pedacitos. ¡Nosotros usamos mucho la nuestra!

Batidor

Un batidor es otro pequeño utensilio manual útil para mezclar alimentos rápidamente.

¡Buen Provecho!

Listas de Compras

El uso de una lista de compras maestra puede simplificar la vida en una dieta sin levadura. Puedes fotocopiar las listas de este capítulo para usarlas como listas de comprobación o puedes solamente llevar una copia contigo para que siempre tengas la lista de alimentos básicos para casi cualquier receta de este libro a la mano. La lista 1 te da los suministros básicos para la mayoría de las recetas de este libro. La lista 2 agrega algunos productos empacados, fruta, pescado, pollo y carne. La lista 3 agrega lácteos y trigo.

Si estás siguiendo las Etapas, las listas se presentan en orden inverso de la Lista 1 de la dieta, la lista básica que corresponde a todas las recetas adecuadas hasta la Etapa IV. La Lista 2 se basa en la Lista 1, y corresponde a la Etapa III. Si estás siguiendo la Etapa IV, entonces todo lo que necesitas es la Lista 1. Si estás en la Etapa III, necesitarás las listas 1 y 2. La Lista 3 agrega más alimentos, incluídos el trigo y la leche, y corresponde a las Etapas I y II. Si estás en la Etapa I o II, necesitarás las tres listas.

Lista 1

Para realizar las compras para la Etapa IV, usa solamente esta lista. Para la Etapa III, usa esta lista más la Lista 2; para las Etapas I y II, usa esta lista, más las Listas 2 y 3.

- ☐ Frijoles secos (negros, alubias, habichuelas, lentejas)
- ☐ Arroz integral de grano largo
- ☐ Miel de trébol no procesada
- ☐ Aceite de cártamo extraído a presión
- ☐ Sal de mar
- ☐ Tortitas de arroz (arroz integral y sal, o sin sal)
- ☐ Pasta de arroz (marca Pastariso)
- ☐ Cereal de arroz Hierbas secas
- ☐ Mezcla de arroz marca Ener-G
- ☐ Harina de arroz integral
- ☐ Carne: ternera y/o cordero; ocasionalmente pavo o pollo (sin hormonas/antibióticos)
- ☐ Huevos (si es posible, consigue huevos " frescos de granja " sin hormonas ni antibióticos)
- ☐ Mantequilla

Vegetales:

- ☐ Bayas frescas de la estación (arándanos, frambuesas, arándanos rojos, zarzamoras, pero no fresas)
- ☐ Hierbas frescas, cuando estén disponibles, incluídas albahaca, eneldo, orégano, perejil y otras.
- ☐ Vegetales frescos, incluídos: bok choy, brócoli, col, zanahorias, apio, pimiento Cubanel (pimiento suave), ejotes, pimiento verde, pimiento rojo dulce, kohlrabi, lechuga, calabacines y otros calabacines de verano; calabazas y calabazas de invierno
- ☐ Puerros, cebollines o cebollas de primavera
- ☐ Limones
- ☐ Mantequilla
- ☐ Papas: russet, roja, blanca, rosa, yukon dorada, cualquiera que tenga buen aspecto
- ☐ Camotes
- ☐ Tomates

Lista 2
Para ir de compras, para las Etapas I - III, usa esta lista más la Lista 1; para las Etapas I y II, usa esta lista más las Listas 1 y 3

- Atún enlatado (con la leyenda "muy bajo en sodio" en la etiqueta, únicos ingredientes: atún y agua)
- Carnes: Pollo, Res
- Cereales empacados sin trigo/gluten, tales como arroz inflado, mijo inflado y maíz inflado
- Sustitutos de helado, tales como los de las marcas "Rice Dream" (a base de arroz) y/o "Tofutti" (a base de soya) pero sin chocolate y/o nueces
- Papas fritas, si están cocinadas en un aceite adecuado (que no sea de semilla de algodón o de cacahuate; son aceptables los aceites de soya, canola, cártamo).
- Pescado fresco
- Fruta fresca: cualquier fruta fresca, excepto manzanas y uvas, incluídas peras, naranjas, mandarinas, toronjas, melones, mangos, papaya, etc., a menos que no puedas tolerar esa fruta por alguna otra razón.

Verifica las etiquetas de todos los productos empacados para asegurarte de que nada (1) contiene la palabra "malta, incluída malta de cebada, harina de cebada malteada, maltodextrina, etc.; (2) contiene aceite de semilla de algodón o harina de semilla de algodón; (3) contiene vinagre.

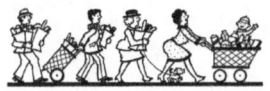

Lista 3
Para ir de compras; para las Etapas I y II, usa esta lista más las Listas 1 y 2

- ☐ Cereales comerciales, elaborados sin malta: al momento de esta publicación, "General Mills" no usaba malta en la mayoría de sus cereales, incluídos Cheerios, Kix y Total. SIN EMBARGO, *verifica cada etiqueta para asegurarte de que el fabricante no ha cambiado los ingredientes desde la última vez que compraste el producto.*
- ☐ Papas fritas, galletas, etc. comerciales, elaboradas sin malta, productos de semilla de algodón o de cacahuate
- ☐ Harina de avena
- ☐ Leche
- ☐ Para la Etapa I-A: manzanas y uvas
- ☐ Tortillas o chapatis de trigo integral
- ☐ Pasta de trigo integral
- ☐ Harina de trigo integral (verifica para asegurarte que no se le ha añadido malta a la harina).
- ☐ Harina blanca cruda, si se prefiere para algunas recetas (verifica para asegurarte de que no se le ha añadido malta a la harina). La mayoría de las harinas blancas usan malta)
- ☐ Harina de trigo integral para pastelería
- ☐ Pan de trigo integral sin malta

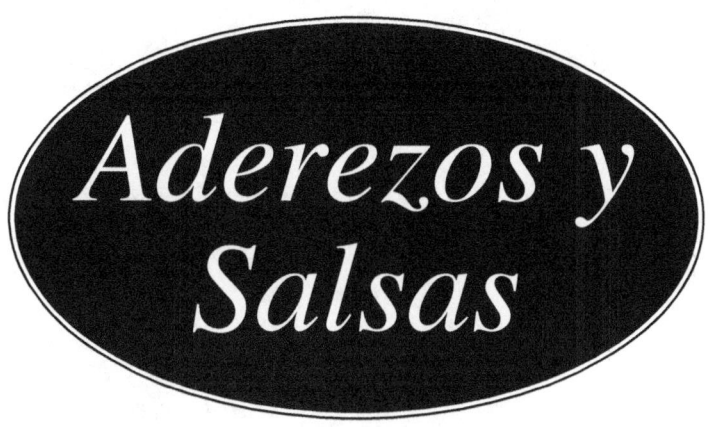

Salsas, salsas para pasta, aderezos para ensalada y dips hacen los alimentos más festivos. Este capítulo proporciona muchas recetas deliciosas para:

- *~ Aderezos para Ensalada*
- *~ Salsas para Pasta*
- *~ Salsas para Fruta*
- *~ Salsas y Dips*

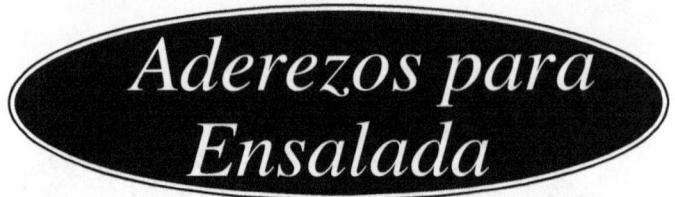

Aderezos para Ensalada

Aderezo de Limón y Hierbas para Ensalada

Sin Colesterol
Sin Trigo/Gluten
Sin Leche/Caseína
Sin Huevo
Adecuado hasta la Etapa IV

Deliciosamente ligero y sabroso, este aderezo es un substituto perfecto para cualquier vinagreta y puede usarse en todas las ensaladas.

- 1/2 t jugo de limón recién exprimido
- 2/3 t aceite de cártamo extraído a presión
- 1/2 c albahaca seca
- 1/2 c hojuelas de tomillo secas
- 1/2 c eneldo seco
- 1/2 c mejorana seca
- 1 c sal de mar
- 1/2 c agua

Mezcla todos los ingredientes en un recipiente chico con tapa. Agita bien. Refrigera por lo menos 2 horas antes de usar. Este aderezo se mantiene bien en el refrigerador por alrededor de 2 días solamente, pero se puede congelar. Por conveniencia, congélalo en una charola de cubos de hielo y descongela dos cubos cada vez. Hace 1-1/2 c de aderezo aproximadamente.

Aderezo Cremoso de Pepino

> *Sin Colesterol*
> *Sin Trigo/Gluten*
> *Sin Leche/Caseína*
> *Sin Huevo*
> *Adecuado hasta la Etapa IV*

Este aderezo para ensalada es el aderezo más popular que servimos. Va bien con ensaladas de todo tipo, al igual que con pescado o vegetales.

1 pepino grande
2 C eneldo fresco, o 5 c eneldo seco
1/2-1 sal de mar, o sal al gusto
1 C jugo de limón recién exprimido
1/3 C aceite de cártamo extraído a presión

Pela y pica el pepino en trozos. Pon todos los ingredientes en la licuadora. Licúa completamente. Sírvelo fresco o frío. Este aderezo es perfecto en ensaladas, vegetales, pescado o con casi todo. Se mantiene refrigerado bien por un día aproximadamente. Congela el resto y descongélalo según sea necesario.

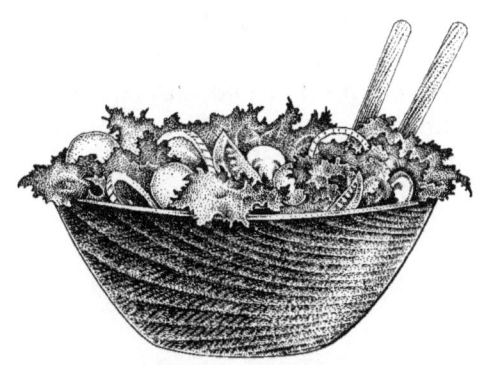

Aderezo de Tomate y Ajo

> *Sin Colesterol*
> *Sin Trigo/Gluten*
> *Sin Leche/Caseína*
> *Sin Huevo*
> *Adecuado hasta la Etapa IV*

Este aderezo tiene una consistencia cremosa y es muy sabroso. ¡Úsalo cuando quieras realzar una comida!

1 tomate grande o 2 pequeños

1 diente de ajo grande o 2 pequeños

1/2 c orégano seco

1/2 c sal de mar

1/2 aceite de cártamo extraído a presión

Pica el tomate en trozos. Pela el ajo y métalo al micro ondas por 1 minuto en "alto". Pon el aceite en una licuadora y agrega el orégano y sal. ***Licúa*** en alto por poco tiempo, hasta que esté mezclado. Agrega el ajo. Gradualmente agrega los trozos de tomate. Continúa licuando hasta que la mezcla esté completamente suave. Sírvela inmediatamente o congélala. Si lo congelas, mézclalo bien antes de servirlo. Si te sobra, mantenlo en el refrigerador por hasta un día, o congélalo.

Aderezo Cremoso de Tomate y Hierbas

> *Sin Colesterol*
> *Sin Trigo/Gluten*
> *Sin Leche/Caseína*
> *Sin Huevo*
> *Adecuado hasta la Etapa IV*

Es fácil, rápido y sabroso, y perfecto también para sopear vegetales.

1/3 t aceite de cártamo extraído a presión

1 tomate grande o 2 medianos

1-1/2 c estragón o albahaca u orégano secos

1 a 1-1/2 c sal de mar

Pica el(los) tomate(s). **Selecciona tus hierbas** de acuerdo a tu gusto: el estragón es dulce, el orégano es fuerte; la albahaca tiene un poco de los dos. **Combina** todos los ingredientes en una licuadora o procesador de alimentos. Para la sal, comienza con 1/2 c y pruébalo después de licuar. Licúa en ALTO hasta que el aderezo esté suave y cremoso. No debe quedar granuloso. Agrega más sal si lo deseas. ¡Delicioso! Si te sobra, puedes guardarlo en el refrigerador por un día o congelarlo.

Aderezo de Calabacín para Ensalada de Sarah

> Sin Colesterol
> Sin Trigo/Gluten
> Sin Leche/Caseína
> Sin Huevo
> Adecuado hasta la Etapa IV

1 tomate grande o 2 pequeños

1 calabacín grande o 2 pequeños

1 diente de ajo

1 c sal de mar

1/2 c orégano seco

1/2 c mejorana seca

1/2 c tomillo seco

1 c miel de trébol sin procesar

6 C agua

Pica el tomate, calabacín y ajo. Pon todos los ingredientes en una licuadora. Licúa en la velocidad más alta hasta que esté realmente líquido. Enfría y sirve. Congela el sobrante en charolas para hielo y úsalo como vayas necesitándolo.

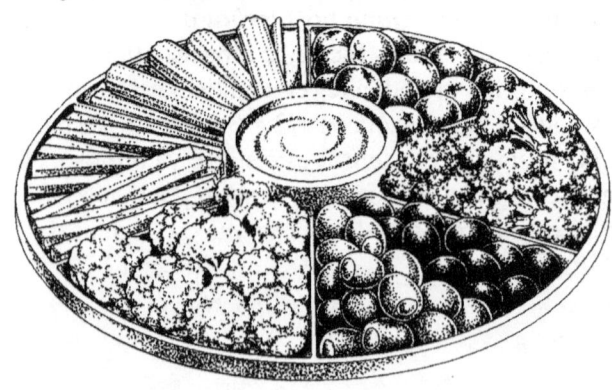

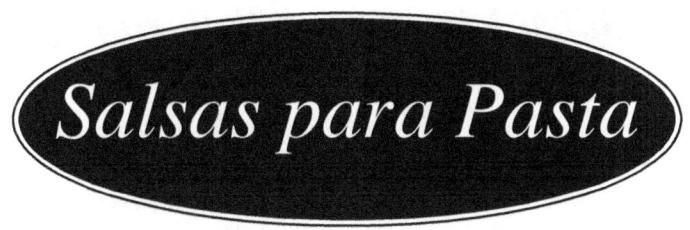

Salsa de Albahaca Fresca y Tomate

> Sin Colesterol (usando aceite)
> Sin Trigo/Gluten
> Sin Leche/Caseína
> Sin Huevo
> Adecuado hasta la Etapa IV

Pocas hierbas son tan sabrosas como la albahaca dulce fresca a finales de agosto. Nosotros preparamos esta salsa en cantidades grandes (dos o tres tandas a la vez) y la congelamos para usarla después. Esta salsa es muy intensa; un poco rinde mucho. ¡No escatimes con la mantequilla! Una tanda es suficiente salsa para pasta para 5-6 personas con apetito.

    1 tomate

    1 t hojas de albahaca fresca empacada

    3 C mantequilla o aceite de cártamo extraído a presión

    1 c sal de mar, o sal al gusto

Calienta un sartén a fuego medio. Mientras el sartén se está calentando, pica el tomate en trozos. *Pica* las hojas de Albahaca en pedazos más pequeños. Cuando el sartén esté caliente, *derrite* la mantequilla o caliente el aceite. Echa las hojas de albahaca y cocínalas por un minuto, hasta que estén suaves. Agrega los tomates y la sal. Cocina hasta que los tomates hagan una salsa, cuando menos 15 minutos. Si te gusta la salsa con trozos, prensa los tomates y sírvela tal cual. Si prefieres una salsa más suave y cremosa, licúala hasta que quede suave y sírvela sobre pasta de arroz marca "Pastariso". Esta salsa se puede congelar.

Salsa Fiesta para Tallarines

> *Sin Colesterol (usando aceite)*
> *Sin Trigo/Gluten*
> *Sin Leche/Caseína*
> *Sin Huevo*
> *Adecuado hasta la Etapa IV*

Este platillo de pasta es delicioso y divertido para servir. Sabe mejor sobre tallarines de arroz (marca Pastariso), o tallarines de trigo entero (si puedes tolerar gluten).

2 cajas (aprox. 20 oz.) tallarines de arroz integral o tallarines de trigo integral

1 C mantequilla o 2 C aceite de cártamo extraído a presión

4 t pimiento morrón mixto picado (rojo, amarillo, verde)

1 lb. espárragos

1 C eneldo fresco

1/2 c sal de mar + al gusto

Cuece la pasta según las instrucciones del paquete. Cuando la pasta esté lista, cuélala y ponla en un tazón grande para servir. *Mientras la pasta se está cociendo, cocina la salsa, de la siguiente manera:* Calienta la mantequilla o aceite en un sartén grande. Cuando la mantequilla se ha derretido o el aceite esté caliente, saltea el pimiento. *Pica* los espárragos en trozos de una pulgada, desechando las puntas duras. Agrega los espárragos y el eneldo al pimiento, saltea hasta que los vegetales estén suaves y cocidos completamente. Agrega sal, comenzando con 1/2 c, y agregando más al gusto. *Mezcla* la salsa con la pasta. Sírvela inmediatamente.

Salsa Fresca de Tomate para Pizza

Sin Trigo/Gluten
Sin Leche/Caseína
Sin Huevo
Adecuado hasta la Etapa IV

La albahaca y el orégano frescos al final del verano se combinan para hacer una excepcional salsa para pizza que puede ser servida en pizza, pasta o casi todo. Es una salsa muy intensa; un poco rinde mucho.

   1/2 t compacta de hojas de albahaca fresca

   1/2 t compacta de hojas de orégano fresco

   5 tomates grandes

   3 C mantequilla

   1 c sal de mar, o sal al gusto

Calienta un sartén a fuego medio. Mientras el sartén se calienta, **pica** los tomates en trozos. Pica las hierbas en pedazos más pequeños. Cuando el sartén esté caliente, derrite la mantequilla. Pon las hierbas y cocina por un minuto, hasta que estén suaves. **Agrega** los tomates y sal. **Cocina** hasta que los tomates formen una salsa, por lo menos 15 minutos.
Si te gusta la salsa con trozos, prensa los tomates y sírvela tal cual. Si prefieres una salsa más suave, cremosa y espesa, licúala hasta que esté suave, y sírvela sobre pasta de arroz marca "Pastariso". Esta salsa se puede congelar.

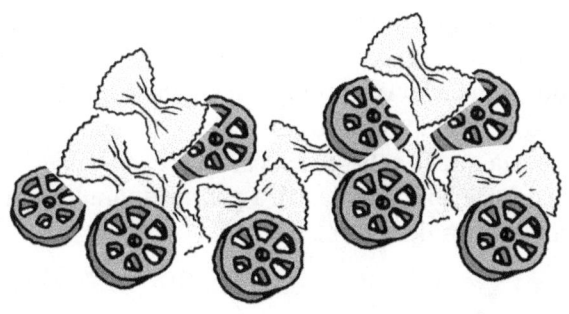

Salsa Cremosa de Hierbas

Sin Huevo
Adecuado hasta la Etapa II

Esta es una salsa de otro tipo, que no depende de tomates para su sabor. La salsa es deliciosa sobre pasta, arroz o vegetales. Si no toleras el gluten, ve la receta para *Salsa Fresca de Hierbas*.

3 C mantequilla

1/4 t orégano fresco picado, o 1 C orégano seco

1/4 t albahaca fresca picada o 1 C albahaca seca

2 dientes de ajo grandes, picados

2 C harina pastelera de trigo integral

1-1-1/2 t de líquido: usa leche descremada, líquido de vegetales al vapor, y/o

agua en las proporciones que tengas disponible o desees.

1/2 c sal de mar, o sal al gusto

Derrite la mantequilla en un sartén profundo. Brevemente **saltea** el ajo y hierbas secas por 1-2 minutos. Si usas hierbas frescas, las vas a agregar más tarde. A fuego medio, rápidamente **mezcla** o **bate** la harina en la mantequilla. **Agrega** el líquido en pequeñas cantidades, teniendo cuidado de mezclar o batir completamente antes de agregar más. Cuando todo el líquido ha sido agregado, continúa mezclando frecuentemente hasta que la salsa se espese. **Agrega** las hierbas frescas. Agrega sal al gusto. Deja reposar la salsa por unos minutos para que absorba los sabores antes de servir.

Salsa Fresca de Hierbas

> *Sin Trigo/Gluten*
> *Sin Leche/Caseína*
> *Sin Huevo*
> *Adecuado hasta la Etapa IV*

Esta es una salsa deliciosamente delicada y sabrosa que puede ser servida sobre pasta o arroz. Los invitados le dan críticas muy favorables. Se puede preparar cerca de la hora de servir, si estás apurado(a), o con horas de anticipación, si prefieres dejar que los sabores se integren a fuego lento.

6 C mantequilla

5 dientes grandes de ajo

1/2 t orégano fresco picado o 1 C orégano seco

1/2 t albahaca fresca picada o 1 C albahaca seca

opcional: eneldo fresco, romero fresco

2 pimientos rojos dulces

2 tomates maduros

1 pimiento verde y/o amarillo *(opcional)*

sal de mar al gusto

1 a 1-1/2 lbs. pasta de arroz integral o de trigo integral, cocida de acuerdo a las instrucciones del paquete

Derrite la mantequilla en un sartén grande. *Pica* el ajo. *Agrega* el ajo y hierbas a la mantequilla derretida. Sabe mejor con hierbas frescas, pero se pueden usar hierbas secas. Mientras se cocinan las hierbas, *pica* los pimientos y los tomates. *Agrega* los pimientos y los tomates a las hierbas y saltea por unos minutos, hasta que los pimientos estén suaves. Agrega sal al gusto. Ya está listo para servir. Un poco de esta salsa rinde mucho. Mezcla un poco con cada plato de pasta, o mézclala toda con una a 1 1/2 lbs. de espagueti o tallarines de trigo entero cocido o la cantidad equivalente de pasta de arroz.

Salsa de Tomate Rápida y Fácil

> *Sin Colesterol*
> *Sin Trigo/Gluten*
> *Sin Leche/Caseína*
> *Sin Huevo*
> *Adecuado hasta la Etapa IV*

Esta salsa es tan rápida y fácil que está muy cerca de ser "comida rápida". La receta toma como 5 minutos para hacer, de principio a fin, si tu sartén está bien caliente. Esta receta rinde como para 6 porciones – suficiente para la hora de comida. A los niños les encanta mesclada con pasta de arroz. Nosotros descubrimos que servir la salsa sobre la pasta no funciona – ¡los niños sólo se comen la salsa! No te limites con el aceite y la mantequilla. El sabor intenso hace que un poco de salsa rinda mucho. Si no te gusta la pasta, esta salsa es fabulosa mezclada con arroz.

- 2 tomates medianos
- 1 C mantequilla
- 1 C aceite de cártamo extraído a presión
- 1 c albahaca seca
- 1 c orégano seco
- 1 c sal de mar

Calienta un sartén en la estufa a fuego medio. Mientras se calienta el sartén, ***pica*** los tomates. Hazlos a un lado. Cuando el sartén esté caliente, ***derrite*** la mantequilla. ***Agrega*** el aceite. Caliéntalo. ***Agrega*** los tomates. Estos se van a desbaratar y formar una salsa con la mantequilla y el aceite. ***Agrega*** la albahaca, orégano y sal. Cocínalo completamente. Si deseas, ***prensa*** los tomates con una prensa para papas, o para una salsa más espesa y suave, ***licúala***. Sírvela sobre pasta de arroz marca "Pastariso". ***Variación:*** Agrega un pimiento rojo dulce mientras estás cociendo los tomates. Esto le da una consistencia crujiente a la salsa y endulza el sabor. Hace 6 porciones para gente con apetito.

Salsa de Tomate, Eneldo y Mejorana

> *Sin Trigo/Gluten*
> *Sin Leche/Caseína (con mantequilla)*
> *Sin Huevo*
> *Adecuado hasta la Etapa IV*

Como toda buena receta, ésta comenzó como un licuado, usando sólo ingredientes que teníamos a la mano en ese momento en una casa de campo en un lago, donde habíamos olvidado llevar condimentos. Esta es una de las salsas más populares que hacemos y desaparece inmediatamente. Va perfecta sobre pasta, pasta de arroz, arroz solo o en casi todo.

- 2 C mantequilla
- 2 tomates 'beefsteak' muy grande o 4 tomates medianos
- 1 c eneldo seco
- 1 c mejorana seca
- 1 C miel de trébol sin procesar
- 1 c sal de mar

Derrite la mantequilla en un sartén grande. Pica los tomates mientras se va derritiendo la mantequilla. Agrega los tomates picados, hierbas y sal. **Ponlo a hervir,** tápalo y deja que hierva a fuego lento por 30 minutos cuando menos. Mientras más lo cocines, sabe mejor. **Mézclalo**; mientras lo estás mezclando, prensa los tomates. Agrega la miel. Si la salsa está muy espesa, agrega un poco de agua. Si la salsa está muy líquida, quita la tapa y deja que hierva unos minutos más para evaporar el exceso de líquido. Si se desea una salsa más suave y espesa, *licúa* la salsa antes de servirla. Sírvela caliente.

Salsa de Pimiento Dulce Para Pasta con Frijoles

> Sin Colesterol
> Sin Trigo/Gluten
> Sin Leche/Caseína
> Sin Huevo
> Adecuado hasta la Etapa IV

Esta es una salsa sabrosa con trozos de pimiento dulce. Es mejor si se sirve sobre pasta (o pasta de arroz), pero es buenísima también sobre papas o arroz. Se puede congelar. Esta salsa se toma cuando menos tres horas de hervor a fuego lento para pleno sabor, y sabe mejor si la comienzas temprano en la mañana.

2 C t aceite de cártamo extraído a presión, para saltear
5-6 dientes de ajo, picaditos
4 calabacines medianos, rebanados
2 pimientos rojos dulces, picados
1 berenjena, pelada y cortada en cubos
1 cuarto de galón de tomates envasados en casa, o 6 tomates grandes, pelados
y cortados en cubitos
1 C albahaca seca
1 C orégano seco
1 C sal de mar (o sal al gusto)
2-1/2 t frijol seco, cocido según las instrucciones en **Principalmente Frijoles,** incluyendo escurrimiento y enjuague

En un caldero (6 cuartos de galón), **calienta** aceite de cártamo. **Agrega** ajo, teniendo cuidado de que no se queme. Agrega el calabacín, saltea por unos minutos. Agrega el pimentón; saltea. Agrega la berenjena, salteando. Agrega las hierbas y sal. **Cubre y deja cocer** a fuego lento por 1/2 hora más o menos. Cuando la berenjena esté suave y cocida completamente, *agrega* los tomates. **Agrega** los frijoles. Sube el fuego para que la mezcla hierva, luego baja el fuego y deja hirviendo a fuego lento por 2 horas o más. Pruébala y agrega sal si le hace falta. Sírvela caliente.

Salsa de Albahaca Fresca y Mantequilla

> *Sin Trigo/Gluten*
> *Sin Leche/Caseína*
> *Sin Huevo*
> *Adecuado hasta la Etapa IV*

Esta "salsa" es sólo albahaca y mantequilla – un poco rinde mucho.

1/2 t mantequilla

1/2 t albahaca fresca picada

Derrite la mantequilla en un sartén. Cuando chisporrotea, agrega la albahaca picada. Cocina completamente hasta que la albahaca esté suave y mustia pero todavía brillante. Sirve en pequeñas cantidades mezclado bien con pasta de arroz, arroz integral, o en una papa asada. ¡Disfrútalo!

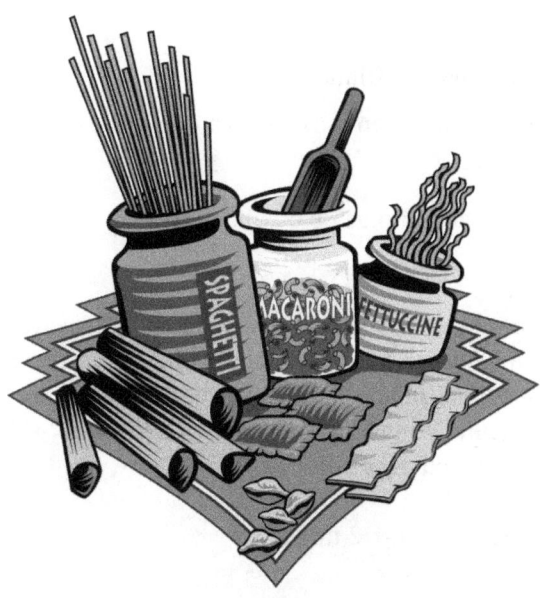

Pesto

> *Sin Colesterol*
> *Sin Trigo/Gluten*
> *Sin Leche/Caseína*
> *Sin Huevo*
> *Adecuado hasta la Etapa IV*

Este pesto no tradicional usa albahaca para su sabor y calabacín para su consistencia. Es más ligero que el pesto tradicional, que usa queso y piñones. Sírvelo en porciones pequeñas (1-2 C) sobre pasta, luego mézclalo.

1-1/4 t calabacín rallado

1/2 t aceite de cártamo extraído a presión

1 c sal de mar

1 t compacta de hojas de albahaca fresca

En una licuadora, haz un puré con el calabacín y el aceite. Agrega la sal y mézclalo. Agrega las hojas de albahaca un cuarto a la vez. Pícalo. Para una consistencia más suave, hazlo puré. Si no se va a usar inmediatamente, congélalo en una charola de cubos de hielo y descongélalo según sea necesario.

Hace aproximadamente 1-1/2 tazas.

Salsa de Orégano Fresco y Eneldo

*Sin Colesterol
Sin Trigo/Gluten
Sin Leche/Caseína
Sin Huevo
Adecuado hasta la Etapa IV*

2 puerros

2 dientes de ajo

9 tomate medianos

2 C aceite de cártamo extraído a presión

1/3 t compacta de hojas de orégano fresco

1/3 t compacta de eneldo fresco

Lava y pica los puerros, usando tanto verde como sea posible. Pica el ajo. Pica los tomates y hazlos a un lado. Calienta un sartén grande para freír. *Calienta* el aceite en el sartén. Cuando el aceite esté caliente, *agrega* los puerros y ajo. *Saltea* hasta que los puerros estén suaves. Agrega las hierbas. Saltea hasta que estén mustias. Agrega los tomates. *Saltea* hasta que los tomates estén suaves y blandos. Sírvela tal cual, o, para una salsa más espesa, hazla puré en una licuadora o procesador de alimentos.

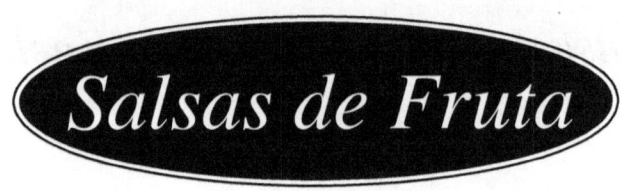

Salsa de Arándanos Rojo y Pera

Sin Colesterol
Sin Trigo/Gluten
Sin Leche/Caseína
Sin Huevo
Adecuado hasta la Etapa III

Esta es una deliciosa variante de la salsa de arándanos rojos para el Día de Acción de Gracias con la que crecí. Si no se toleran las peras, usa **Salsa de Arándanos Rojos y Limón**.

    1 paquete de arándanos rojos frescos

    1-1/2 t miel de trébol sin procesar

    2 peras frescas de medianas a grandes

Pela y pica las peras. **Mezcla** todos los ingredientes en una olla de tres cuartos de galón. Tapa; deja que hierva un poco; bájala a hervor lento. Con la tapa abierta o sin la tapa, *que hierva* a fuego lento por 45 minutos a una hora, revolviendo ocasionalmente. Retírala del fuego. Déjala enfriar destapada a temperatura ambiente. Luego guárdala en el refrigerador hasta que se vaya a usar. Se puede congelar. Hace 3-4 tazas aproximadamente.

Salsa de Arándanos Rojos y Limón

Sin Colesterol
Sin Trigo/Gluten
Sin Leche/Caseína
Sin Huevo
Adecuado hasta la Etapa IV

Esta es una salsa deliciosa de arándanos rojos frescos, que hasta la gente más sensible puede tolerar.

2 paquetes de arándanos rojos frescos (como 4-6 t)
2 t miel de trébol sin procesar, y un poco más para sabor
2 limones frescos

Vacía los arándanos y la miel en una olla de 3 cuartos de galón a fuego bajo. Rebana los limones, incluyendo la cáscara, muy delgados. Agrégalos a los arándanos y mézclalos. Tápala. Ponla a hervir; bájala a ***hervor lento***. Con la tapa abierta o sin la tapa, deja que hierva lento por 45 minutos a una hora, revolviéndola ocasionalmente. Retira del fuego. ***Enfríala*** destapada a temperatura ambiente, luego guárdala en el refrigerador hasta que se vaya a usar. Se puede congelar. Hace 2-3 tazas aproximadamente.

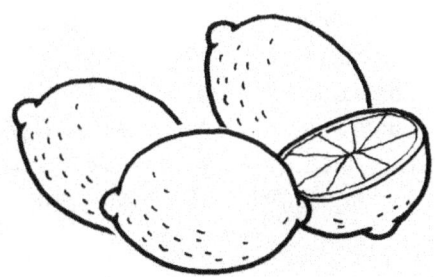

Salsa de Arándanos Rojos y Fruta

Sin Colesterol
Sin Trigo/Gluten
Sin Leche/Caseína
Sin Huevo
Adecuado hasta la Etapa III

Esta es una deliciosa variante de la salsa de arándanos rojos para el Día de Acción de Gracias con la que crecí. Los cítricos le dan a esta salsa un sabor agridulce. Si peras y/o naranjas no se toleran, usa **Salsa de Arándanos Rojos y Limón**.

1 paquete de arándanos rojos frescos (como 3-4 t)
1-1/2 t miel de trébol sin procesar
2 peras frescas de medianas a grandes
1 limón de temporada
1 naranja de temporada

Pela y pica las peras. Rebana el limón y la naranja, dejándoles la cáscara. **Mezcla** todos los ingredientes en una olla de tres cuartos de galón. **Tapa** la olla y ponla a hervir; bájala a hervor lento. Con la tapa abierta o sin la tapa, deja que **hierva lento** por 45 minutos a una hora, revolviéndola ocasionalmente. Retírala del fuego. **Enfríala** destapada a temperatura ambiente, luego guárdala en el refrigerador hasta que se vaya a usar. Se puede congelar. Hace 3-4 tazas aproximadamente.

Jaroset para la Pascua Judía

> *Sin Colesterol*
> *Sin Trigo/Gluten (sin Matzah)*
> *Sin Leche/Caseína*
> *Sin Huevo*
> *Adecuado hasta la Etapa IV*

Jaroset es un alimento tradicional que simboliza una parte importante de la historia judía y tiene un papel integral en la Cena de Pascua Judía. Jaroset, hecho tradicionalmente con manzanas picadas, nueces y vino, representa el mortero usado para construír las pirámides durante los 400 años cuando los judíos fueron esclavizados en Egipto. Para mantener el simbolismo y parte importante de la historia y religión judías, creé un jaroset que hasta nuestro hijo podría comer. No sólo es simbólico, ¡es delicioso! Es una salsa de frutas magnífica, aun cuando no seas judío(a).

4 peras firmes

1/2 t miel sin procesar

1/2 t agua

5 clavos de olor enteros

1/2 c canela (opcional)

opcional: 2 galletas enteras matzah de trigo integral (contiene gluten)

Pela y pica las peras en pedazos pequeños. Hazlas a un lado. Pon a *hervir* la miel, agua, clavos de olor y canela en una olla pequeña. Apaga el fuego. Agrega las peras. Si usas matzah, quiébralas en pedazos pequeños y *agrégalas* mientras la salsa está todavía caliente. Ponla en un platón para servir y *refrigérala* hasta que la vayas a servir. Se refrigera bien por dos días. Hace 4-6 tazas.

Salsa de Peras

> *Sin Colesterol*
> *Sin Gluten*
> *Sin Caseína*
> *Sin Huevo*
> *Adecuado hasta la Etapa III*

Esta es una salsa excelente por sí sola, pero sirve también como relleno para **Masa Hamantaschen,** o servida con cualquiera de las recetas *Latke* en **Principalmente Papas**

    5 peras firmes

    2 C miel de trébol sin procesar

    1/4 c canela

    2 clavos de olor enteros

    1/4 t agua

Pela y pica las peras en cubos de media pulgada. Pon todos los ingredientes en una olla. Ponla a hervir. Tápala y déjala que hierva a fuego lento hasta que las peras estén muy suaves. Revuélvelos. Prensa las peras para hacerlas puré para hacer una salsa. Si la mezcla está muy líquida, quita la tapa y deja que se evapore el exceso de líquido. Déjala enfriar, para luego comerla o usarla para rellenar **Masa Hamantaschen.**

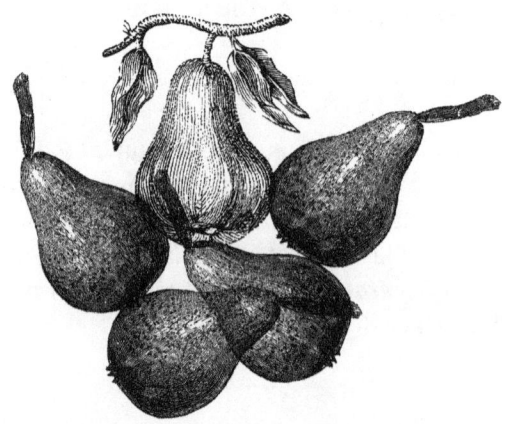

Salsas y Dips

Humus

Sin Colesterol
Sin Trigo/Gluten
Sin Leche/Caseína
Sin Huevo
Adecuado hasta la Etapa IV

El humus es un buen untable y dip y una alternativa sabrosa a la mantequilla de cacahuate.

   3 dientes de ajo

   2 t garbanzos cocidos

   1/2 t aceite de cártamo extraído a presión

   1-1/2 c sal de mar

   2 C jugo de limón recién exprimido

Pon el ajo, con cáscara, en un tazón pequeño. Mételo al micro ondas en alto por 30 segundos. Hazlo a un lado. Cuando esté suficientemente frío como para manipularlo, desliza el ajo fuera de su cáscara. ***Pon el aceite*** en la licuadora o procesador de alimentos. Agrega una taza de garbanzos. Hazlos puré hasta que estén bien mezclados pero con trozos. Agrega la segunda taza de garbanzos, más 2 dientes de ajo. ***Hazlos puré*** hasta que quede suave. Agrega la sal, jugo de limón, y el tercer diente de ajo. Hazlo puré hasta que quede suave o tenga la consistencia deseada. Sírvelo inmediatamente o refrigéralo hasta la hora de servir. Hace 2-3 tazas de humus.

Casi Salsa de Barbacoa

> *Sin Colesterol*
> *Sin Trigo/Gluten*
> *Sin Leche/Caseína*
> *Sin Huevo*
> *Adecuado hasta la Etapa IV*

Esta salsa dulce, agria, y ligeramente picante se acerca mucho a la salsa de barbacoa. Sabe deliciosa con cualquier cosa y en todo en lo que usarías salsa de barbacoa.

2 t tomates cocidos (como 4 tomates grandes)

4 C jugo de limón recién exprimido

3 C miel de trébol sin procesar

1 c sal de mar

1/8 c pimienta negra molida

1/2 c albahaca seca

1/4 c salvia seca

Mezcla todos los ingredientes en una olla de un cuarto de galón. Pon a hervir, luego baja el fuego a hervor lento. Deja que hierva por 30 minutos, luego déjala reposar por una hora o más para que los sabores se mezclen. Sírvela tibia o caliente. Hace 1-1/2 a 2 tazas de salsa.

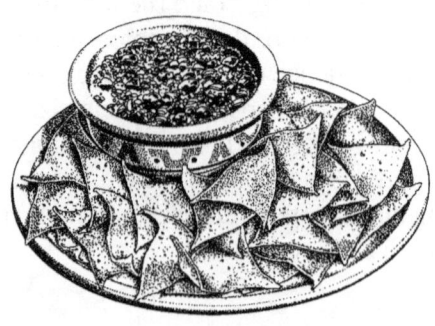

Salsa Dulce para el Súper Tazón

> *Sin Colesterol*
> *Sin Trigo/Gluten*
> *Sin Leche/Caseína*
> *Sin Huevo*
> *Adecuado hasta la Etapa IV*

¿Difícil ver fútbol americano sin salsa? Esta es una salsa deliciosa de pimienta dulce. No contiene chile picante, pero tiene suficiente chispa para saber deliciosa en fiestas o como bocadillo. Nuestra hija Sarah la creó para el Súper Tazón de 1997, con los Empacadores de Green Bay (de ahí los pimientos verdes y amarillos), y la recomienda para niños que no gustan de comida picante pero quieren comer salsa.

1/3 pimiento verde

1/3 pimiento amarillo

1/3 pimiento rojo dulce

3 tomates ciruela

1 diente de ajo grande

1-1/2 c orégano seco

sal al gusto

1/2 t agua

2 C jugo de limón recién exprimido

Pica los pimientos y tomates. *Pica* el ajo. Pon todos los ingredientes en una olla de un cuarto de galón. *Calienta* hasta hervir, luego bájalo a hervor lento. Deja que la mezcla se cocine cuando menos media hora, hasta que los pimientos estén suaves. Retírala del fuego. Si no puedes esperar, disfruta la salsa inmediatamente. Pero los sabores se integrarán y acentuarán si enfrías la salsa una hora o dos antes de servir. Hace 1-1/2 tazas aproximadamente.

Salsa Picante

> *Sin Colesterol*
> *Sin Trigo/Gluten*
> *Sin Leche/Caseína*
> *Sin Huevo*
> *Adecuado hasta la Etapa IV*
> *(usando chiles poco picantes)*
> *Adecuado hasta la Etapa III*
> *(usando cualquier chile)*

¿Antojo de comida picante? Esta salsa es para ti. Esta salsa puede ser suave o muy picante, dependiendo del tipo de chiles que se use.

    1/3 t pimiento rojo dulce picado

    2 c orégano

    2 tomates

    2 C aceite de cártamo extraído a presión

    1 c sal de mar

para salsa <u>suave</u>: 1 C chile Cubanel

para salsa <u>picante</u>: hasta 1 chile fresco picado (jalapeño u otro)

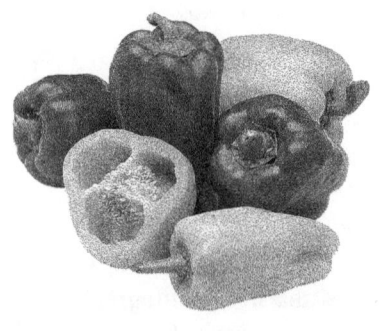

Pica los tomates y hazlos a un lado. *Calienta* el aceite en una olla chica. Cuando esté caliente, *agrega* los demás ingredientes excepto los chiles. Si usas jalapeño u otros chiles muy picantes, agrégalos uno a la vez y pruébala seguido para asegurarte de que no quede demasiado picante. *Cocínala* a fuego medio por 10 minutos o más. Déjala reposar por lo menos 30 minutos, para que el sabor se asiente. ¡Disfrútala!

Sopas Espectaculares

Nosotros servimos sopas todo el año. Son el pilar de nuestras comidas. La mayoría de las recetas en este capítulo están diseñadas para ollas de 6 cuartos de galón u ollas de cocimiento lento. Unas cuantas recetas están diseñadas para ollas de 3 cuartos de galón. Las recetas para 6 cuartos rinden aproximadamente 15 porciones promedio (más o menos 1-1/2 t). Generalmente esto es suficiente para 8-10 personas, incluyendo segunda ronda. Las recetas de 3 cuartos hacen suficiente para 4-5 personas. Así que ten las ollas a la mano y empieza a cocinar…

- *~ Sopas de Cocimiento Lento*
- *~ Cholents (Estofados de cocimiento lento y sabor intenso)*
- *~ Sopas para Bolitas de Masa*
- *~ Sopas Relajantes*
- *~ Sopas de Lentejas*
- *~ Sopas de guisantes*
- *~ Sopas cremosas*

Sopas de Cocimiento Lento Espesas y Substanciosas

Sopa de Vegetales y Estragón

Sin Colesterol
Sin Trigo/Gluten (usando arroz)
Sin Leche/Caseína
Sin Huevo
Adecuado hasta la Etapa IV

Las hierbas de verano dulces y frescas le dan a esta sopa un sabor especial. Se prepara mejor en una olla de cocimiento lento, pero puede hacerse en la estufa. Comienza la noche anterior y sirve esta sopa para el almuerzo o cena al día siguiente. La cebada espesa la sopa, pero se debe usar arroz para la sopa sin Trigo/Gluten.

3 colinabos grandes o 4 medianos, pelados y picados en cuadritos

1/2 manojo de apio (dejándole las hojas), picado

4 zanahorias, peladas y picadas

1/2 t cebada descascarada o 1/2 t arroz integral

1/2 t frijol blanco (Alubia o Great Northern)

1 c romero seco, molido entre tus dedos

3 c albahaca seca

2 c estragón seco

5 semillas enteras de pimienta negra (opcional)

1 c tomillo limón

1-2 C sal de mar al gusto

Opcional: 1 cuarto de galón de tomates envasados en casa,
vo 5 tomates frescos, pelados y picados

10-14 t agua

Combina todos los ingredientes excepto el agua en una olla de 6 cuartos de galón o en una olla de cocimiento lento de 6 cuartos de galón. Llena con suficiente agua hasta 1/2 pulgada del borde, usualmente 10-14 tazas. Tápala. Si usas el método de la estufa, ponla a hervir, luego baja la flama para que hierva lento y cocínala por dos horas cuando menos, o hasta que los frijoles estén cocidos. Si usas la olla de cocimiento lento, ponla en "alto" y cocínala varias horas o durante la noche, luego ponla en bajo para que se mantenga caliente. Revisa el agua periódicamente, y agrega más si es necesario. ¡Sírvela bien caliente!

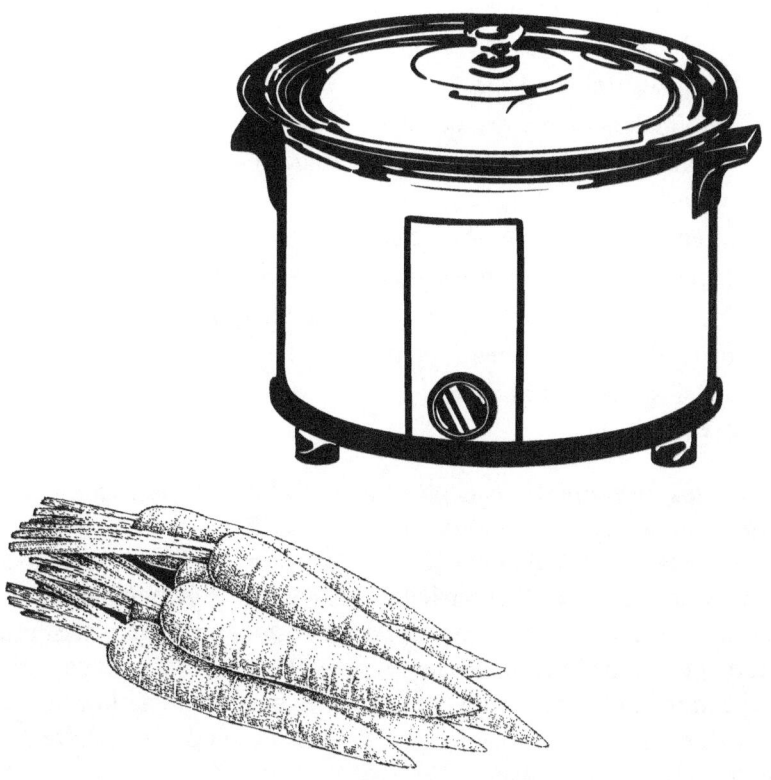

Sopa Veraniega de Frijol de Ojo Negro

> *Sin Colesterol*
> *Sin Leche/Caseína*
> *Sin Huevo*
> *Adecuado hasta la Etapa II*

El orégano y albahaca frescos le dan balance al picor del frijol de ojo negro para darle a esta sopa la abundancia del otoño con el penetrante sabor del verano.

Se debe comenzar varias horas antes de servir, y se puede hacer en una olla de cocimiento lento.

- 1 t frijol de ojo negro
- 1 cebada descascarada
- 4 zanahorias, peladas y picadas
- 2 calabacines, rebanados
- 2 t ejotes, rebanados
- 3 colinabos medianos, pelados y cortados en cubos
- 1 cuarto de galón de tomates envasados en casa, incluyendo el jugo o 5
- tomates frescos grandes picados
- 1 manojo grande de hojas de orégano fresco, picadas
- 1 C albahaca seca o 1/4 t hojas de albahaca fresca, picada
- 6 semillas de pimienta (opcional)
- 1-2 C sal de mar al gusto
- 10-14 t agua

Pon todos los ingredientes excepto el agua en una olla de cocimiento lento de 6 cuartos de galón u olla con suficiente agua hasta 1/2 pulgada del borde de la olla, usualmente 10-14 tazas. **Tápala**. Si usas el método de estufa, ponla a hervir, luego bájala a hervor suave y cocínala por dos horas cuando menos, o hasta que los frijoles estén bien cocidos. Si usas el método de olla de cocimiento lento, ponla en "alto" y cocínala varias horas o durante la noche, luego ponla en bajo para mantenerla caliente. Revisa el agua periódicamente, y agrega más si es necesario. Sírvela en cuanto los frijoles estén suaves, listos para comer.

Sopa Energizante de Frijol y Cebada

> *Sin Colesterol*
> *Sin Leche/Caseína*
> *Sin Huevo*
> *Adecuado hasta la Etapa II*

Esta sopa quita el escalofrío de invierno, con un poco de picor para energía adicional. Comiénzala temprano en el día o la noche anterior.

8 tomates medianos frescos, o 1 frasco de 1 cuarto de galón de tomates
envasados en casa, picados
4 ramas de apio, incluyendo las hojas, picadas
3 colinabos medianos o 2 grandes, pelados y cortados en cuadritos
4 zanahorias, peladas y picadas
1 c tomillo seco
1 c tomillo limón seco, si se puede
1 c albahaca seca
1 c mejorana seca
5 semillas de pimienta china (pimienta blanca)
2 hojas de laurel
1 C sal de mar, o sal al gusto
1 t cebada descascarada
1 t frijol de ojo negro
10-14 t agua

Pon todos los ingredientes excepto el agua en una olla de cocimiento lento de 6 cuartos de galón u olla. ***Cúbrelos*** con suficiente agua hasta 1/2 pulgada del borde de la olla, usualmente 10-14 tazas. Tápala. Ponla a ***hervir***. En estufa, baja el fuego. En olla de cocimiento lento, deja en alto. Deja que ***hierva lento*** por al menos 6 horas. Pon la olla de cocimiento en bajo. Mientras más se cocine la sopa, mejor queda, aunque está lista después de 6 horas. Asegúrate de revisar el agua periódicamente. Sírvela caliente.

Sopa de Perejil, Salvia, Romero y Algo Más

> *Sin Colesterol*
> *Sin Trigo/Gluten*
> *Sin Leche/Caseína*
> *Sin Huevo*
> *Adecuado hasta la Etapa IV*

Esta es una sopa buena durante todo el año que tiene un sabor dulce y sabroso. El frijol de ojo negro y la pimienta le dan algo de picor a la sopa, mientras que las papas le dan un gran sabor. Comienza la sopa la noche anterior a servirla.

- 1 t frijol de ojo negro seco
- 4 zanahorias peladas y picadas
- 1/2 manojo de apio, dejándole las hojas, picado
- 4 papas rojas firmes, peladas y cortadas en cubos
- 1 lata de tomate envasado en casa o 5 tomates frescos, picados
- 2 hojas de laurel
- 8 semillas de pimienta
- 1 C sal de mar y + al gusto
- 1-1/2 c romero seco, molido entre tus dedos
- 1/2 c salvia seca
- 1/4 t perejil fresco picado
- agua para cubrir hasta 1/2 pulgada del borde de la olla

Pon todos los ingredientes en una olla de cocimiento lento de 6 cuartos de galón u olla. Si usas el método de estufa, ponla a hervir, luego bájala a hervor suave y cocínala por dos horas cuando menos, o hasta que los frijoles estén bien cocidos. Si usas el método de olla de cocimiento lento, ponla en "alto" y cocínala varias horas o durante la noche, luego ponla en bajo para mantenerla caliente. Revisa el agua periódicamente, y agrega más si es necesario. Sírvela caliente.

Sopa Reconfortante de Invierno

> *Sin Colesterol*
> *Sin Trigo/Gluten*
> *Sin Leche/Caseína*
> *Sin Huevo*
> *Adecuado hasta la Etapa IV*

Una sopa espesa y substanciosa de cebada y frijol se llevará esos escalofríos de invierno. Esta sopa toma mucho tiempo para alcanzar su sabor pleno, así que comiénzala temprano en el día o la noche anterior.

1/3 t aceite de cártamo extraído a presión

1 tomate grande o 2 medianos

1-1/2 c estragón o albahaca u orégano secos

1 a 1-1/2 c sal de mar

Pon todos los ingredientes en una olla de cocimiento lento de 6 cuartos de galón u olla. Agrega suficiente agua para subir el nivel de la sopa a 1/2 pulgada del borde de la olla, unas 10-14 tazas. En la estufa, tápala. Ponla a hervir, baja el fuego. Para que **hierva lento**. En olla de cocimiento lento, ponla en alto, deja que hierva. **Cocínala** por al menos 6 horas. Pon la olla de cocimiento en bajo después de 6 horas. Mientras más se cocine la sopa, mejor queda. Revisa el agua periódicamente. Esta sopa se puede dejar en la olla de cocimiento lento o en la estufa durante la noche, mientras tenga agua suficiente. Revísala de sal antes de servir. ¡Disfrútala!

Sopa de Cuatro Frijoles

> *Sin Colesterol*
> *Sin Trigo/Gluten*
> *Sin Leche/Caseína*
> *Sin Huevo*
> *Adecuado hasta la Etapa IV*

Esta sopa es una comida excepcionalmente substanciosa. Para servirla en la cena, comienza temprano en el día o la noche anterior. Sírvela como plato principal, acompañada de *Arroz Integral a las Hierbas*, y una ensalada verde con *Aderezo de Tomate y Ajo.* O sírvela como plato de entrada en cualquier comida. Sirve 6-8 personas con apetito como plato principal, o como a 10 personas como plato de entrada.

1/2 t garbanzo seco

1/2 t lenteja secas

1/2 t alubia seca

1/4 t guisantes secos

1/2 arroz integral corto

1/2 arroz rojo (a veces llamado arroz "Himalaya")

2 C eneldo fresco o 2 c eneldo seco

4 tomates picados

3 papas medianas, peladas y cortadas en cuadros

2 zanahorias, peladas y cortadas en cuadros

1 manojo de cebollines picados

4 ramas de apio, picado

1 c semilla de apio

1 c semilla de eneldo

1 c albahaca seca

1 c orégano seco

1 C sal de mar

9 t agua

Pon todos los ingredientes en una olla de cocimiento lento de 6 cuartos de galón. Ponlo en alto, deja que hierva. Cocínalo en alto por lo menos 2-3 horas, luego bájalo a medio y deja que hierva lento hasta que se vaya a servir. Mientras más se cocine, sabe mejor. Esta sopa puede cocinarse hasta 24 horas. Sírvela caliente.

Sopa de Pimienta Dulce

Sin Colesterol
Sin Trigo/Gluten
Sin Leche/Caseína
Sin Huevo
Adecuado hasta la Etapa IV

Esta sopa tiene un sabor dulce, diferente. Comienza temprano en el día o el día anterior para sacar el sabor completo.

- 2 puerros medianos o 1 grande, picados
- 2 t ejotes picados
- 2 pimientos rojos dulces, picados
- 5 papas blancas medianas, peladas y cortadas en cuadritos
- 2 tomates grandes, picados
- 3 calabacines medianos, rebanados
- 3 t apio picado
- 1 t garbanzo seco
- 1 c albahaca seca
- 1 c orégano seco
- 1 c eneldo seco
- 1 C sal de mar
- 10-14 t agua

Pon todos los ingredientes excepto el agua en una olla de cocimiento lento de 6 cuartos de galón. Llénala con agua hasta media pulgada del borde, usualmente 10-14 tazas. Tápala. Ponla en alto. Deja que se cocine por varias horas, luego ponla en bajo. ¡Sírvela caliente!

Sopa Substanciosa de Cebada, Frijol y Cebolla

Sin Leche/Caseína
Sin Huevo
Adecuado hasta la Etapa II

Esta sopa simple y substanciosa es perfecta para invierno. El dulzor de las zanahorias y tomates se balancea con la intensidad del tomillo y el laurel. Asegúrate de comenzar esta sopa temprano en el día o la noche antes de servirla, pues debe hervir lento varias horas para obtener su sabor completo. Puedes cocinarla en una olla de cocimiento lento mientras estás en el trabajo.

4 zanahorias, peladas y picadas
4 ramas de apio con las hojas, picado
2 cebollas blancas frescas, con rabo, o 1 manojo de cebollines, picados
3 papas medianas, peladas y cortadas en cuadros
4 tomates ciruela frescos, picados
1 manojo de cebollines picados
1 c tomillo seco
2 hojas de laurel
1 C sal de mar, o sal al gusto
1/2 t cebada descascarada
1/2 t frijol Great Northern
agua

Pon todos los ingredientes en una olla de cocimiento lento de 6 cuartos de galón u olla. Agrega suficiente agua para subirla a 1-1/2 pulgada del borde. Tápala. Si es en la estufa, bájala a hervor lento. Si es en olla de cocimiento lento, sigue hirviéndola para que se cocine. Cocínala por lo menos 6 horas antes de servir. Mientras más se cocine esta sopa, mejor queda. Esta sopa se puede dejar cocinando durante la noche Asegúrate de revisar el nivel de agua periódicamente. Sírvela caliente.

Sopa Jade

> Sin Colesterol (usando aceite)
> Sin Trigo/Gluten
> Sin Leche/Caseína (usando aceite)
> Sin Huevo
> Adecuado hasta la Etapa IV

1 cabeza de coliflor

1 manojo (10 oz.) espinaca fresca o 1 paquete (10 oz.) espinaca congelada picada

2 t mantequilla o aceite de cártamo extraído a presión

1 puerro picado

4 nabos medianos, pelados y cortados en cubos

1 c mejorana seca

1 c albahaca fresca

1 C sal de mar

8 semillas de pimienta (opcional)

10-14 t agua

Pica la parte blanca de la coliflor, incluyendo las partes tiernas del tallo, en piezas tamaño bocado. **Prepara la espinaca:** Si usas espinaca fresca, lávala bien para quitarle toda la arena. Pícala en pedazos pequeños. Si usas espinaca congelada, sólo abre el paquete. *Calienta* mantequilla o aceite a fuego medio en una olla de 6 cuartos de galón. *Agrega* el puerro y saltea por unos minutos, hasta que esté suave. *Agrega* la coliflor, nabos y espinaca. Cocínalos unos minutos más. Agrega las hierbas, sal y pimienta. Cúbrelos con agua hasta 1/2 pulgada del borde de la olla. Deja que hierva, luego bájala a hervor lento. Cocínala por lo menos 2 a 6 horas. Mientras más la cocines, tendrá más sabor.

Sopa de Habas y Vegetales

> Sin Colesterol
> Sin Trigo/Gluten
> Sin Leche/Caseína
> Sin Huevo
> *Adecuado hasta la Etapa IV*

Comienza esta deliciosa sopa temprano en el día o la noche antes para su mejor sabor.

    2 C o más de aceite de cártamo extraído a presión
    2-3 cebolla blanca con rabo, para ensalada o 1 manojo de cebollín o 2 puerros picados
    2 zanahorias grandes, peladas y picadas
    2-4 chirivías (pastinaca), peladas y picadas
    5 ramas largas de apio con las hojas, picadas
    3 papas rojas grandes, firmes, peladas y cortadas en cuadros
    1/2 t habas bebé secas
    1/2 t cebada descascarada o arroz integral (usa el arroz integral para sopa sin Trigo/Gluten)
    1 C sal de mar o más al gusto
    1 c tomillo seco
    1 c eneldo seco
    10-14 t agua

Calienta 2 C de aceite en una olla de 6 cuartos de galón. Cuando esté caliente, *agrega* las cebollas; saltea unos minutos. Luego agrega la zanahoria, chirivía y apio. *Saltea* hasta que el apio esté suave. Si necesitas, *agrega* más aceite para evitar que se pegue. Cuando el apio esté suave, agrega las papas, frijoles, cebada o arroz, hierbas y sal. Agrega suficiente agua hasta 1/2 pulgada del borde de la olla, usualmente 10-14 tazas. Tápala. Ponla a hervir; bájala a hervor lento. Deja que *hierva lento* cuando menos 3 horas, o hasta que los frijoles estén suaves. Mientras más se cocine, se espesa más y sabe mejor.

Sopa Otoñal de Vegetales con Trozos

> Sin Colesterol
> Sin Trigo/Gluten
> Sin Leche/Caseína
> Sin Huevo
> Adecuado hasta la Etapa IV

Esta sopa está llena de deliciosos vegetales frescos disponibles en el cambio de temporada, y es perfecta en esas tardes que oscurecen temprano cuando el tiempo se vuelve fresco. Comiénzala temprano en el día.

2 C aceite de cártamo extraído a presión

5 t brócoli picado grueso

2 calabacines grandes o 3 medianos, rebanados

3 colinabos, pelados y cortados en cuadritos

2 papas russet grandes o 4 medianas, peladas y cortadas en cuadritos

3 zanahorias, peladas y picadas

2 tomate grande o 3 medianos, picados

2 C chile cubanel u otro chile poco picante, finamente picado

1/2 c tomillo seco

1 c semilla de eneldo

1 c semilla de apio

1 C sal de mar, o sal al gusto

10-14 t agua

En una olla de 6 cuartos de galón, **calienta el aceite**. Agrega el brócoli. Mientras se cuece el brócoli, revuélvelo ocasionalmente para evitar que se pegue. *Agrega* el calabacín. *Agrega* el colinabo y las papas, luego las zanahorias, tomate y pimienta. Cuando los vegetales comiencen a suavizarse, *agrega las hierbas* y la sal. Mézclalos bien. Agrega suficiente agua hasta media pulgada del borde de la olla, usualmente 10-14 tazas. Tápala; ponla a hervir; bájala a hervor lento. La sopa está cocida cuando los vegetales están suaves, pero para mejor sabor, cocínala por varias horas o toda la noche.

Minestrone de Cumpleaños

> *Sin Colesterol (usando aceite)*
> *Sin Trigo/Gluten*
> *Sin Leche/Caseína (usando aceite)*
> *Sin Huevo*
> *Adecuado hasta la Etapa IV*

Esta sopa fue creada en honor al primer cumpleaños de nuestro bebé, y es un verdadero regalo de cumpleaños. Comiénzala temprano en el día. Esta sopa toma un mínimo de cuatro horas para cocinar después de que todos los ingredientes (excepto los fideos) están en la olla.

2 C aceite de cártamo extraído a presión o mantequilla

1 t apio picado

4 t brócoli picado

2 t ejotes picados

4 calabacines medianos, rebanados

1 C sal de mar

1 c eneldo seco

1 c tomillo seco

1 c albahaca seca

1 c semilla de eneldo

3 tomates medianos picados

1 t garbanzo seco u otro tipo de frijol ligero

5 oz. (1/2 caja) espagueti de arroz marca "Pastariso"

agua

En una olla de seis cuartos de galón, **derrite la mantequilla** o calienta el aceite, luego **agrega** el apio. Saltea por unos minutos. Agrega el broccoli, salteando. Después de unos minutos agrega los ejotes, calabacín, sal y hierbas. Después de unos minutos, agrega los tomates picados. Saltea los vegetales hasta que el apio esté suave. Agrega los frijoles secos. Agrega suficiente agua hasta media pulgada del borde de la olla, aproximadamente 10 tazas. Agrega la sal. Tápala; ponla a *hervir*, luego bájala a *hervor suave*. Cocínala por lo menos 4 horas. Cuando los frijoles estén suaves, sube el fuego para que hierva otra vez. Quiebra el espagueti en pedazos pequeños (1/2 pulgada a 1 pulgada de largo). Agrégalo a la sopa. Bájala a hervor suave. Cocínala hasta que los fideos estén listos, como 10 minutos. Mézclala bien. Pruébala; agrega sal si le hace falta. ¡Sírvela en cuanto los fideos estén listos!

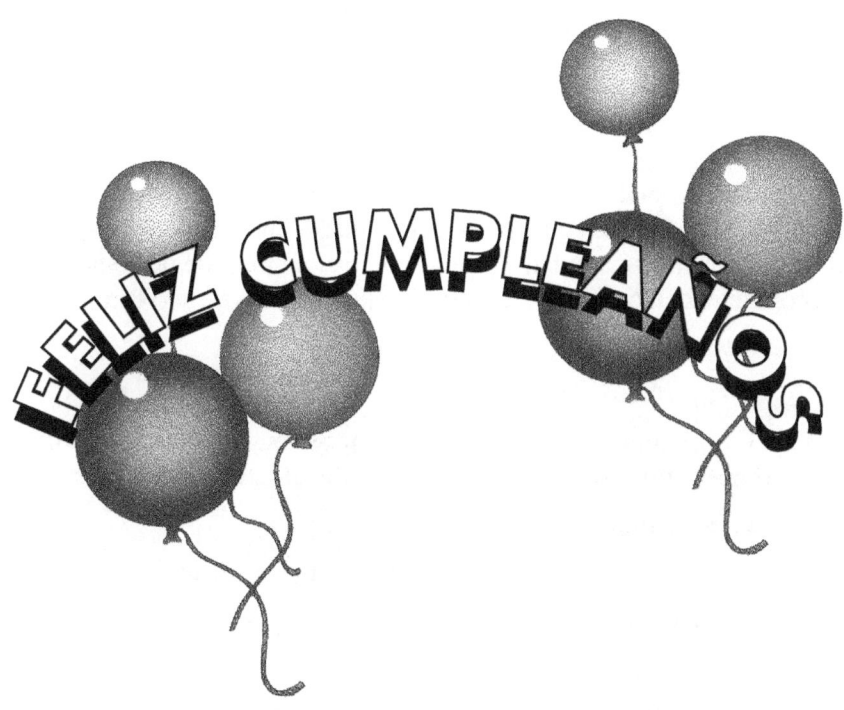

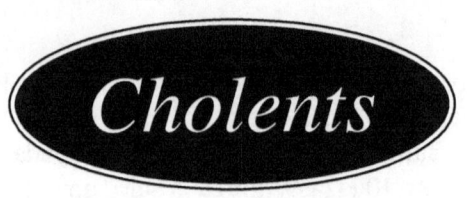

Cholent de Arroz

Sin Colesterol
Sin Trigo/Gluten
Sin Leche/Caseína
Sin Huevo
Adecuado hasta la Etapa IV

"Cholent" es un plato judío tradicional del este de Europa, usualmente preparado para Sabbath cuando se tiene que cocinar por adelantado. Las recetas para Cholent son tan variadas como el número de personas de una comunidad. Comienza esta receta la noche antes de servirla.

3/4 t garbanzo seco

3/4 t cualquier otro tipo de frijol menos negro. Elige entre: lima bebé, rojo pequeño, habichuela, alubia, lenteja, pinto, etc.

2 t arroz integral

4 papas rojas medianas, peladas y cortadas en cuadros

3 c sal de mar

Pon todos los ingredientes en una olla de cocimiento lento. Cocínalo cuando menos 8 horas. Pon la olla en bajo hasta que la sirvas. Revisa el cholent de vez en cuando. Si no lo revuelves, una capa gruesa se le formará arriba y abajo que mucha gente gusta comer. Sírvelo solo o con un poquito de mantequilla para agregarle sabor.

Cholent de Cebada

> *Sin Colesterol*
> *Sin Leche/Caseína*
> *Sin Huevo*
> *Adecuado hasta la Etapa II*

"Cholent" es un plato judío tradicional del este de Europa, usualmente preparado para Sabbath cuando se tiene que cocinar por adelantado. Las recetas para Cholent son tan variadas como el número de personas de una comunidad. Comienza esta receta la noche antes de servirla.

    3/4 t garbanzo seco

    3/4 t cualquier otro tipo de frijol menos negro. Elige entre: lima bebé, rojo

pequeño, habichuela, alubia, lenteja, pinto.

    1 t cebada descascarada

    1 t otro grano. Elige entre mijo, arroz, o grano de trigo

    3 c sal de mar

Condimentos opcionales: Buenas combinaciones incluyen: romero y albahaca; romero y estragón; orégano y albahaca (estilo italiano); curry, comino y cardamomo (estilo hindú). Sé creativo(a).

Pon todos los ingredientes en una olla de cocimiento lento. Agrega las hierbas deseadas de las combinaciones anteriores. Usa una pizca de cada una. ***Tápalo*** con bastante agua, más o menos el doble que los ingredientes secos. Ponlo en alto cuando menos 8 horas, luego ponlo en bajo. Revisa el agua ocasionalmente. Si no lo revuelves, una capa gruesa se le formará arriba y abajo que mucha gente gusta comer. Sírvelo solo o con un poquito de mantequilla para agregarle sabor.

Sopas para Bolitas de Masa

Sopa de Tomate y Vegetales para Bolitas Matzah

Sin Colesterol
Sin Trigo/Gluten
Sin Leche/Caseína
Sin Huevo
Adecuado hasta la Etapa IV

Esta sopa te hará preguntarte por qué pensaste alguna vez en sopa de pollo para las bolitas matzah. Mientras más se cocine, sabe mejor. Comienza temprano en el día o la noche anterior.

2 papas rojas medianas, peladas y cortadas en cubos

4 zanahorias, picadas

1 cuarto de galón de tomates envasados en casa o tomates frescos, pelados y picados

4 calabacines, rebanados

2 t ejotes picados

2 C sal

1 C orégano seco

1 c mejorana seca

1 c tomillo seco

1/8 c pimienta negra (opcional)

10-14 t agua

1 receta para **Bolitas Matzah** o **Bolitas de Arroz y Eneldo**

Pon todos los ingredientes excepto el agua en una olla u olla de cocimiento lento de 6 cuartos de galón. Cubre con suficiente agua hasta 1/2 pulgada del borde. Si usas el método en estufa, ponla a hervir, luego bájala a hervor lento por varias horas, o durante la noche. Si usas olla de cocimiento lento, cocínala en la temperatura más alta por varias horas. Cuando los frijoles estén cocidos, ponla en bajo. Cocina la sopa completamente antes de agregar las bolitas de masa.

Mientras más se cocine la sopa, mejor sabe. Luego agrega las **Bolitas Matzah o Bolitas de Arroz y Eneldo** individualmente a cada tazón justo antes de servir. Sírvela caliente.

Menú Para Cena de Pascua Judía

Jaroset para Pascua Judía (p. 119)
Pescado Gefilte (p. 292)
Salsa de Trozos de Berenjena y Tomate (p.277)
Sopa de Tomate y Vegetales para Bolitas Matzah (p.142)
- o -
Sopa de Vegetales para Bolitas Matzah (p.145)
Bolitas Matza Vegetarianas (p.144)
- o -
Bolitas de Arroz y Eneldo (p. 146)
Ensalada Verde con Aderezo de Hierbas y Limón (p. 100)
Kugel de Papa Tradicional o Ligero (p. 246-47)
Papas al Limón Asadas (p. 244)
Suflé de Vegetales y Hierbas (p. 270)
Pavo Asado con Relleno de Arroz y Albahaca (p.242) (si se puede)
Tzimmes de Zanahoria (p. 278)
Sorbet de Frambuesa (p. 350)
Pastel Esponjoso de Pascua Judía (p. 320)

Bolitas Matzah Vegetarianas

Sin Leche/Caseína (usando aceite)
Adecuado hasta la Etapa II

Esta receta hace como 10 bolitas Matzah. Para hacer más, aumente todos los ingredientes proporcionalmente, excepto los huevos.

Para dos recetas, usa 7 huevos. Para tres recetas (suficiente para alimentar a un ejército), usa 10 huevos. Comienza temprano en el día para servirlas en la cena. Las bolitas Matzah cocidas se pueden congelar, así que prepara suficientes con adelanto, luego descongélalas según vayas necesitando. *Sírvelas con la Sopa de Vegetales para Bolitas Matzah o Sopa de Tomate y Vegetales para Bolitas Matzah.*

4 huevos

2 C mantequilla derretida

2 C aceite de cártamo extraído a presión

1 c sal de mar

1 t harina para Matzah (blanca, integral o 1/2 y 1/2)

agua para hervir

Bate los huevos, mantequilla, aceite y sal de mar. *Agrega y mezcla* la harina de Matzah. Bate suficiente sólo para que se integren. Mientras más se bate la mezcla, más duras estarán las bolitas matzah cocidas. Tápala y refrigérala por al menos 30 minutos. *Hierve* agua en una olla grande. Cuando el agua esté hirviendo, *rápidamente* forma bolitas con la masa (como de 1 pulgada de diámetro). Mi regla de oro es no más de tres vueltas a cada bolita. Mientras menos manejes la masa, más suaves estarán las bolitas matzah. Ponlas en el agua hirviendo, y mantén el agua en hervor rápido por 20 minutos. Escurre el agua. Para permitir que las bolitas matzah absorban el sabor de la sopa, toma un poco del caldo de la *Sopa Vegetariana para Bolitas Matzah* o *Sopa de Tomate y Vegetales para Bolitas Matzah* y ponlo en la olla con las bolitas matzah. Sirve las bolitas matzah individualmente en cada tazón con el resto de la sopa. Sácalas y ponlas en la sopa caliente.

Sopa de Vegetales para Bolitas Matzah

> Sin Colesterol (usando aceite)
> Sin Trigo/Gluten
> Sin Leche/Caseína (usando aceite)
> Sin Huevo
> Adecuado hasta la Etapa IV

¡Esta sopa cambiará por siempre la idea de que las bolitas matzah necesitan sopa de pollo! Mientras más se cocina, sabe mejor. Haz la sopa separada de las **Bolitas Matzah**, luego agrégale las bolitas matzah o **Bolitas de Arroz** y **Eneldo**.

2 C aceite de cártamo extraído a presión y más si se necesita

2-3 cebollas blancas con rabo o 1 manojo de cebollines

o 2 puerros, picados

2 zanahorias grandes, peladas y picadas

2 chirivías, peladas y picadas

4 ramas grandes de apio con las hojas, picadas

1 C sal de mar

hierbas secas: 1/2 c de cada una, albahaca, tomillo y mejorana

1 c albahaca seca

16-18 t agua

Una receta de **bolitas Matzah** o **Bolitas de Arroz y Eneldo**.

Calienta el aceite en una olla de seis cuartos de galón a fuego medio. Cuando el aceite esté caliente, agrega las cebollas. **Saltéalas** hasta que estén suaves. Agrega el apio, zanahorias y chirivía. **Saltea** hasta que el apio esté suave. Si necesitas, agrega más aceite para que no se pegue. Agrega las hierbas y sal. Agrega suficiente agua hasta 1 pulgada del borde de la olla, usualmente 16-18 tazas. Tápala. Ponla a hervir, bájala a hervor lento. Cocínala varias horas o durante la noche si es seguro. Agrega las **Bolitas Matzah** o **Bolitas de Arroz y Eneldo** individualmente a los tazones que sirvas.

Bolitas de Arroz y Eneldo

> *Sin Colesterol*
> *Sin Trigo/Gluten*
> *Sin Leche/Caseína*
> *Sin Huevo*
> *Adecuado hasta la Etapa IV*

Estas bolitas son divertidas para hacer, especialmente para los niños. Sírvelas solas, con mantequilla y sal, o con ***Sopa de Vegetales para Bolitas Matzah***. Esta receta hace unas 20 bolitas.

    12 t agua

    2 t Mezcla de Arroz Ener-G

    1 c sal de mar

    1 c eneldo seco

    4 C aceite de cártamo extraído a presión

    1-2 t agua o menos

    agua para cocinar

Pon a hervir el agua en una olla de 4-6 cuartos de galón. Mientras se calienta el agua, combina la mezcla de arroz con la sal y el eneldo. Agrega el aceite. Mezcla bien. Gradualmente agrega el agua, mezclando cada vez, hasta que la masa tome forma. Dependiendo de la humedad, puede necesitar sólo una taza. Forma pequeñas bolitas, como de 1/2 pulgada a 1 pulgada de diámetro. Cuando el agua esté a hervor rápido, pon las bolitas en al agua. Cuécelas en ebullición por 15 minutos. No las cocines de más. Mientras más se cocinan, más masa se disuelve en el agua. Deliciosas.

Sopas Reconfortantes

Sopa de Apio y Tomillo

Sin Colesterol
Sin Trigo/Gluten
Sin Leche/Caseína
Sin Huevo
Adecuado hasta la Etapa IV

Un rico caldo reconfortante, especialmente en el invierno. Perfecto para cuando necesitas algo caliente y ligero.

2 C aceite de cártamo extraído a presión o mantequilla
4 ramas de apio, picadas
1/2 puerro (opcional), picado
3 papas rojas medianas, peladas y cortadas en cubos
1 c tomillo seco
1 hoja grande de laurel
1/2 c romero seco
1 c sal de mar, o más al gusto
8-10 t agua
1 receta para **Bolitas Matzah** o **Arroz y Bolitas al Eneldo**

Calienta el aceite o mantequilla en una olla de 3 cuartos de galón. Cuando esté caliente **agrega** el apio, puerro y papas. **Saltea** hasta que los vegetales estén suaves. **Agrega** el tomillo, hoja de laurel, romero y sal. Agrega suficiente agua hasta 1/2 pulgada del borde de la olla. Tápala. **Ponla a hervir**, bájala a hervor lento y cocínala cuando menos 2 horas. Ajusta la sal antes de servir.

Sopa de Tomate Espesa con Trozos

> *Sin Colesterol*
> *Sin Trigo/Gluten*
> *Sin Leche/Caseína*
> *Sin Huevo*
> *Adecuado hasta la Etapa IV*

Esta sabrosa sopa casera con trozos de tomate es perfecta para un día frío de invierno, o sirviéndola fría, para un día caluroso de verano. Sabe muy bien con Pan de Pizza y una ensalada verde con **Aderezo de Hierbas** y **Limón para Ensalada**.

12 tomates grandes frescos

3 dientes de ajo grandes picados

1 c sal de mar

1 C miel de trébol sin procesar

Si el tiempo te lo permite, *pela los tomates* sancochándolos por unos minutos, sumergiéndolos en agua helada pelándolos. También está bien si no los pelas, pero la sopa no quedará tan suave. *Corta los tomates* en trozos. Ponlos en una olla de 4-6 cuartos de galón. Esta receta hace sólo 3 cuartos, pero sirve tener el espacio extra para hervir. *Agrega* el ajo. *Agrega* la sal y la miel. *Despacio, pon la sopa* a hervir, a fuego medio o bajo. *Revuélvela* para evitar que se queme. *Cocínala* por 45 minutos. *Haz puré* 3/4 de la sopa en una licuadora o con un procesador de alimentos de mano diseñada para hacer purés en la olla. Si no te gustan los trozos, haz puré toda la sopa. Sírvela caliente o fría.

Sopa Italiana de Vegetales

> Sin Colesterol
> Sin Trigo/Gluten
> Sin Leche/Caseína
> Sin Huevo
> Adecuado hasta la Etapa IV

Esta sopa es excelente como sopa para cualquier uso. Sírvela sola o con ***Arroz Integral Básico*** o ***Arroz Esponjoso***. Comiénzala al menos 4 horas antes de que la quieras servir.

2 C aceite de cártamo extraído a presión o mantequilla

4 ramas de apio, picadas

4 chirivías, peladas y picadas

3 calabacines medianos, rebanados

4 tomates medianos a grandes, picados

3 papas rojas medianas, peladas y cortadas en cubos

2 c albahaca seca

2 c orégano seco

1 C sal de mar

10-14 t agua

Calienta el aceite o derrite la mantequilla en una olla de 6 cuartos de galón a fuego medio. ***Agrega*** el apio y ***saltéalo*** hasta que esté suave. ***Agrega*** la chirivía y el calabacín. Continúa salteando hasta que todos los vegetales estén suaves. Agrega las hierbas, tomates y papas. Cocínala por unos minutos. Agrega sal. ***Agrega el agua*** hasta media pulgada del borde de la olla, usualmente 10-14 tazas. Ponla a hervir; bájala a hervor lento. Cocínala por lo menos 3 horas. El sabor de esta sopa es extraordinario cuando se cocina toda la noche.

Sopa "Chili Dili"

> Sin Colesterol (usando aceite)
> Sin Trigo/Gluten
> Sin Leche/Caseína
> Sin Huevo
> Adecuado hasta la Etapa IV

Esta es una de nuestras sopas favoritas todo el año. Es muy suave pero con un toque de chile, en contraste con el sabor fresco de tomillo y apio. Es una manera deliciosa de comenzar una comida. Si te gusta una sopa un poco más picante, agrégale unos dientes de ajo. A tus invitados les va a encantar.

2 C mantequilla o aceite de cártamo extraído a presión

3 calabacines, rebanados

1-1/4 t apio picado o rebanado

2 C chiles verdes frescos, suaves como chile Cubanel, picados

3 papas russet grandes, peladas y cortadas en cubos

2 C sal de mar

1 C eneldo seco o 3 C eneldo fresco

3 dientes de ajo, picados (opcional)

10-14 t agua

Derrite la mantequilla o calienta el aceite en una olla de 6 cuartos de galón. Cuando la mantequilla esté caliente, *agrega* la calabacita y el apio. **Saltéalos** hasta que los vegetales estén suaves. **Agrega** el chile y continúa salteando. Agrega las papas, sal y eneldo. Si quieres una sopa más picante, pela tres dientes de ajo y simplemente échalos ahí. **Llénala** con agua hasta 1/2 pulgada del borde, usualmente 10-14 tazas. **Tápala**; ponla a hervir, bájala a hervor lento, y cocínala por 1 hora.

Caldo Básico de Vegetales

Sin Colesterol
Sin Trigo/Gluten
Sin Leche/Caseína
Sin Huevo
Adecuado hasta la Etapa IV

A veces sólo necesitas un caldo de vegetales básico para esos días desanimados. Es perfecto también para resfriados o influenza. Agrega *Arroz Integral Básico* o *Arroz Esponjoso* para una comida ligera.

2 C aceite de cártamo extraído a presión

3 calabacines grandes, rebanados

1 chirivía grande, pelada y picada

3 tomates grandes o 4 medianos, picados

1 C albahaca seca

1 C orégano seco

1 C sal de mar

6-10 t agua

Calienta el aceite en una olla de 3 cuartos de galón a fuego medio. Cuando el aceite esté caliente, *agrega* la calabacita y la chirivía. *Saltéalos* hasta que estén suaves. *Agrega* el tomate, hierbas y sal. *Cúbrela* con agua hasta media pulgada del borde, usualmente 6-10 tazas. Tápala; *ponla* a hervir, bájala a hervor lento. Cocínala por 25 minutos hasta que los vegetales estén completamente cocidos. Sírvela caliente.

Sopa de Betabel (Borscht)

> *Sin Colesterol*
> *Sin Trigo/Gluten*
> *Sin Leche/Caseína*
> *Sin Huevo*
> *Adecuado hasta la Etapa IV*

Para quienes gustan del betabel solamente, este "borscht" es ligero y dulce. Puedes servirla caliente o fría.

5 betabeles

1 c eneldo seco

1/2 c sal de mar, más al gusto

1 C miel de trébol sin procesar

agua

Pela los betabeles y córtalos en cubos de 1/2 pulgada. **Ponlos** en una olla 3 cuartos de galón con los otros ingredientes, excepto el agua. **Llena** la olla con suficiente agua hasta 1/2 pulgada del borde. **Tápala**; ponla a hervir. Bájala a hervor lento. **Cocínala** por lo menos 30 minutos, hasta que los betabeles estén suaves. Sírvela caliente o fría. Si comes lácteos, sírvela con crema agria o yogurt sin sabor.

Sopas Espectaculares / *Un Banquete sin Levadura* 153

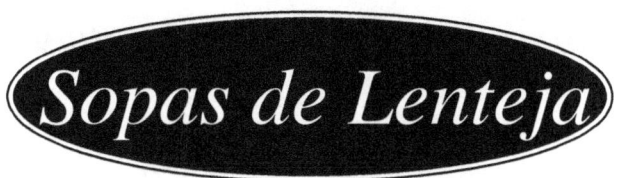

Sopa de Apio y Lenteja

> *Sin Colesterol (usando aceite)*
> *Sin Trigo/Gluten*
> *Sin Leche/Caseína (usando aceite)*
> *Sin Huevo*
> *Adecuado hasta la Etapa IV*

Esta es una buena sopa estilo antiguo, con sólo un toque de especias.

2 C aceite de cártamo extraído a presión

4 tomates rojos medianos, picados

3 t apio picado grueso, incluyendo la parte alta

2 c mejorana seca

1 c sal de mar

1 c semilla de eneldo

1/2 t lenteja verde o café

6-8 t agua

Derrite la mantequilla o calienta el aceite en una olla de 3 cuartos de galón. ***Agrega*** el apio y saltéala hasta que esté suave. ***Agrega*** la mejorana, sal y semilla de eneldo. Revisa las lentejas para tirar las que estén mal. ***Agrégalas*** a los otros ingredientes y revuelve. ***Agrega*** agua hasta media pulgada del borde, usualmente 6-8 tazas. Tápala; ponla a hervir, bájala a hervor lento. Cocínala hasta que las lentejas estén suaves, como 20 minutos.

Sopa de Calabacín y Lenteja

> Sin Colesterol
> Sin Trigo/Gluten
> Sin Leche/Caseína
> Sin Huevo
> Adecuado hasta la Etapa IV

Esta es una sopa es una favorita entre la familia y amigos. Esta sopa se puede servir a los 30 minutos de cocinarla, pero sabe mejor si se comienza temprano en el día y se sirve para la cena. Si la sopa se espesa, puedes agregar más agua o servirla sobre *Arroz Integral Básico* como un delicioso plato principal.

2 C aceite de cártamo extraído a presión

2 puerros (opcional), picados

4 calabacines medianos, rebanados

3 t lenteja verde o café

1 C albahaca seca

2 tomates grandes, picados

1 C eneldo seco o 4 C eneldo fresco

2 C sal de mar, o sal al gusto

14-16 t agua

2 tomates adicionales (opcional), picados

4 cebollines (opcional), picados

Calienta el aceite en una olla de 6 cuartos de galón. *Agrega* el puerro; saltea hasta que esté suave. Luego *agrega* la calabacita. Cocínala hasta que esté suave. Luego revisa las lentejas, tira las que estén malas y enjuaga. Agrega las lentejas a la mezcla de calabacita-puerro. Saltéalas por 1 minuto más o menos. Agrega los 2 tomates picados. Agrega las hierbas y sal. *Llena la olla* con suficiente agua hasta media pulgada del borde, aproximadamente 14-16 tazas. Tápala; *ponla a hervir*, luego bájala a hervor lento por lo menos 30 minutos, hasta que las lentejas estén cocidas. Sabe mejor cuando hierve lento por varias horas. Justo antes de servir, adórnala con más tomate y cebollín picados.

Sopas de Guisantes

Nuestra Sopa Favorita de Guisantes

> *Sin Colesterol (usando aceite)*
> *Sin Trigo/Gluten*
> *Sin Leche/Caseína (usando aceite)*
> *Sin Huevo*
> *Adecuado hasta la Etapa IV*

De todas las sopas de guisantes, esta se ha convertido en nuestra favorita. Tiene todo el sabor de los guisantes si lo pesado de las sopas tradicionales de guisantes. ¡A todos quienes la comen les encanta, aún quienes dicen que no soportan la sopa de guisantes! Sírvela bien caliente con **Pan Integral Delicioso y Nutritivo**, o **Arroz Esponjoso**, y una ensalada verde con **Aderezo de Limón y Hierbas para Ensalada**.

  2 C mantequilla o aceite de cártamo extraído a presión

  5-6 ramas de apio, cortadas en trozos de una pulgada

  4 papas rojas medianas, peladas y cortadas en cubos de media pulgada

  1/2 t alubia seca

  2 t guisantes secos

  2 c mejorana seca

  1 c eneldo seco

  1 C sal de mar

  12-14 t agua

Calienta la mantequilla o el aceite en una olla de 6 cuartos de galón. Agrega el apio y saltea hasta que esté suave. **Agrega** las papas, alubias, guisantes, hierbas y sal. **Agrega** agua hasta media pulgada del borde, usualmente 12-14 tazas. Tápala. Ponla a hervir; bájala a hervor lento. Cocínala por lo menos 3 horas, hasta que los frijoles estén cocidos.

Sopa de Apio con un Toque de Guisantes

> Sin Colesterol (usando aceite)
> Sin Trigo/Gluten
> Sin Leche/Caseína
> Sin Huevo
> Adecuado hasta la Etapa IV

Esta sopa es un compromiso entre quienes gustan de los guisantes y quienes preferirían nunca tener guisantes servidos en su mesa. La sopa es muy ligera y tiene un toque muy leve de sabor a guisantes.

2 C mantequilla o aceite de cártamo extraído a presión

6-7 ramas de apio, con las hojas, picadas

4 tomates medianos, pelados y cortados

2 c mejorana seca

1 C sal de mar

1 c semilla de eneldo

1/2 t agua de guisantes

Calienta el aceite o la mantequilla o una combinación de los dos, en una olla de 3 cuartos de galón. Cuando el aceite esté caliente o la mantequilla derretida, agrega el apio y saltea hasta que esté suave. *Agrega* el resto de los ingredientes. Agrega agua hasta 1/2 pulgada del borde de la olla. *Tápala*, ponla a hervir, bájala a hervor lento. Cocínala hasta que los guisantes estén cocidos, como 20 minutos.

Sopa de Guisantes Sólo para Quienes Gustan de Guisantes

> Sin Colesterol
> Sin Trigo/Gluten
> Sin Leche/Caseína
> Sin Huevo
> Adecuado hasta la Etapa IV

Este es un plato favorito de invierno, substanciosa como para plato principal. Si te gusta la sopa de guisantes, vas a prepararla una y otra vez. Comienza esta sopa cuando menos 4 horas antes de servir.

- 2-3 C aceite de cártamo extraído a presión
- 4 ramas grandes de apio, con hojas, picadas
- 4 zanahorias, peladas y picadas
- 1-3 cebollas blancas con rabo o 1 manojo de cebollines o 2 puerros, picados
- 3 papas rojas grandes, peladas y cortadas en cubos
- 3 t guisantes
- 1 hoja de laurel
- 1 c tomillo seco
- 1 c albahaca seca
- 1 C sal de mar (o al gusto)
- 1/8 c pimienta negra (opcional)
- 10-14 t agua

Calienta suficiente aceite en una olla de 6 cuartos de galón para cubrir el fondo con una capa delgada, usualmente 2-3 cucharadas. *Agrega* el apio, zanahoria y cebolla. *Saltea* hasta que estén suaves. *Agrega* las papas. *Saltea unos* minutos, luego agrega los guisantes, hierbas y sal, y suficiente agua hasta 1/2 pulgada del borde de la olla, usualmente como 10-14 tazas. *Tápala*; ponla a hervir, bájala a hervor lento. Cocínala cuando menos 4 horas. Revisa el nivel del agua periódicamente. Revisa los condimentos y ajústalos si es necesario antes de servir.

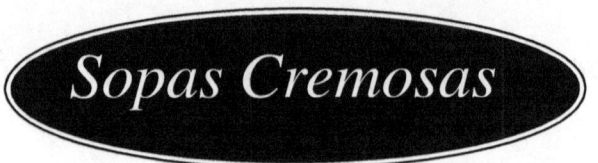

Sopas Cremosas

Crema de Calabacín

Sin Colesterol (usando aceite)
Sin Trigo/Gluten
Sin Leche/Caseína
Sin Huevo
Adecuado hasta la Etapa IV

Esta es una sopa favorita en el verano. Se puede servir caliente o fría, así que su preparación por adelantado es fácil.

- 2 C mantequilla o aceite de cártamo extraído a presión
- 2 puerros (opcional), picados
- 6 calabacines medianos, rebanados
- 6 papas rojas grandes (más para sopa más espesa, menos para sopa menos espesa), peladas y cortadas en cubos
- 1 C albahaca seco
- 1/2 C mejorana seca
- 1/2 C tomillo seco
- 2 C sal de mar, o sal al gusto
- 12-14 t agua

Calienta la mantequilla o aceite en una olla de 6 cuartos de galón. Cuando la mantequilla esté derretida o el aceite caliente, *agrega* el puerro y *saltea* hasta que esté suave. *Agrega* los calabacines. Cuando los calabacines estén brillantes, agrega las hierbas y la sal.

Agrega las papas. *Agrega suficiente agua* hasta 1/2 pulgada del borde, usualmente 12-14 tazas. *Tápala*. Ponla a hervir, bájala a hervor lento por lo menos 30 minutos, hasta que todos los vegetales estén cocidos.

Enfría una temperatura manejable. Haz puré la sopa en una licuadora regular o una de mano diseñada para moler sopas en la olla. Hazla muy suave. Está lista para servirse caliente o fría.

Crema de Brócoli

> Sin Colesterol (usando aceite)
> Sin Trigo/Gluten
> Sin Leche/Caseína
> Sin Huevo
> Adecuado hasta la Etapa IV

El brócoli es substancioso y fresco al final del verano y en otoño, ¡aprovéchalo! Esta sopa se puede servir caliente o fría, así que su preparación por anticipado es fácil.

- 2 C mantequilla o aceite de cártamo extraído a presión
- 2 puerros, picados
- 1 manojo de brócoli, picado
- 1 C albahaca seca
- 1/2 C mejorana seca
- 1/2 C tomillo seco
- 2 C sal de mar, o sal al gusto
- 6 papas rojas grandes (más para sopa más espesa, menos para sopa menos espesa), peladas y cortadas en cubos

Calienta la mantequilla o aceite en una olla de 6 cuartos de galón. Cuando la mantequilla derretida o el aceite esté caliente, *agrega* el puerro y saltea hasta que esté suave. *Agrega* el brócoli. Cuando el brócoli esté brillante, agrega las hierbas y la sal. Agrega las papas. *Agrega suficiente agua* hasta 1/2 pulgada del borde, usualmente 12-14 tazas. *Tápala*. Ponla a hervir, luego a que *hierva lento* por lo menos 30 minutos, hasta que los vegetales estén cocidos. *Enfríala* a temperatura manejable. Haz puré la sopa en una licuadora regular o de mano diseñada para hacer puré las sopas en la olla. Haz la sopa muy suave. Está lista para servir, caliente o fría.

Crema de Calabacín y Brócoli

> Sin Colesterol (usando aceite)
> Sin Trigo/Gluten
> Sin Leche/Caseína
> Sin Huevo
> Adecuado hasta la Etapa IV

Esta sopa de verano es más ligera que la sopa de brócoli pero más substanciosa que la sopa de calabacín. Se puede servir caliente o fría, así que la preparación con anticipación es fácil.

- 2 C mantequilla o aceite de cártamo extraído a presión
- 1 manojo grande de brócoli, picado
- 4 calabacines medianos, rebanados
- 1 C albahaca seca
- 1/2 C mejorana seca
- 1/2 C tomillo seco
- 2 C sal de mar, o sal al gusto
- 6 papas rojas grandes (más para sopa más espesa, menos para sopa menos espesa), peladas y cortadas en cubos
- 12-14 t agua

Calienta la mantequilla en una olla de 6 cuartos de galón. **Agrega el brócoli** y calabacín. Saltea. Cuando los vegetales estén brillantes, agrega las hierbas y sal. Cocina por unos minutos, luego agrega las papas. **Agrega** suficiente agua hasta 1/2 pulgada del borde, usualmente 12-14 tazas. Tápala. **Ponla a hervir**, luego deja que hierva lento por lo menos 30 minutos. **Enfríala** a temperatura manejable. **Haz puré** la sopa en una licuadora regular o una de mano diseñada para hacer puré las sopas en la olla. Haz la sopa muy suave. ¡Está lista para servir! Esta sopa es también excelente fría, así que métela en el refrigerador y sírvela al día siguiente.

Sopa Crema de Pizza

> Sin Colesterol (usando aceite)
> Sin Trigo/Gluten
> Sin Leche/Caseína
> Sin Huevo
> Adecuado hasta la Etapa IV

Una sopa que no usa tomates, no tiene queso ni pan – ¿se llama sopa de pizza? Sólo pruébala. Te va a encantar. Creada por nuestra hija, encontramos que los niños la piden una y otra vez.

- 1 C mantequilla o aceite de cártamo extraído a presión
- 1 puerro grande (opcional), picado
- 2 dientes de ajo, picados
- 7 papas rojas, y más para sopa más espesa, peladas y cortadas en cubos
- 1 C sal de mar
- 1 c albahaca seca
- 1 c orégano seco
- 1/8 c eneldo seco
- 8-10 t agua, y más al gusto

Calienta la mantequilla o aceite en una olla de 3 cuartos de galón. Cuando el aceite o mantequilla esté caliente, *agrega* el puerro y ajo. *Saltea* hasta que estén suaves. *Agrega* las papas. Continúa salteando por unos minutos. *Agrega* la sal y hierbas. *Agrega agua* hasta 1/2 pulgada del borde de la olla, aproximadamente 8-10 tazas. Tápala. *Ponla a hervir*, luego bájala a hervor lento por 20-30 minutos. Cuando las papas estén muy suaves, enfríala a temperatura manejable. *Haz puré* la sopa en una licuadora regular o una de mano diseñada para hacer puré las sopas. Asegúrate de molerla lo suficiente para obtener una consistencia suave. Tiene una consistencia buena y suave – no muy espesa, no muy líquida, y sabe como pizza cremosa. Para una sopa más espesa, usa más papas. ¡Sírvela caliente!

Crema de Espárragos

> *Sin Colesterol (usando aceite)*
> *Sin Trigo/Gluten*
> *Sin Leche/Caseína*
> *Sin Huevo*
> *Adecuado hasta la Etapa IV*

Los espárragos son un deleite cuando es temporada. Esta sopa aprovecha esas semanas inapreciables. Como las otras sopas cremosas, puedes servirla caliente o fría.

2 lbs. Espárragos

6 papas rojas grandes (más para sopa más espesa, menos para sopa menos espesa)

2 C mantequilla o 2 C aceite de cártamo extraído a presión para saltear

1 C albahaca seca

1/2 C mejorana seca

1/2 C tomillo seco

2 C sal de mar, o sal al gusto

12-14 t agua

Corta los extremos duros de los espárragos, luego *córtalos* en trozos de 1-2 pulgadas. *Pela y pica* las papas. *Calienta el aceite* o mantequilla en una olla de 6 cuartos de galón. Cuando la mantequilla esté derretida o el aceite caliente, *agrega* los espárragos y *saltéalos* hasta que estén brillantes. *Agrega* las hierbas y papas. Cubre la mezcla con suficiente agua hasta 1/2 pulgada del borde, usualmente 12-14 tazas. Tápala. *Ponla a hervir*, luego bájala a hervor lento hasta que las papas estén cocidas, usualmente 30 minutos. *Enfríala* a temperatura manejable. *Haz puré* la sopa en una licuadora regular o una de mano diseñada para hacer puré las sopas en la olla. Haz la sopa muy suave. ¡Está lista para servir! Esta sopa también es excelente fría, así que métela al refrigerador y sírvela al día siguiente.

Sopa Cremosa de Cosecha

> *Sin Colesterol*
> *Sin Trigo/Gluten*
> *Sin Leche/Caseína*
> *Sin Huevo*
> *Adecuado hasta la Etapa IV*

Una sopa agradable y suave para esos días lluviosos de otoño, hecha sólo con vegetales, agua y sal, pero muy buena. Esta sopa tiene un sabor suave muy agradable y un color anaranjado claro. La receta hace como 5 cuartos de galón. Si es para una cena individual, o para dos personas solamente, haz la mitad de la receta o congela lo demás.

4 papas rojas medianas, peladas y cortadas en cubos

4 colinabos medianos, pelados y cortados en cubos

4 chirivías medianas, peladas y picadas

4 nabos medianos, pelados y picados

6 zanahorias, peladas y picadas

4 ramas de apio, con las hojas, picadas

2 C sal de mar

10-14 t agua

mantequilla (opcional – use sólo si no está vigilando ingestión de lácteos

o colesterol

Combina todos los ingredientes en una olla de 6 cuartos de galón. Ponla a *hervir*, tápala, bájala a hervor lento por 2 horas. Cuando los vegetales estén cocidos completamente y suaves, *enfríala* a temperatura manejable. *Haz puré* la sopa en una licuadora regular a velocidad alta, o usa una de mano para hacer puré las sopa en la olla. Asegúrate de que la sopa esté bien molida. No debe quedar harinosa o granulosa. Si deseas, agrega pequeñas cantidades de mantequilla a la olla o a porciones individuales. Sírvela caliente.

Crema de Espinaca

> *Sin Colesterol (usando aceite)*
> *Sin Trigo/Gluten*
> *Sin Leche/Caseína*
> *Sin Huevo*
> *Adecuado hasta la Etapa IV*

Esta crema de espinaca es una alternativa sorprendente ligera y fresca a las cremas de espinaca tradicionales pesadas.

4 papas rojas o blancas, peladas y cortadas en cubos

1 puerro grande, picado

2 dientes de ajo grandes, picados

1 c albahaca seca o 1 C albahaca fresca picada

2 c sal de mar

4 t agua

10 oz. espinaca fresca, o si no la hay, 1 paquete de 10 oz. de espinaca congelada, picada

2 C mantequilla o aceite de cártamo extraído a presión

Pon las papas, puerro y ajo en una olla de 3 cuartos de galón con la albahaca, 1 c de sal y agua. Tápala; ponla a hervir, luego bájala a hervor lento. *Cocínala* por 20-30 minutos, o hasta que las papas estén suaves para hacerlas puré. Mientras las papas se cuecen, *lava* bien la espinaca, hoja por hoja, para que no le quede arena o tierra. *Pícala* muy fino. Si usas espinaca congelada, descongélala y quítale el agua. *Derrite* la mantequilla o calienta el aceite en un sartén. *Agrega* la espinaca. *Espolvoréala* con 1 cucharadita de sal. *Saltéala* hasta que la espinaca esté cocida pero de color verde vivo. *Retírala* del fuego y hazla a un lado. Cuando las papas estén cocidas, *enfríalas* a temperatura manejable. Luego *haz puré* la mezcla de las papas en una licuadora regular o una de mano que pueda moler comida en una olla. Agrega la mezcla de espinaca. Caliéntala y sírvela.

Crema Fresca de Pepino

> *Sin Colesterol*
> *Sin Trigo/Gluten*
> *Sin Leche/Caseína*
> *Sin Huevo*
> Adecuado hasta la Etapa IV

Los pepinos cocidos le dan a esta sopa un sabor fresco y diferente a muchas otras sopas de vegetales. Es perfecta para un día caluroso de verano.

7 pepinos grandes

2 C o más perifollo seco (perejil con aroma anisado) o 1 C perifollo seco y 1 C eneldo seco. Si no lo consigues, usa 2 C eneldo seco en vez de perifollo.

agua

6 papas rojas medianas (más para sopa más espesa, menos para sopa menos espesa)

2 C mantequilla (opcional)

sal de mar al gusto

Pela los pepinos. Asegúrate de que no estén amargos. Corta los pepinos en trozos grandes. *Ponlos en una olla* con el perifollo y/o eneldo y con una taza de agua más o menos, suficiente para que no se quemen. Cuece los pepinos *al vapor* hasta que estén muy suaves. Retíralos del calor; *déjalos enfriar.* Mientras se cuecen los pepinos, *pela y pica* las papas. Pon los trozos de papa en otra olla, con suficiente agua para cubrirlos. Ponlos a *hervir*. Baja el fuego a *hervor lento* hasta que las papas estén muy suaves. *Déjalas enfriar* hasta que puedas manejar la mezcla sin peligro. *Haz puré* los pepinos y las papas juntos, con el agua en que se cocieron. Agrega sal al gusto. Si lo deseas, agrega mantequilla. Sírvela caliente o fría.

Crema de Coliflor

> *Sin Colesterol (usando aceite)*
> *Sin Trigo/Gluten*
> *Sin Leche/Caseína*
> *Sin Huevo*
> *Adecuado hasta la Etapa IV*

Sólo para los amantes de la coliflor – esta sopa es deliciosa. Tiene la consistencia cremosa de las sopas de coliflor con queso, sin lo pesado.

- 5 C mantequilla o aceite de cártamo extraído a presión
- 1 cabeza de coliflor (mediana o grande)
- 2 C chile Cubanel u otro chile poco picante (opcional)
- 7 papas rojas, peladas y cortadas en cubos
- 1 C sal de mar, o sal al gusto
- 14 t agua, aproximadamente

En una olla de 6 cuartos de galón, *calienta* la mantequilla o el aceite. Mientras se calienta la mantequilla o el aceite, *pica la coliflor* en pedazos pequeños de no mas de 2 pulgadas de diámetro. Usa la parte blanca del tallo, pero no las hojas. *Agrega* la coliflor y el chile. *Saltea* la coliflor hasta que esté suave y comience a ponerse café dorado. *Agrega* las papas y la sal. *Agrega suficiente agua* hasta 1/2 pulgada del borde de la olla, aproximadamente 14 tazas. *Tápala*, ponla a hervir, bájala a hervor lento. Deja que *hierva lento* por 30 minutos hasta que puedas atravesar las papas fácilmente con un tenedor. *Enfríalas* a temperatura manejable. *Hazlas puré* en una licuadora regular o una de mano que pueda moler sopas en la olla. Asegúrate de no dejar grumos. Caliéntala bien y sírvela.

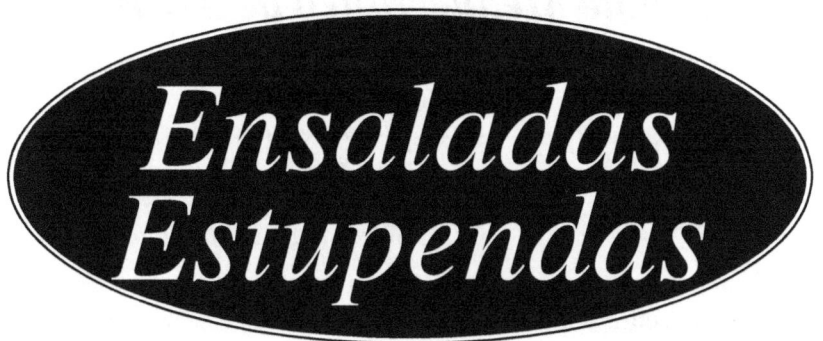

Ensaladas Estupendas

Las ensaladas se pueden servir en cualquier momento y son la comida perfecta para compartir. Aquí encontrarás recetas para ensaladas de arroz, ensaladas de papa y ensaladas de vegetales. Busca más aderezos para ensalada en **Aderezos y Salsas.**

Tabule Mediterráneo de Arroz

*Sin Colesterol
Sin Trigo/Gluten
Sin Leche/Caseína
Sin Huevo
Adecuado hasta la Etapa IV*

El tabule es una ensalada del medio oriente usualmente hecha con bulgur, un tipo de trigo seco triturado. El perejil, y mucho, es característico del Tabule. Usar arroz le da un a la ensalada un enfoque completamente diferente, ligero, sabroso y llenador. Es fácil de hacer y se debe preparar con anticipación. Este plato es especialmente bueno para llevar a una reunión. Asegúrate de dejar suficiente tiempo para enfriar el arroz cocido.

2-1/2 t arroz integral crudo

7 t agua

2 dientes de ajo

1/2 t jugo de limón recién exprimido (como 4 limones)

1/2 t aceite de cártamo extraído a presión

2 c sal

1 tomate grande o dos medianos

2 pepinos (opcional)

1-2 manojo(s) perejil fresco

Combina el arroz y el agua en una olla de 3 cuartos de galón. Ponla a hervir, luego bájala a hervor lento. *Cocínala* hasta que el arroz esté tierno. El arroz estará firme. Déjalo enfriar completamente. Hazlo a un lado. *Pela los ajos* y métalos al micro-ondas por 20 segundos en alto. *Pícalos* muy fino. *Agrega* el arroz. *Agrega* el jugo de limón, aceite de cártamo, y sal. *Mézclalo* bien. *Pica* el tomate y los pepinos en trozos pequeños. *Pica* el perejil muy fino. *Agrega* estos vegetales a la mezcla de arroz. Revuélvelo bien y enfríalo!

Ensalada Mediterránea de Arroz y Vegetales

> *Sin Colesterol*
> *Sin Trigo/Gluten*
> *Sin Leche/Caseína*
> *Sin Huevo*
> *Adecuado hasta la Etapa IV*

A esta ensalada no se le gana en sabor y color. Debes comenzarla temprano en el día, o la noche anterior. Esta ensalada es similar al **Tabule Mediterráneo de Arroz**, pero no lleva perejil y usa frijoles y otros vegetales. Hace como 4 cuartos de galón de ensalada, y es perfecta para llevar a reuniones.

4 dientes de ajo

7 t arroz integral cocido

1 t garbanzo seco, cocido según las instrucciones en **Principalmente Frijoles.**

1/2 t aceite de cártamo extraído a presión

1/2 t jugo de limón recién exprimido

1-1/2 c sal de mar

4 tomates, picados

1 pepino, pelado y picado

1 pimiento rojo, pelado y picado

Pela el ajo y mételo al micro-ondas por 20 segundos, luego pícalo. Combina todos los ingredientes en un tazón grande. Revuélvelos bien. Tápalo y refrigera por 2 horas o durante la noche.

Ensalada de Huevo

> Sin Leche/Caseína
> Sin Trigo/Gluten
> Adecuado hasta la Etapa III

A nuestros invitados les encanta esta ensalada de huevo. Tiene el sabor completo del huevo, sin la pesadez de mayonesa. Para una nueva variación, prueba usar un poco de **Humus** en lugar de un poco del aceite. Para una comida completa, sírvela con uno o más de las otras ensaladas en este capítulo, cualquiera de las sopas, y **Arroz Integral Básico**. O haz un sándwich con **Pan Integral Delicioso y Nutritivo**, o unta un poco de ensalada de huevo en una galleta de arroz y ponle tomate encima.

12 huevos grandes o extra grandes

1 C sal de mar

4 C aceite de cártamo extraído a presión, y más al gusto

agua, la necesaria para obtener la consistencia deseada

2-3 ramas de apio (opcional)

Hierve los huevos por 10-12 minutos, hasta que estén duros. *Enfríalos* en agua fría. Cuando los huevos estén lo suficientemente fríos como para manejarlos, *pélalos y hazlos puré*. Ponle la sal. Agrega el aceite. *Agrega una combinación* de más aceite y agua hasta que la ensalada tenga la consistencia deseada. Si usas apio, *pica* las ramas en pedazos pequeños. *Agrega* la mezcla de huevos y revuelve. Refrigérala hasta servir.

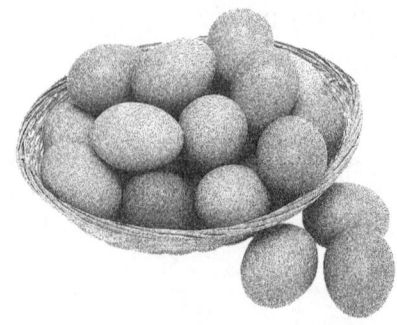

Ensalada de Huevo Condimentada

> *Sin Leche/Caseína*
> *Sin Trigo/Gluten*
> *Adecuado hasta la Etapa III*

Esta ensalada no tradicional es ligera y condimentada. Sírvela con otras ensaladas, como la **Ensalada de Papa y Albahaca**, una ensalada verde con **Aderezo Cremoso de Pepino para Ensalada**, un **Arroz Integral Básico** y cualquiera de nuestras sopas como comida completa para 6-8 personas.

   12 huevos grandes o extra grandes
   1 c sal de mar
   1/4 c polvo de curry
   1/4 c mostaza amarilla seca
   1/8 c pimienta
   1/2 c pimentón
   1/4 t cebollines picados
   4 C aceite de cártamo extraído a presión, y más al gusto
   agua, la necesaria para obtener la consistencia deseada
   2-3 ramas de apio (opcional)

Hierve los huevos por 10-12 minutos, hasta que estén duros. *Enfríalos* en agua fría. Cuando los huevos estén lo suficientemente fríos como para manejarlos, *pélalos y hazlos puré*. Ponle la sal, especias y cebollines. *Agrega* el aceite. Agrega una combinación de más aceite y agua hasta que la ensalada tenga la consistencia deseada. Si usas apio, *pica las ramas* en pedazos pequeños y agrégalos a la ensalada de huevo. Revuélvela. Refrigérala hasta servir.

Ensalada de Papa y Perejil

> *Sin Colesterol*
> *Sin Trigo/Gluten*
> *Sin Leche/Caseína*
> *Sin Huevo*
> *Adecuado hasta la Etapa IV*

Esta receta es para una ensalada de papa muy ligera y deliciosa, otra de las favoritas de nuestros invitados. Date suficiente tiempo para hervir las papas y enfriarlas completamente antes de armar la ensalada, luego arma la ensalada al menos unas horas antes de servir. Es un plato perfecto para preparar de antemano para el almuerzo o cena del día siguiente. Es también un platillo perfecto para llevar a reuniones.

8 papas rojas grandes

agua para hervir

agua para enfriar

1/4 t perejil fresco picado

2 C eneldo fresco picado (opcional)

1 c sal de mar

2 tomates grandes (opcional)

aproximadamente 6 c aceite de cártamo extraído a presión

Hierve las papas enteras. Cuando estén listas, *vacía* el agua en la que se cocieron. *Cúbrelas* con agua fría. *Refrigéralas* hasta que estén frías. Se pueden enfriar durante la noche. Saca las papas y *pélalas* deslizando la cáscara. Si es difícil deslizar las cáscaras, pélalas bajo agua caliente. *Corta* las papas en cubos o trozos tamaño bocado. Pon las papas en un tazón grande. *Agrega* el perejil y eneldo picados, y la sal. *Mezcla* bien. Para una apariencia diferente, pica los dos tomates y con cuidado intégralos. Agrega 1 c de aceite por cada taza aproximada de papas que tengas en el tazón. Mezcla bien. Es suficiente para cubrir ligeramente. Refrigera, tapada, hasta servirla.

Ensalada de Papa al Eneldo

Sin Colesterol
Sin Trigo/Gluten
Sin Leche/Caseína
Sin Huevo
Adecuado hasta la Etapa IV

Esta refrescante ensalada es otra favorita. Prepárala de antemano para permitir que el eneldo le dé sabor a las papas. Hace como 4 cuartos de galón de ensalada, suficiente para alimentar a mucha gente con apetito.

    8 papas rojas grandes

    agua para hervir

    agua para enfriar

    1/4 t eneldo fresco picado, o 2 c eneldo seco

    1 c sal de mar

    aproximadamente 6 c aceite de cártamo extraído a presión

Hierve las papas, enteras. Cuando estén listas, *vacía* el agua en la que se cocieron. *Cúbrelas* con agua fría. *Refrigéralas* hasta que estén frías. Se pueden enfriar durante la noche. Saca las papas y *pélalas* deslizando la cáscara. Si es difícil pelar las papas, ponlas bajo agua caliente. *Corta* las papas en cubos o trozos tamaño bocado.

Pon las papas en un tazón grande. *Agrega* el eneldo. *Mezcla* bien. *Espolvorea* la sal mientras revuelves. Agrega pequeñas cantidades de sal poco a poco hasta que toda la sal esté integrada. Si agregas toda la sal a la vez, se hará un grumo. *Mezcla* bien. *Agrega* 1 c de aceite por cada taza aproximada de papas que tengas en el tazón. *Mezcla bien.* Es suficiente para cubrir ligeramente. Refrigérala hasta la hora de servirla.

Ensalada de Espárrago y Papa

> Sin Colesterol
> Sin Trigo/Gluten
> Sin Leche/Caseína
> Sin Huevo
> Adecuado hasta la Etapa IV

Esta ensalada es una delicia durante la temporada de espárragos. A pesar de las instrucciones detalladas, esta ensalada es muy fácil para preparar. Asegúrate de disponer de suficiente tiempo para cocer las papas y que se enfríen completamente antes de armar la ensalada.

> 8 papas rojas grandes
>
> agua para cocinar
>
> agua para enfriar
>
> 1 lb espárragos frescos
>
> agua para cocer a vapor
>
> 12 cubos de hielo
>
> agua para enfriar
>
> 1 c sal de mar
>
> aproximadamente 6 c aceite de cártamo extraído a presión

Hierve las papas, enteras. Cuando estén listas, *vacía* el agua en la que se cocieron. *Cúbrelas* con agua fría. Mientras las papas se enfrían, justo antes de pelarlos, *blanquea los espárragos como sigue:* Primero, pica los espárragos en trozos de una pulgada, desechando los extremos duros. *Pon* los trozos en un sartén con cerca de 1/4 a 1/2 pulgada de agua. *Cocínalos* en la estufa o el micro-ondas hasta que los espárragos estén apenas tiernas, no sobre cocinadas. *Mientras los espárragos se cocinan,* pon agua fría y hielos en un tazón grande. Tan pronto los espárragos estén cocidos, *retíralos* del fuego; *vacía* el agua caliente.

Mete los espárragos en el agua con hielo y hazlos a un lado. Ahora *pela las papas* deslizando la cáscara. Si es difícil deslizar la cáscara, pélalas bajo agua caliente. *Corta las papas* en cubos o trozos tamaño bocado y ponlas en un tazón para servir de 4 cuartos de galón. *Agrega* los espárragos y la sal. *Mezcla* bien. *Agrega* 1 c de aceite por cada taza aproximada de papas que tengas en el tazón. *Mezcla bien.* Es suficiente aceite para cubrir ligeramente. Refrigérala hasta la hora de servirla.

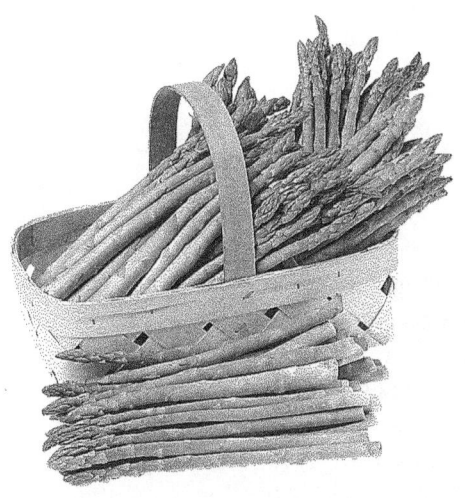

Ensalada Brillante y Vivaz de Vegetales y Papa

> Sin Colesterol
> Sin Trigo/Gluten
> Sin Leche/Caseína
> Sin Huevo
> Adecuado hasta la Etapa IV

Una ensalada básica de papa se convierte en una pieza de arte cuando es realzada por los hermosos colores y sabores de pimientos, tomates y otros vegetales frescos. Dispón de suficiente tiempo para cocer y enfriar completamente las papas antes de armar la ensalada. Este hermoso platillo para reuniones es mejor cuando se hace por adelantado.

    8 papas rojas grandes

    agua para cocinar y para enfriar

    1/4 t perejil fresco picado

    1 c sal de mar

    1 pimiento rojo firme

    1 pimiento verde firme

    1 pepino (opcional), pelado y picado en trozos tamaño bocado

    aproximadamente 6 c aceite de cártamo extraído a presión

Hierve las papas, enteras. Cuando estén listas, vacía el agua en la que se cocieron. **Cúbrelas** con agua fría. **Refrigéralas** hasta que estén frías. Se pueden enfriar durante la noche. **Pela** las papas deslizando la cáscara. Si es difícil deslizar las cáscaras, pélalas bajo agua caliente. **Corta** las papas en cubos o trozos tamaño bocado y ponlas en un tazón de cuatro cuartos de galón para servir. **Agrega** el perejil picado y el eneldo. **Mezcla bien**. Quítales las semillas a los pimientos y córtalos en trozos tamaño bocado. Agrégalos a la ensalada. Agrega los pepinos. **Agrega** 1 c de aceite por cada taza aproximada de vegetales que tengas en el tazón. **Mezcla** bien. **Refrigérala** hasta la hora de servirla.

Ensalada de Papa con Tomate y Albahaca

> *Sin Colesterol*
> *Sin Trigo/Gluten*
> *Sin Leche/Caseína*
> *Sin Huevo*
> *Adecuado hasta la Etapa IV*

Esta es una ensalada de verano por excelencia, cuando los tomates y la albahaca fresca están en su mejor momento. Prepara esta ensalada varias horas antes de servir para permitir que el fresco sabor de la albahaca le dé gusto a las papas. Es un platillo perfecto para reuniones. Hace como 4 cuartos de galón de ensalada

    8 papas rojas grandes

    agua para hervir

    agua para enfriar

    2 C albahaca fresca picada, o 1 c albahaca seca, y más al gusto

    1 c sal de mar

    1 tomate fresco grande o 2 pequeños, picados

    aproximadamente 6 c aceite de cártamo extraído a presión

Hierve las papas, enteras. Cuando estén listas, *vacía* el agua en la que se cocieron. Cúbrelas con agua fría. *Refrigéralas* hasta que estén frías. Se pueden enfriar durante la noche. *Pela las papas* deslizando la cáscara. Si es difícil pelarlas, pélalas bajo agua caliente. *Corta las papas* en cubos o trozos tamaño bocado. *Agrega la albahaca* y la sal. Si te gusta mucho la albahaca, agrega más. *Mezcla bien. Agrega* los tomates *con cuidado* para no aplastarlos. *Agrega* 1 c de aceite por cada taza aproximada de papas que tengas en el tazón. Mezcla bien. Es suficiente para cubrir ligeramente. Refrigérala hasta la hora de servirla.

Ensalada de Pasta

> *Sin Colesterol*
> *Sin Trigo/Gluten*
> *Sin Leche/Caseína*
> *Sin Huevo*
> *Adecuado hasta la Etapa IV*

Una ensalada de pasta es un gran complemento para cualquier almuerzo de verano. Dispón de unas cuantas horas para enfriar la ensalada antes de servirla, para permitir que destaque el sabor completo de las hierbas. Hace como 4 cuartos de galón de ensalada, suficiente para alimentar a una familia con apetito y sus invitados. Si tienes menos bocas que alimentar, reduce la receta a la mitad.

2 paquetes (20 oz.) espagueti, fideos o tallarines de arroz marca Pastariso, o si toleras gluten, 20 oz. espagueti, fideos o tallarines de trigo Integral

una pequeña cantidad de aceite de cártamo extraído a presión

1 c sal de mar

2 C albahaca fresca

1 c albahaca seca

1 c orégano seco

4 tomates medianos

1/2 t aceite de cártamo extraído a presión

Opcional: vegetales frescos crudos, como ejotes, brócoli, calabacín

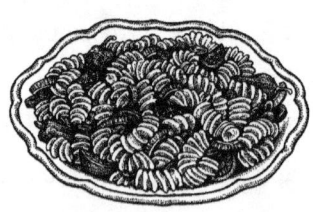

Cocina la pasta según las instrucciones del paquete. ***Escúrrela, luego*** ponla en un tazón para servir de 4 cuartos de galón y ***mézclala*** con una pequeña cantidad de aceite para evitar que se pegue. ***Refrigérala***. Cuando la pasta esté fría, ***agrega*** el resto del aceite. ***Revuélvelo. Pica*** la albahaca fresca y agrégala a la ensalada, junto con la albahaca seca, el orégano y la sal. ***Mézclala. Pica*** los tomates y los demás vegetales en trozos pequeños. Mézclalos bien con la pasta. Enfríala bien antes de servir.

Ensalada Verde y Roja Simplemente Para Chuparse los Dedos

> *Sin Colesterol*
> *Sin Trigo/Gluten*
> *Sin Leche/Caseína*
> *Sin Huevo*
> *Adecuado hasta la Etapa IV*

Unos cuantos simples ingredientes hacen especial a esta tentadora ensalada.

Llévala a una reunión, o sírvela con tu propio almuerzo.

Prepara esta ensalada varias horas antes de servir.

12 cubos de hielo

Agua

1 lb ejotes frescos

agua para vaporizar

1 pimiento rojo

1/4 t jugo de limón recién exprimido

1/4 c sal de mar (opcional)

Prepara un tazón grande de agua helada usando cuando menos una docena de cubos de hielo y agua fría. Hazla a un lado. *Corta los extremos* de los ejotes, pero déjalos largos. Hierve una pequeña cantidad de agua en una olla y agrega los ejotes. *Cuécelos al vapor* hasta que estén tiernos, pero apenas cocidos. *Retira* la olla del fuego. *Inmediatamente escúrreles* el agua caliente, luego vacía los ejotes en el tazón con agua helada. Mientras los ejotes se enfrían, *rebana* el pimiento rojo en tiras muy delgadas. Hazlo a un lado. Cuando los ejotes estén fríos, escúrrelos. *Mezcla* los ejotes, pimiento, jugo de limón y sal (opcional). Ponla en un tazón de servir, tápala, y refrigérala por varias horas o durante la noche.

Ensalada de Col

> Sin Colesterol
> Sin Trigo/Gluten
> Sin Leche/Caseína
> Sin Huevo
> Adecuado hasta la Etapa IV

Una ensalada de col fresca y crujiente con mucho sabor hace fantástico un día de campo. Debes hacer esta ensalada con anticipación para que los sabores se mezclen.

   6 t col verde o Napa (china) rallada o picada

   3/4 t zanahoria rallada

   2 c semilla de apio

   1 c sal de mar

   1/4 t jugo de limón recién exprimido

Para ensalada de col suave: pon la col rallada en un tazón grande para micro-ondas, tápalo con envoltura plástica y métalo al micro-ondas en alto por 30-60 segundos.

Para ensalada de col crujiente: usa col rallada cruda. ***Continúa para ambas ensaladas de col:*** Mezcla la col, zanahorias, jugo de limón y condimento todo junto. Refrigera por varias horas o durante la noche. Sírvela fría. Hace como 4 tazas de ensalada.

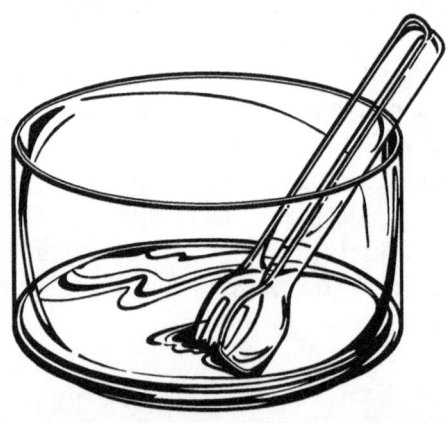

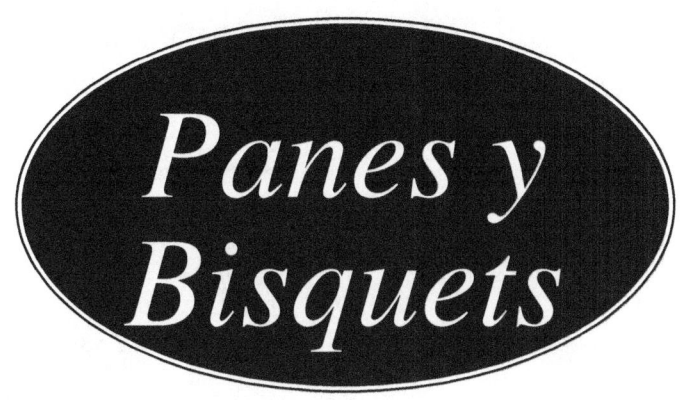

Panes y Bisquets

El pan ha sido llamado el elemento básico de la vida. Aun en una dieta sin levadura, puedes disfrutar:

- ~ *Panes*
- ~ *Bísquets*
- ~ *Pancakes*
- ~ *Panecitos*

Pan de Trigo Integral Delicioso y Nutritivo

> *Sin Colesterol*
> *Sin Leche/Caseína*
> *Sin Huevo*
> *Adecuado hasta la Etapa II*

Este pan que es como pastel, es un favorito de quien lo prueba – hasta los niños, quienes piensan que es pastel. Este pan se desmorona, así que ten cuidado al hacer sándwiches. Esta receta hace 2 barras. Duplica la receta para más pan. Congela lo que sobre para tener pan para después.

aceite de cártamo extraído a presión para engrasar los moldes

harina de trigo integral para enharinar los moldes

1-1/2 t avena tradicional

2-1/2 t agua

1/2 t aceite de cártamo extraído a presión

1/2 t miel de trébol sin procesar

3 t harina de trigo integral o harina pastelera de trigo integral para comenzar

3 c polvo de hornear

1/4 c bicarbonato de sodio

1 c sal de mar

1-7 t adicionales de harina de trigo integral o harina pastelera de trigo integral

1 huevo, batido, para la tarta (opcional)

aceite de cártamo extraído a presión adicional para la tarta

1.	Pre-calienta el horno a 350°F

2.	Si usas moldes para barra de pan, engrásalas y enharínalas bien. Si usas charolas para galletas, enharínalas. Hazlas a un lado.

3.	En un tazón muy grande, mezcla la avena, agua, aceite de cártamo, y miel. Deja que la mezcla repose por unos minutos. Mientras la mezcla de ingredientes líquidos reposa, combina los ingredientes secos en otro tazón (3 t harina, polvo de hornear, bicarbonato de sodio y sal). Mézclalos bien. Cuando la avena esté suave, agrega los ingredientes secos a los líquidos. Revuelve bien con una cuchara de madera.

4.	Agrega una taza de harina adicional a la vez, suficiente para hacer la masa fácil de manejar para mezclarla. Estás listo(a) para amasarla cuando la masa está muy pesada y se separa de los lados del tazón mientras la mezclas. La masa debe tener la consistencia de barro espeso, pero un poco pegajosa. Tus manos se van a volver pegajosas al amasar la masa, pero simplemente ¡disfruta la ocasión!

5.	Vacía como 1 taza de harina en la superficie donde vayas a amasar la masa. Espárcela un poco. Vacía la masa sobre la harina. Amásala por 15-20 vueltas, agregando harina como vaya siendo necesario, la masa está algo elástica, pero un poco pegajosa todavía. Usa esta harina extra para quitar también la masa pegajosa de tus manos. Cuando termines de amasarla, debe de ser una bola rígida pero elástica, y ligeramente pegajosa al tacto. No va a ser tan elástica como pan de levadura, y será mucho más pesado.

6.	Divide la bola en dos partes y dales forma redonda. Colócalas en la charola de hornear enharinada, o en dos moldes para pan bien engrasados y enharinados. Si los pones en moldes para pan, aplana con cuidado la parte alta con las palmas de tus manos. Úntales huevo batido con una brocha para una corteza brillante o úntales una capa ligera de aceite de cártamo para una corteza más suave.

7.	Hornéalos inmediatamente a 350°F por unos 50 minutos, hasta que insertes un palillo o cuchillo en el centro y salga seco. Retíralos de los moldes y déjalos enfriar. Mantén el pan en el refrigerador, y si es posible, calienta cada rebanada antes de servir. El pan sabe mejor caliente, con mantequilla fresca y miel.

Pan de Trigo Integral Delicioso y Nutritivo – Con Leche

> *Sin Colesterol*
> *Sin Huevo*
> *Adecuado hasta la Etapa II*

Esta variante del ***Pan de Trigo Integral Delicioso y Nutritivo*** está hecho con leche para una consistencia más suave.

   aceite de cártamo extraído a presión para engrasar los moldes
   harina de trigo integral extra para enharinar los moldes
   1-1/2 t avena tradicional
   2 t leche descremada
   1/3 t miel de trébol sin procesar
   1/3 t aceite de cártamo extraído a presión
   3 t harina de trigo integral para comenzar
   3 c polvo de hornear
   1/4 c bicarbonato de sodio
   1 c sal de mar
   1-7 t adicionales de harina de trigo integral
   1 huevo, batido para la corteza (opcional)
   aceite de cártamo extraído a presión adicional para la corteza

1. Pre-calienta el horno a 350°F

2. Si usas moldes para barra de pan, engrásalas y enharínalas bien. Si usas charolas para galletas, enharínalas. Hazlas a un lado.

3.	En un tazón muy grande, mezcla la avena, leche, miel y aceite de cártamo. Deja que la mezcla repose por unos minutos. Mientras la mezcla de ingredientes líquidos reposa, combina los ingredientes secos en otro tazón (3 t harina, polvo de hornear, bicarbonato de sodio y sal). Mézclalos bien. Cuando la avena esté suave, agrega los ingredientes secos a los líquidos. Revuelve bien con una cuchara de madera.

4.	Agrega una taza de harina adicional a la vez, suficiente para hacer la masa fácil de manejar para mezclarla. Estás listo(a) para amasarla cuando la masa está muy pesada y se separa de los lados del tazón mientras la mezclas. La masa debe tener la consistencia de barro espeso, pero un poco pegajosa. Tus manos se van a volver pegajosas al amasar la masa, pero simplemente ¡disfruta la ocasión!

5.	Vacía como 1 taza de harina en la superficie donde vayas a amasar la masa. Espárcela un poco. Vacía la masa sobre la harina. Amásala por 15-20 vueltas, agregando harina como vaya siendo necesario, la masa está algo elástica, pero un poco pegajosa todavía. Usa esta harina extra para quitar también la masa pegajosa de tus manos. Cuando termines de amasarla, debe de ser una bola rígida pero elástica, y ligeramente pegajosa al tacto. No va a ser tan elástica como pan de levadura, y será mucho más pesado.

6.	Divide la bola en dos partes y dales forma redonda. Colócalas en la charola de hornear enharinada, o en dos moldes para pan bien engrasados y enharinados. Si los pones en moldes para pan, aplana con cuidado la parte alta con las palmas de tus manos. Úntales huevo batido con una brocha para una corteza brillante o úntales una capa ligera de aceite de cártamo para una corteza más suave.

7.	Hornéalos inmediatamente a 350°F por unos 50 minutos, hasta que insertes un palillo o cuchillo en el centro y salga seco. Retíralos de los moldes y déjalos enfriar. Mantén el pan en el refrigerador, y si es posible, calienta cada rebanada antes de servir. El pan sabe mejor caliente, con mantequilla fresca y miel.

Pan de Trigo Integral Crujiente y Nutritivo – sin Levadura

> *Sin Leche/Caseína (con mantequilla)*
> *Sin Huevo*
> *Adecuado hasta la Etapa II*

Esta variante crujiente y substanciosa del ***Pan de Trigo Integral Delicioso y Nutritivo*** es un pan perfecto para el té, bastante bueno como postre, servido con miel o fruta.

    aceite de cártamo extraído a presión para engrasar los moldes
    harina de trigo integral extra para enharinar los moldes
1-1/2 t avena tradicional
2-1/2 t agua
1/3 t miel de trébol sin procesar
1/4 t aceite de cártamo extraído a presión
1/4 t mantequilla derretida (no margarina)
1/2 t miel de trébol sin procesar
1/2 t "Wheatena" u otro cereal de trigo integral
3 t harina de trigo integral para comenzar
3 c polvo de hornear
1/4 c bicarbonato de sodio
1 c sal de mar
1-7 t adicionales de harina de trigo integral
1 huevo, batido (opcional)
    aceite de cártamo extraído a presión adicional para la corteza

1. Pre-calienta el horno a 350°F

2. Si usas moldes para barra de pan, engrásalas y enharínalas bien. Si usas charolas para galletas, enharínalas. Hazlas a un lado.

3. En un tazón muy grande, mezcla la avena, Wheatena, agua, aceite de cártamo, mantequilla derretida y miel. Deja que la mezcla repose por unos minutos. Mientras la mezcla de ingredientes líquidos reposa, combina los ingredientes secos en otro tazón (3 t harina, polvo de hornear, bicarbonato de sodio y sal). Mézclalos bien. Cuando la avena esté suave, agrega los ingredientes secos. Revuelve bien con una cuchara de madera.

4. Agrega una taza de harina a la vez, suficiente para hacer la masa fácil de manejar para mezclarla. Estás listo(a) para amasarla cuando la masa está muy pesada y se separa de los lados del tazón mientras la mezclas. La masa debe tener la consistencia de barro espeso, pero un poco pegajosa. Tus manos se van a volver pegajosas al amasar la masa, pero simplemente ¡disfruta la ocasión!

5. Vacía como 1 taza de harina en la superficie donde vayas a amasar la masa. Espárcela un poco. Vacía la masa sobre la harina. Amásala por 15-20 vueltas, agregando harina como vaya siendo necesario, hasta que la masa esté algo elástica, pero todavía un poco pegajosa. Usa esta harina extra para quitar también la masa pegajosa de tus manos. Cuando termines de amasarla, debe de ser una bola rígida pero elástica, y ligeramente pegajosa al tacto. No va a ser tan elástica como pan de levadura, y será mucho más pesado.

6. Divide la bola en dos partes y dales forma redonda. Colócalas en la charola de hornear enharinada, o en dos moldes para pan bien engrasados y enharinados. Si los pones en moldes para pan, aplana con cuidado la parte alta con las palmas de tus manos. Úntales huevo batido con una brocha para una corteza brillante o úntales una capa ligera de aceite de cártamo para una corteza más suave.

7. Hornéalos inmediatamente a 350°F por unos 50 minutos, hasta que insertes un palillo o cuchillo en el centro y salga seco. Retíralos de los moldes y déjalos enfriar. Mantén el pan en el refrigerador, y si es posible, calienta cada rebanada antes de servir. El pan sabe mejor caliente, con mantequilla fresca y miel.

Jalá

> *Sin Leche/Caseína*
> *Adecuado hasta la Etapa II*

Jalá es el pan de huevo tradicional judío que se come el sábado y días festivos. El jalá es generalmente trenzado, pero en días festivos especiales, en su lugar, al pan se le da la forma de una corona.

    1-1/2 t avena tradicional

    2-1/2 t agua

    1/2 t aceite de cártamo extraído a presión

    1/2 t miel de trébol sin procesar

    2 huevos grandes o 3 medianos

    4 t harina de trigo integral o harina pastelera de trigo integral

    1 huevo, batido (opcional)

    aceite de cártamo extraído a presión adicional para la corteza

1. Pre-calienta el horno a 350°F

2. Enharina ligeramente una charola para galletas. Hazlas a un lado.

3. En un tazón muy grande, mezcla la avena, agua, aceite de cártamo, huevos y miel. Deja que la mezcla repose por unos minutos para que se suavice la avena. Mientras la mezcla reposa, combina los ingredientes secos en otro tazón pequeño (4 t harina, polvo de hornear, bicarbonato de sodio y sal). Mézclalos bien. Cuando la avena esté suave, agrega los ingredientes secos a los líquidos. Revuelve bien con una cuchara de madera.

4. Agrega una taza de harina de trigo integral adicional a la vez, mezclando bien después de cada adición, hasta que la masa tenga la consistencia de barro mojado pesado. La masa debe separarse de los lados del tazón mientras la mezclas. Ahora estás listo(a) para amasar.

5. Vacía 1 taza de harina en la superficie donde vayas a amasar el pan. Vacía la masa. Amásala por unos minutos hasta que la masa esté algo elástica pero todavía un poco pegajosa. Si se necesita, agrega harina extra al jalá. Amasa por unas 15-20 vueltas.

6. Para darle forma al jalá, haz trenzas o una corona. Para hacer trenzas de jalá: divide en 6 partes más o menos iguales. Amasa cada parte por separado; déjalas reposar por unos minutos. Ruédalas hasta hacer una cuerda larga con cada una, como de 1-2 pulgadas de diámetro. Toma tres cuerdas. Ponlas una al lado de otra. Presiona los extremos juntos. Con cuidado trénzalas hasta el final de las cuerdas, luego junta los extremos. Presiona ambos lados debajo de los panes. Para un jalá en forma de corona: divide la masa en dos partes iguales. Rueda cada parte como una cuerda larga, gruesa. Enrolla cada cuerda de masa alrededor de sí misma hasta que se vea como una corona, con un nudo encima. Esconde el extremo debajo del pan.

7. Pon los panes en la charola enharinada. Si deseas, unta la parte de arriba con huevo batido para una corteza crujiente. Para una corteza más suave, úntalas con una capa delgada de aceite de cártamo. Hornéalos inmediatamente a 350°F por 30-60 minutos, hasta que insertes un palillo o cuchillo en el centro y salga seco. Retíralos de las charolas y déjalos enfriar.

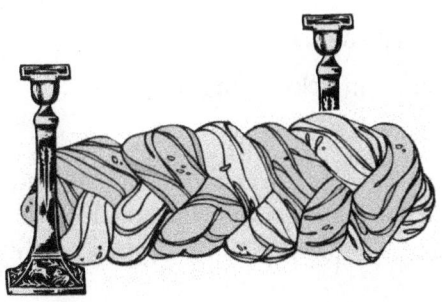

Pan para Pizza

> *Sin Leche/Caseína (con mantequilla)*
> *Sin Huevo*
> *Adecuado hasta la Etapa II*

¿Tienes antojo de pizza? ¡Este es el pan para ti! Las especias le dan al pan el toque más ligero de sabor a pizza, pero son bastante suaves para comer con otros alimentos. Si quieres un sabor robusto, usa una y media a dos tantos de las cantidades de albahaca y orégano. Para una comida extra especial, sírvela con **Sopa de Tomate Espesa con Trozos.**

    1-3/4 t jugo o puré de tomate fresco

    3-1/4 t agua

    4 C mantequilla, derretida

    2 dientes de ajo, picados

    3/4 t aceite de cártamo extraído a presión

    1/2 t miel de trébol sin procesar

    8 t harina de trigo integral + harina para amasar

    2 C polvo de hornear

    2 c albahaca seca

    2 c orégano seco

    2 c sal de mar

    1/2 c bicarbonato de sodio

    1 huevo, batido y mezclado con agua para lavado de huevo (opcional)

Pre-calienta el horno a 350°F. **Enharina** 2 charolas para galletas. **Saltea** el ajo en la mantequilla derretida y hazlo a un lado. En un tazón grande para hacer pan, **mezcla** juntos el jugo de tomate, agua y ajo salteado. Agrega el aceite y la miel; mezcla bien. *En otro tazón, mezcla* los ingredientes secos (harina, polvo de hornear, hierbas, sal y bicarbonato). Gradualmente agrega la mezcla seca a la mezcla líquida.

La masa va a estar pegajosa y muy pastosa. *Vacía la masa* sobre una tabla o superficie plana bien enharinada. Sepárala en cuatro partes. *Amasa* cada parte unas 10-15 veces, agregando suficiente harina a la masa para que sea manejable y no muy pegajosa, pero no seca. *Dales forma* de panes redondos. Para una corteza brillante, úntales baño de huevo. Hornéalos a 350°F por unos 50 minutos, o hasta que insertes un palillo o cuchillo en el centro y salga seco.

Granola Crujiente

Sin Colesterol
Sin Leche/Caseína
Sin Huevo
Adecuado hasta la Etapa II

Fabulosa para el desayuno y como bocadillo. Se puede congelar.

5-1/2 t avena seca, o combinación de hojuelas de granos, como avena, trigo, cebada, excepto centeno

2 t germen de trigo crudo

3/4 t aceite de cártamo extraído a presión

3/4 t miel de trébol (sin procesar)

Pre-calienta el horno a 325°F. *Mezcla* bien todos los ingredientes en un tazón grande. Ponla en un molde refractario Pyrex. *Hornea* por unos 35 minutos, volteando la mezcla cada 10 minutos mientras se hornea.

Después de sacar la granola del horno, asegúrate de voltearla y rasparla mientras se enfría para que se separe o te va a quedar una mezcla como cemento al fondo del Pyrex. Pon papel encerado al fondo de un tazón y vacía la granola tibia en ese tazón. Cómela cuando esté fría.

Bísquets Ligeros de Trigo Integral

Sin Huevo
Adecuado hasta la Etapa II

1/2 t mantequilla a temperatura ambiente
2 t harina pastelera de trigo integral para comenzar
1 C polvo de hornear
1 c sal de mar
4 C leche descremada en polvo no instantánea más 1 t agua
~ o 1 t leche descremada
harina pastelera de trigo integral adicional para amasar

Pre-calienta el horno a 350°F. **Mezcla** juntos la harina, polvo de hornear y sal. Si usas leche descremada en polvo no instantánea, intégrala a la mezcla de harina. **Corta** la mantequilla en la harina con una mezcladora de pastelería o con cuchillos, hasta que sea del tamaño de granos de arena. **Agrega** la leche, o, si usas leche descremada en polvo no instantánea, agrégale el agua. **Mezcla** bien. Vacía la masa sobre una superficie plana enharinada. **Amásala** con harina de trigo integral adicional unos 2 minutos, agregándole harina a la masa para hacer la masa muy elástica. Extiéndela con un rodillo a un espesor de 1/2 pulgada. **Corta** los bísquets con un molde para bísquets enharinado o un vaso de vidrio enharinado para darles forma redonda o con moldes de galletas enharinados para darles formas divertidas. Ponlos en una charola anti-adherente para galletas o una charola para galletas regular ligeramente engrasada. **Hornéalos** a 350°F por unos 12 minutos, o hasta que los bísquets se levanten y se comiencen a dorar. Hace como 2 docenas, dependiendo del tamaño de los bísquets.

Bísquets de Trigo Integral sin Leche

> Sin Leche/Caseína (con mantequilla)
> Sin Huevo
> Adecuado hasta la Etapa II

Estos bísquets son más substanciosos que los **Bísquets Ligeros de Trigo Integral**, pero saben deliciosos aun.

　　1/2 t mantequilla

　　2 t harina pastelera de trigo integral

　　1 C polvo de hornear

　　1 c sal de mar

　　harina pastelera de trigo integral adicional para amasar

　　1 t harina

Pre-calienta el horno a 350°F. **Mezcla** la harina, polvo de hornear y sal. **Corta** la mantequilla en la harina con una mezcladora de pastelería o con cuchillos, hasta que la mezcla y la mantequilla parezcan granos de arena grandes. Agrega el agua. **Mezcla** bien. **Amásala** con harina de trigo integral adicional por unos 2 minutos, hasta que la masa esté muy elástica. **Extiéndela** con un rodillo a un espesor de 1/2 pulgada. **Corta** los bísquets con un vaso de vidrio enharinado o un molde para bísquets enharinado para darles forma redonda o con moldes de galletas enharinados para darles formas divertidas. Ponlos en una charola anti-adherente para galletas. **Hornéalos** a 350°F por unos 12 minutos, o hasta que los bísquets se levanten y se comiencen a dorar. Hace como 2 docenas, dependiendo del tamaño de los bísquets.

Pancakes Ligeros y Esponjosos y Variaciones

> *Sin Leche/Caseína (la Variante para Pancakes #5 sin Lácteos)*
> *Adecuado hasta la Etapa II*

Esta receta se convierte en una favorita de quienes la prueban.

Usualmente pensamos que la mañana del domingo es el momento para estos pasteles simples y dulces, pero son también excelentes para la cena. Son tan dulces que no necesitarán miel encima. Me gusta duplicar o triplicar la receta y congelar los Pancakes, luego re-calentar unos cuantos como bocadillos.

  1 t harina pastelera de trigo entero

  1 C polvo de hornear

  1 t leche descremada

  ~ o ~ 4 C leche descremada no instantánea en polvo más 1 t agua máximo

  1 huevo

  3 C aceite de cártamo extraído a presión

  2 C miel de trébol sin procesar

Mezcla la harina, polvo de hornear, y leche descremada no instantánea (si la estás usando). Haz un hueco en el centro. *Pon* el huevo, aceite y miel en el hueco. Si usas leche regular, agrega la leche. Si usas leche en polvo, agrega 1/2 t de agua. Mezcla todo junto. Si la mezcla está muy espesa, agrega más agua poco a poco hasta que tenga la consistencia que deseas. *Calienta* un sartén eléctrico a 325°F, o un sartén regular hasta que una gota de agua baile sobre la superficie. Cuando el sartén esté listo, *vierte* pequeñas cantidades de la mezcla en el sartén sin engrasar para formar pancakes de unas 3 pulgadas de diámetro. *Cuécelos* hasta que estén dorados por un lado, luego voltéalos. Para congelar: primero deja enfriar los pancakes, luego ponlos en recipientes para congelar. ¡Disfrútalos!

Variación 1: Pancakes con Bayas

Agrega 2 t de arándanos o moras frescas a la mezcla antes de cocer los pancakes

Variación 2: Pancakes con Manzana

Agrega 2 t de manzana fresca, pelada y picada, a la mezcla antes de cocer los pancakes

Variación 3: Pancakes con Espelta

Substituye la Harina Integral por Harina de Espelta, para menos gluten y más sabor.

Variación 4: Pancakes de Harina Integral de Trigo Triturado

Substituye la harina pastelera de trigo integral por harina de trigo integral triturado.

Los pancakes serán más granulosos y tendrán más sabor, pero serán aun ligeros y esponjosos.

Variación 5: Pancakes sin Lácteos

En lugar de leche usa 1/2 t de agua. Los pancakes sabrán igual de ricos, pero serán menos esponjosos.

Panecitos de Salvado y Miel

> Sin Leche/Caseína
> Adecuado hasta la Etapa II

Estos panecitos para toda ocasión se pueden servir en cualquier momento.

> 1 t salvado
> 1-1/2 t agua
> 1 huevo
> 1/2 t miel de trébol sin procesar
> 1/3 t aceite de cártamo extraído a presión
> 1-1/2 t harina de trigo integral
> 2 c polvo de hornear
> 1/2 c canela (opcional)
> 1/2 c bicarbonato de sodio
> 1/2 c sal de mar

Pre-calienta el horno a 400°F. **Mezcla** el salvado, agua, huevo, miel y aceite en un tazón pequeño. Deja reposar cuando menos 5 minutos, hasta que el salvado esté suave. Mientras tanto, **mezcla** juntos los ingredientes secos en un tazón grande. **Agrega** los ingredientes líquidos, mezclando lo menos posible. **Viértelos** en moldes para panecitos. **Hornea** a 400°F hasta que un metas un palillo y salga seco, como 20 minutos. Hace como 18 panecitos de tamaño regular.

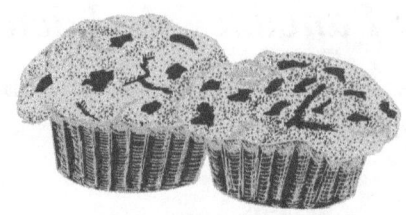

Principalmente Frijoles

Los frijoles son un alimento básico de la dieta combinada sin levadura, Sin Trigo/Gluten, Sin Leche/Caseína. Al ir progresando por las etapas de la dieta, vas a ir incorporando más frijoles en los alimentos familiares. Este capítulo te dice cómo cocinar frijoles deliciosos. ¡Asegúrate de ver en otros lugares de este libro para encontrar recetas adicionales que usan frijoles! Aquí, nosotros

> *~ explicamos cómo comprar y cocinar frijoles*

> *~ proporcionamos muchas recetas de frijoles fáciles y buenísimas*

Aspectos Básicos de los Frijoles

Los frijoles son un alimento básico en una dieta sin levadura. Los frijoles son ricos en fibra y nutrientes, incluyendo calcio, y bajos en grasa. No contienen colesterol, gluten, levadura u otras substancias ofensivas.

Diferentes frijoles tienen texturas y sabores diferentes. Una vez cocidos, los frijoles "tortuga" negros son firmes y suaves; las habichuelas son ligeras y blandas; las alubias tienen sabor muy leve y casi dulce. Hay distintas variedades de frijoles además de los antes mencionados, incluyendo frijol rojo pequeño, garbanzo, lima, Great Northern, guisantes de ojo negro, guisantes y lentejas, así como frijoles aún más exóticos que puedes encontrar en tiendas especializadas y de comida saludable.

Planear un menú puede ser tan simple como decidir qué tipo de frijol vas a servir al día siguiente (lo llamamos "el frijol del día"), poner algunos de esos frijoles en una olla de cocimiento lento la noche anterior, escurrirlos, enjuagarlos y cocinarlos según una receta aceptable antes de la cena. Los frijoles son además un bocadillo fabuloso – saca unos de la olla de cocimiento lento, enjuágalos (si deseas), y ponles un poco de sal, aceite y tomates.

Mucha gente evita los frijoles debido a gas digestivo. Cuando se cocinan por mucho tiempo, como recomendamos, el gas disminuye. Además, encontrarás que al tener frijoles como parte constante de tu dieta, vas a experimentar mucho menos gas. El método de cocimiento lento descrito abajo ayuda a maximizar sabor y minimizar gas.

Comprar frijoles

Cuando sea posible, compra frijoles secos en lugar de enlatados, recordando la simple regla: si tú no preparas la comida, no sabrás lo qué tiene. Los frijoles mohosos son muy comunes. Los frijoles enlatados contienen potencialmente frijoles que estaban enmohecidos cuando los enlataron, lo que esparce el moho a toda la lata. Los frijoles secos se pueden revisar para eliminar los que están malos.

Es mejor comprar los frijoles a granel en cooperativas o tiendas de alimentos saludables o en supermercados con una rotación de productos alta. Si es necesario, puedes comprar frijoles empacados en el supermercado, pero trata de verificar qué tan rápido se rotan esos productos en la tienda.

Cocinar frijoles

Para una familia de cuatro, mide de 2-1/2 a 3 tazas de cualquier tipo de frijol que estés usando. Revisa los frijoles por descoloración. Tira los frijoles que se vean notablemente diferentes de los otros en color, forma o textura, o que tengan áreas obscuras (mohosas). También quita tierra o piedras. Enjuaga los frijoles.

Recomendamos dos métodos básicos para cocinar frijoles para usar en platillos con frijoles principalmente, como los de este capítulo. Encontrarás otras recetas deliciosas para usar frijoles en sopas, salsas y otras comidas en este libro de cocina.

El método de olla de cocimiento lento y el método de remojo rápido son los dos mejores métodos para cocinar frijoles. No usamos el método convencional de remojo lento durante la noche porque aumenta la probabilidad de fermentación. El método de olla de cocimiento lento tiene ventajas porque lleva el menor tiempo de preparación e implica menos derrames. El cocimiento lento también minimiza el gas de los frijoles.

Olla de Cocimiento Lento

Este método funciona para los frijoles más duros, como habichuela, negro, rojo pequeño y garbanzo. No lo uses para alubias o lentejas – se desbaratan y te queda papilla. Coloca los frijoles en la parte para cocinar de una olla de cocimiento lento. Cubre los frijoles con más o menos 3-4 tantos de agua. Tápalos. Cocínalos en alto hasta que los frijoles estén suaves, usualmente varias horas o durante la noche. Reduce la temperatura a bajo y continúa cocinando hasta que necesites los frijoles. Si es necesario, los frijoles se pueden cocinar por hasta 48 horas, pero no recomendamos cocinarlos por más de 24 horas. Puede ser que necesites reponer el agua de vez en cuando. Escurre los frijoles en un colador y enjuágalos antes de usarlos.

Remojo Rápido

El segundo método por elección para cocinar frijoles es el remojo rápido. Coloca 2-3 tazas de frijoles en una olla grande. Cubre con suficiente agua, de acuerdo a la tabla de abajo. Ponlos a hervir. Retira los frijoles del fuego. Déjalos remojar por una hora. Tírales el agua y vuélveles a poner agua fresca, de acuerdo a la tabla de abajo. Ponlos a hervir y cocínalos por el tiempo según la tabla de abajo.

Frijoles (1 t secos)	Cantidad Agua (en tazas)	Tiempo de Cocimiento	Rinde (tazas)
Anazasi	3	2.5 hrs.	2
Tortuga Negra	3	1.5 hrs.	2
Garbanzo	4	4 hrs.	3
Habichuela	3	2 hrs.	2
Lenteja	2.5	45 min.	2
Alubias	3	1.5 hrs.	2

Usando los Frijoles Pre-cocidos

Ahora que ya tienes frijoles cocidos, ¿qué haces con ellos? Las recetas en esta sección son para platos principales que llevan frijoles. Otras partes de este libro también usan frijoles, así que asegúrate de visitar esas secciones también.

Nuestro modo fácil favorito para servir frijoles es sofritos o servir **Frijoles Calientes** como bocadillo. Las combinaciones sofritas son casi infinitas.

Puedes también poner en hamburguesas lo que sobró de frijoles; puedes usarlos en ensaladas y sopas. Este libro de recetas se debe considerar como el comienzo, no el punto final, para tu creatividad. Aquí hay unas de nuestras recetas favoritas.

Frijoles Calientes

> *Sin Colesterol*
> *Sin Gluten*
> *Sin Caseína*
> *Sin Huevo*
> *Adecuado hasta la Etapa IV*

Este simple modo de hacer frijoles toma como un minuto para preparar y es un gran refrigerio fácil.

> Cualquier cantidad de frijoles cocidos según las indicaciones en este libro
> aceite de cártamo extraído a presión
> sal de mar
> tomate fresco picado (opcional)

Coloca algunos frijoles en un plato. Vierte un poco de aceite de cártamo encima. Espolvorea sal al gusto. Agrega el tomate fresco, si deseas. Mezcla y come.

Garbanzos al Limón

> *Sin Colesterol*
> *Sin Trigo/Gluten*
> *Sin Leche/Caseína*
> *Sin Huevo*
> *Adecuado hasta la Etapa IV*

Esta es una de las recetas más simples, pero tan deliciosa que la puedes servir en cualquier momento. Sirve 3-4. Aumenta la receta proporcionalmente.

> 3 t garbanzos cocidos
> Jugo de dos limones frescos
> Sal al gusto
> 1 C aceite de cártamo extraído a presión

Mezcla juntos todos los ingredientes. Pruébalo; ajusta el limón y la sal. Sírvelo caliente o frío.

Frijoles Negros Brasileños

> *Sin Colesterol*
> *Sin Trigo/Gluten*
> *Sin Leche/Caseína*
> *Sin Huevo*
> *Adecuado hasta la Etapa IV*

Este es un plato excelente para servir con **Arroz Español** o **Arroz con Tomates**. Acompaña los frijoles con lechuga fresca picada. Hastala Etapa III, también pica unas naranjas para acompañar este plato.

- 2 cebollas "primavera" (un bulbo blanco con todo y rabo), *o* 1 manojo de cebollines con rabo *o* 1 puerro
- 2-3 dientes de ajo
- 1 tomate grande
- 2-1/2 t frijol negro "tortuga" seco, preparado según las instrucciones en este libro
- aceite de cártamo extraído a presión para freír
- sal de mar

Pica las cebollas y hazlas a un lado. Pica el ajo y hazlo a un lado. Pica el tomate y hazlo a un lado. Escurre los frijoles en un colador; enjuágalos. **Calienta** un "wok" o sartén muy caliente. Agrega suficiente aceite de cártamo para cubrir el fondo del wok 1/8 de pulgada de hondo; usa menos para el sartén. Cuando el aceite esté caliente, *agrega las cebollas;* sofríelas muy rápido, como 1 minuto. Luego *agrega el ajo* y sofríelo hasta que esté dorado, como 15 segundos. *Agrega los tomates* y continúa sofriendo. **Prensa** los tomates un poco mientras cocinas. Cuando los tomates, cebollas, ajo y aceite formen una salsa, agrega como 1 taza de frijol negro. Prensa los frijoles y revuelve. Cocínalo por un minuto más. *Agrega* el resto de los frijoles y cocínalos bien sin prensarlos. Agrega sal al gusto. Si los frijoles se empiezan a secar, agrega 1/4 t de agua. Hiérvelo para evaporar el exceso de agua. Sírvelo caliente.

Frijoles al Ajo

> *Sin Colesterol*
> *Sin Trigo/Gluten*
> *Sin Leche/Caseína*
> *Sin Huevo*
> *Adecuado hasta la Etapa IV*

¡Estos frijoles son solamente para amantes del ajo!

2-1/2 t frijol seco, preparado según las instrucciones en este libro

4 dientes de ajo fresco

aceite de cártamo extraído a presión para freír

sal de mar

Escurre los frijoles en un colador. Enjuaga. **Pica** el ajo y hazlo a un lado. Calienta un wok o sartén a fuego medio por unos minutos. Agrega suficiente aceite de cártamo para cubrir el fondo del wok 1/8 de pulgada de hondo; usa menos para un sartén. **Calienta** el aceite hasta que esté bastante caliente para cocinar el ajo sin quemarlo. Agrega el ajo; sofríe hasta que esté dorado, como 30 segundos. Agrega los frijoles y sofríe. Agrega sal al gusto. Si los frijoles se empiezan a secar, agrega 1/4 taza de agua. Si le agregas demasiada agua, deja que hierva para evaporar. Sácalo del wok o sartén y sírvelo. Esta receta toma como 7 minutos desde que escurres los frijoles hasta que los sirves.

Frijoles Sofritos Especiales de Cinco Minutos

Sin Colesterol
Sin Trigo/Gluten
Sin Leche/Caseína
Sin Huevo
Adecuado hasta la Etapa IV

2-1/2 t frijoles secos negros, habichuela, rojos o alubia, preparados según las instrucciones en este libro

aceite de cártamo extraído a presión, para sofreír

sal de mar al gusto

1/4-1/2 t agua (opcional)

Escurre los frijoles en un colador. Enjuaga. Calienta un wok o sartén a fuego alto. Agrega suficiente aceite de cártamo para cubrir el fondo del wok 1/8 de pulgada de hondo. Usa menos para el sartén. Cuando el aceite esté caliente, *agrega* los frijoles escurridos. Muévelos rápido para que no se quemen. Agrega sal de mar al gusto. Si los frijoles se empiezan a secar, agrega 1/4 taza de agua. Si agregas mucha agua, hiérvelos para evaporar. Sácalos del wok o sartén y sírvelos. Esta receta toma como 5 minutos desde que escurres los frijoles hasta que los sirves.

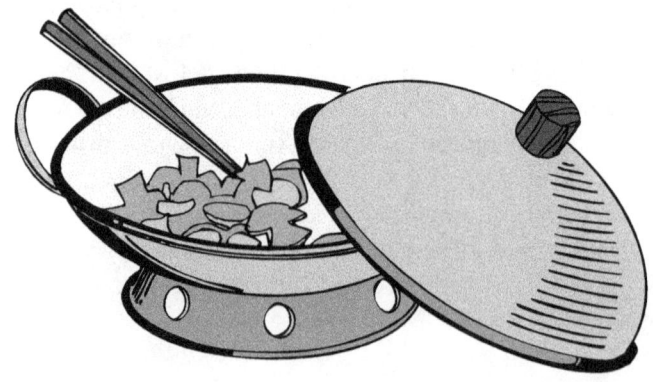

Frijoles Sabrosos

> *Sin Colesterol*
> *Sin Trigo/Gluten*
> *Sin Leche/Caseína*
> *Sin Huevo*
> *Adecuado hasta la Etapa IV*

2-1/2 t frijol seco, preparado según las instrucciones en este libro

2 cebollas "primavera" (un bulbo blanco con todo y rabo), *o* 1 manojo de cebollines con rabo *o* 1 puerro

aceite de cártamo extraído a presión para freír

sal de mar

Pica las cebollas y hazlas a un lado. Escurre los frijoles en un colador. Enjuágalos.
Calienta un "wok" o sartén muy caliente. Agrega suficiente aceite de cártamo para cubrir el fondo del wok 1/8 de pulgada de hondo; usa menos para el sartén. Calienta el aceite. Cuando el aceite esté caliente, agrega las cebollas; sofríelas muy rápido, como 1 minuto. *Agrega los frijoles* y cocínalos bien. Agrega sal al gusto. Si los frijoles se empiezan a secar, agrega 1/4 t de agua. Si agregas mucha agua, hiérvelos para evaporar. Sácalos del wok o sartén y sírvelos. Esta receta toma como 7 minutos desde que escurres los frijoles hasta que los sirves.

Lentejas, Simple y Llanamente

> *Sin Colesterol*
> *Sin Trigo/Gluten*
> *Sin Leche/Caseína*
> *Sin Huevo*
> *Adecuado hasta la Etapa IV*

A veces sólo necesitas "comida rápida", o algo simple, llano y casero. Las lentejas le dan al clavo. Son rápidas y fáciles de hacer (se toman sólo como 20 minutos para cocer), simples y suaves al paladar.

> 3 t lenteja verde o café seca
>
> 1 C sal de mar, o más al gusto
>
> 7 t agua

Revisa las lentejas, desechando las que estén malas. Enjuágalas. Pon las lentejas en una olla con la sal y 7 tazas de agua. Tápala. Ponla a hervir; bájala a hervor lento; cuécelas 20 minutos, o hasta que estén suaves. Ajusta la sal al gusto. Retírala del fuego, o las lentejas se van a hacer papilla. Sírvelas inmediatamente.

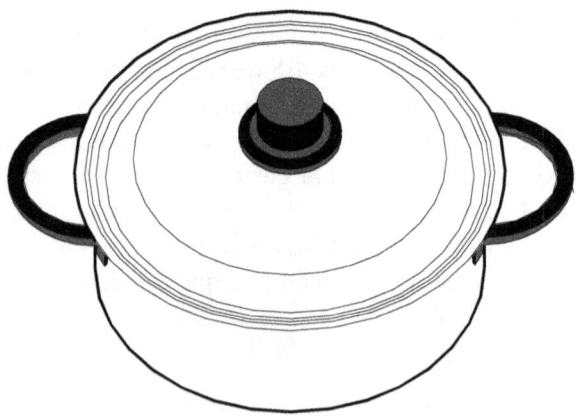

Frijoles Italianos

> *Sin Colesterol*
> *Sin Trigo/Gluten*
> *Sin Leche/Caseína*
> *Sin Huevo*
> *Adecuado para la Etapa IV*

Amantes de la comida italiana, reciban una nueva sensación de sabor. Las hierbas le dan a los frijoles un sabor fresco, que complementa bien a la cebolla y el ajo. Toma como 10 minutos para hacer.

- 2-1/2 t frijol seco, preparado según las instrucciones en este libro
- 4 dientes de ajo fresco
- 2 cebollas "primavera" (bulbo blanco con todo y rabo), *o* 1 manojo de cebollines, picados (con los rabos) *o* 1 puerro
- aceite de cártamo extraído a presión para freír
- sal de mar
- 1/2 c albahaca seca *o* 2 c albahaca fresca picada
- 1/2 c orégano seco *o* 2 c orégano fresco picado

Escurre los frijoles en un colador. Enjuaga. **Pica** el ajo y hazlo a un lado. Pica la cebolla y hazla a un lado. Calienta un wok o sartén a fuego medio. Agrega suficiente aceite de cártamo para cubrir el fondo del wok 1/8 de pulgada de hondo; usa menos para un sartén. Calienta el aceite. Cuando el aceite esté caliente, agrega la cebolla; sofríe por unos 30 segundos. **Luego agrega** el ajo y continúa sofriendo por unos 30 segundos o hasta que el ajo esté dorado. **Agrega las hierbas** y sofríe como 15 segundos. Agrega los frijoles y sofríe, revolviendo bien. Agrega sal al gusto. Si los frijoles se empiezan a secar, agrega 1/4 taza de agua. Si le agregas demasiada agua, deja que hierva para evaporar. Sácalo del wok o sartén y sírvelo.

Frijoles con Tomate

> *Sin Colesterol*
> *Sin Trigo/Gluten*
> *Sin Leche/Caseína*
> *Sin Huevo*
> *Adecuado hasta la Etapa IV*

Nuestra receta de frijoles favorita, es engañosamente simple. Los tomates le añaden humedad y dulzor a los frijoles. Nuestros invitados consistentemente se maravillan de lo rico que son estos frijoles refritos.

> 2-1/2 t frijoles secos negros, habichuela, rojos o alubias, preparados según las instrucciones en este libro
>
> 1 tomate grande
>
> aceite de cártamo extraído a presión para freír
>
> sal de mar
>
> agua

Escurre los frijoles en un colador; enjuágalos. **Pica** el tomate y hazlo a un lado. Calienta un wok o sartén a fuego alto. Agrega suficiente aceite de cártamo para cubrir el fondo del wok 1/8 de pulgada de hondo; usa menos para un sartén. Cuando el aceite esté caliente, agrega los tomates. **Sofríelos.** Agrega 1/2 c de sal de mar. Continúa sofriendo hasta que los tomates hayan perdido su forma y tengas una salsa al fondo del wok. **Agrega** los frijoles y sofríelos para cocinarlos bien. Agrega sal al gusto. Aplasta los frijoles mientras se cocinan. Si los frijoles se empiezan a secar, agrega un poco de agua. Si agregas demasiada agua, hiérvelos para evaporar. Sácalos del wok o sartén y sírvelos. Esta receta toma como 10 minutos de principio a fin.

Frijoles Estilo Chino

> Sin Colesterol
> Sin Trigo/Gluten
> Sin Leche/Caseína
> Sin Huevo
> Adecuado hasta la Etapa IV

2-1/2 t frijol seco, preparado según las instrucciones en este libro

4 dientes de ajo fresco (opcional)

2 cebollas "primavera" (bulbo blanco con todo y rabo), o 1 manojo de cebollines (con los rabos) (opcional)

aceite de cártamo extraído a presión para freír

sal de mar

1 c jengibre fresco picado

Escurre los frijoles en un colador. Enjuaga. **Si usas** cebolla y/o ajo, *pícalos* y hazlos a un lado. Calienta un wok o sartén a fuego medio. Agrega suficiente aceite de cártamo para cubrir el fondo del wok 1/8 de pulgada de hondo; usa menos para un sartén. **Calienta** el aceite. Cuando el aceite esté caliente, *agrega* las cebollas o cebollines y sofríe hasta que estén dorados y suaves. Luego agrega el ajo y sofríe unos 30 segundos o hasta que el ajo esté dorado. *Agrega* el jengibre y sofríe por unos 15 segundos más. Agrega los frijoles y sofríe, revolviendo bien. Agrega sal al gusto. Si los frijoles se empiezan a secar, agrega 1/4 taza de agua. Si le agregas demasiada agua, deja que hierva para evaporar. Sácalo del wok o sartén y sírvelo. Esta receta toma como 10 minutos desde que escurres los frijoles hasta que los sirves.

Frijoles Vegetarianos Horneados

> *Sin Colesterol*
> *Sin Trigo/Gluten*
> *Sin Leche/Caseína*
> *Sin Huevo*
> *Adecuado hasta la Etapa IV*

Esta es una gran receta para frijoles horneados tradicionales simples. Estos frijoles vegetarianos no son horneados, sino hervidos a fuego lento – ¡y son tan deliciosos! A tus niños e invitados les van a encantar.

    2 t alubias secas

    3 tomates muy grandes o 6 medianos

    2 c sal de mar

    1/16 c pimienta negra

    1/2 c orégano seco

    3 C jugo de limón recién exprimido

    1 C aceite de cártamo extraído a presión

    4 C miel de trébol sin procesar

Coloca las alubias en una olla de 3 cuartos de galón y cúbrelas con suficiente agua hasta una pulgada del borde de la olla. Ponlas a hervir, luego a hervor lento. Cocina las alubias por 1-1/2 horas más o menos, hasta que se han abierto a la mitad y están bastante suaves para comer, pero están todavía firmes. **Haz la salsa** mientras las alubias se cocinan. Calienta el aceite en un sartén. Pica los tomates y agrégalos al aceite caliente. Agrega las hierbas, sal y jugo de limón. Ponlos a hervir, luego a hervor lento cuando menos 20 minutos. La salsa puede estar en hervor lento por varias horas. Mientras más se cocina, mejor sabe. **Cuando las alubias estén listas** escúrrelas y enjuágalas en agua fría. Agrega miel a la salsa. Mezcla bien. Combina la salsa y las alubias. Mantenlas calientes hasta servir.

Hamburguesas de Frijol Magras y Sabrosas

> *Sin Colesterol*
> *Sin Trigo/Gluten*
> *Sin Leche/Caseína*
> *Sin Huevo*
> *Adecuado hasta la Etapa IV*

Este es otro sabroso favorito para hacer con retallones, pero requiere delicadeza para hacer las hamburguesas. La receta depende de tu creatividad y lo que tengas de retallones, así que las medidas no son exactas. Esta receta sabe muy bien con **Salsa Súper Tazón, Salsa Picante** o **Salsa Casi Barbacoa.**

2 t + retallones de frijol, o 1 t frijol seco, preparado según las instrucciones en este libro

agua, la necesaria

1 c hierbas secas mixtas (albahaca, orégano, eneldo y mejorana funcionan bien) por cada taza de frijol cocido

sal de mar al gusto

aceite de cártamo extraído a presión para freír

Pre-calienta un sartén eléctrico a 450°F. Si no tienes un sartén eléctrico, pre-calienta un sartén pesado, como una de hierro, hasta que una gota de agua salte sobre la superficie. ***Aplasta*** los frijoles en un tazón grande. Una mezcladora de pastelero o un machacador de papas funcionan bien. Agrega agua poco a poco, sólo para obtener una consistencia como barro. ***Agrega las hierbas.*** Albahaca, orégano, eneldo y mejorana saben muy bien solas o combinadas. Agrega sal al gusto. Pon suficiente aceite en el sartén para cubrir el fondo como un grano de arroz de hondo. Cuando el aceite esté caliente, usa una cuchara para ***sacar*** un poco de la mezcla de frijol, luego ***colócala*** delicadamente en el sartén. ***Presiona con cuidado*** para formar hamburguesas. Fríe las hamburguesas hasta que estén crujientes de un lado, luego voltéalas con cuidado y fríelas hasta que estén crujientes del otro lado. ¡Sírvelas calientes!

Burritos de Lechuga

> *Sin Colesterol*
> *Sin Trigo/Gluten*
> *Sin Leche/Caseína*
> *Sin Huevo*
> *Adecuado hasta la Etapa IV*

Para una alternativa divertida, sin trigo y baja en calorías a los burritos tradicionales, prueba ésta. La haces fresca en la mesa. Sírvelos con *Arroz con Tomate* o *Arroz Español y Salsa Picante* o *Salsa Súper Tazón.*

> 1 receta de *Frijoles Refritos, Frijoles con Tomate* o *Frijoles salteados especiales de Cinco Minutos*
>
> 1 cabeza de lechuga romana o lechuga iceberg
>
> 2 t tomate fresco picado
>
> 2 t lechuga fresca picada

Lava y separa las hojas de la lechuga. Si usas lechuga romana, quiebra a lo largo el centro de las hojas más grandes para facilitar el enrollar. Pon un poco de lechuga picada, tomate picado y frijoles en una hoja de lechuga. Enróllala y cómela. ¡Mmm, mmm!

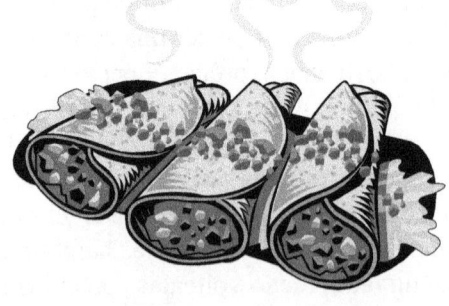

Frijoles Refritos

> *Sin Colesterol*
> *Sin Trigo/Gluten*
> *Sin Leche/Caseína*
> *Sin Huevo*
> *Adecuado hasta la Etapa II*

Estos frijoles refritos tienen un sabor mexicano estilo California. Van bien con **Arroz con Tomate** o **Arroz Español** o servidos como **Burritos de Trigo Integral** o **Burritos de Lechuga**.

    3 t frijol pinto seco, cocinado según las instrucciones en este libro

    2-3 c sal de mar, y más al gusto

    3 c comino seco en polvo

    1/2 c semilla de cilantro seca

    aceite de cártamo extraído a presión para freír

    agua, la necesaria

Escurre y enjuaga los frijoles en un colador. Calienta un sartén grande o wok hasta que esté caliente. Agrega suficiente aceite para cubrir el fondo ligeramente. Cuando el aceite esté caliente, agrega los frijoles, la sal y las especias. Mezcla bien. Deja que los frijoles se "refrían" por el tiempo que tengas. Agrega agua periódicamente para evitar que los frijoles se resequen. Si le agregas demasiada agua, no te preocupes. El agua será una buena salsa.

Hamburguesas de Frijol Gruesas y Substanciosas

> Sin Leche/Caseína
> Adecuado hasta la Etapa II

Estas son siempre favoritas para hacer con retallones. Aunque no llevan carne, las hamburguesas son consistentes y sabrosas, dándote la impresión de estar comiendo carne. Las medidas no son exactas, pero depende de tu creatividad, así que relájate y prueba diferentes combinaciones de ingredientes. Esta receta sabe muy bien servida con **Salsa Súper Tazón** o **Salsa Picante**. Como detalle adicional, sírvelas con **Papas a la Francesa Como en los Restaurantes**.

>   2+ t retallones de frijoles cocidos, o , preparados según las instrucciones en este libro
>
>   Cualquier cantidad de retallones de granos cocidos, incluyendo avena, arroz, cebada, bulgur o lo que tengas
>
>   1-2 huevos
>
>   germen de trigo crudo fresco que ha estado en el congelador tanto en la tienda, como en tu casa
>
>   aceite de cártamo extraído a presión para freír
>
>   1/2 c mezcla de hierbas verdes secas por cada taza de frijol y granos cocidos.
>
>   sal de mar al gusto

Pre-calienta un sartén eléctrico a 450°F. Si no tienes un sartén eléctrico, pre-calienta un sartén pesado, como una de hierro, hasta que una gota de agua salte en la superficie. **Haz puré** los frijoles en un tazón grande. Un mezclador de pastelero o una prensa de papas funcionan bien. Agrega los granos, si los hay. **Agrega una pequeña** cantidad de germen de trigo, como una cucharada. Agrega un huevo a la vez, mezclando después de cada uno hasta que tengas la consistencia de barro espeso. Si la mezcla está muy líquida, agrega más germen de trigo hasta que puedas manejar la mezcla.

Agrega los condimentos. La albahaca da sabor dulce a las hamburguesas. Albahaca y orégano les dan un sabor italiano. El eneldo las hace saber frescas y primaverales. Agrega sal al gusto. *Agrega suficiente aceite de cártamo* para cubrir el fondo del sartén generosamente. Para *hacer las hamburguesas*, usa el método de cuchara (llena una cuchara, vacíala en el sartén, luego aplana) o dales forma de hamburguesas. Si deseas, *cubre* las hamburguesas con germen de trigo para una capa más crujiente. Cuando el aceite esté caliente, coloca una hamburguesa formada o una cucharada de mezcla de frijol en el aceite. Cocina a la vez sólo las hamburguesas que quepan bien en tu sartén. Cocínalas hasta que estén crujientes de un lado; voltéalas; cocínalas hasta que estén crujientes del otro lado. Coloca las hamburguesas cocinadas en un plato de servir que sea resistente al calor y mantenlas calientes hasta que el resto de las hamburguesas estén cocinadas. Sírvelas calientes.

Garbanzos Espectaculares

Sin Colesterol
Sin Trigo/Gluten
Sin Leche/Caseína
Sin Huevo
Adecuado hasta la Etapa IV

Esta es una variante de *Garbanzos al Limón*, para quienes prefieren una pequeña chispa en su comida. Sirve 3-4. Aumenta la receta proporcionalmente para servir más gente.

      3 cebollines, picados
      2 dientes de ajo, picados
      1 C aceite de cártamo extraído a presión
      3 t garbanzo cocido
      Jugo de dos limones frescos
      Sal de mar al gusto

Calienta el aceite en un sartén. Cuando esté caliente, agrega los cebollines y el ajo. Saltea hasta que esté dorado. Mezcla los garbanzos y calienta bien. Agrega el jugo de limón y la sal. Revuelve bien; retíralos del fuego y pruébalos. Ajusta la sal si es necesario y sírvelos.

Frijoles con Joyas

> *Sin Colesterol*
> *Sin Trigo/Gluten*
> *Sin Leche/Caseína*
> *Sin Huevo*
> *Adecuado hasta la Etapa IV*

Este platillo se ve y sabe delicioso. Las "joyas" son crujientes pimientos crudos. Si prefieres joyas más suaves, menos brillantes, puedes sofreír los vegetales antes de agregarlos. Este plato es especialmente atractivo si se usa garbanzo.

> 1 tomate grande
>
> 1 cebolla "primavera" (bulbo blanco con todo y rabo), o 1/2 manojo de cebollines (con los rabos) o 1 puerro
>
> 1 pimiento verde o rojo
>
> 2 1/2 t frijoles secos, preparados según las instrucciones en este libro
>
> aceite de cártamo extraído a presión para freír
>
> 1/2 c + más sal de mar (al gusto)

Pica el tomate y hazlo a un lado. Pica la cebolla, cebollines o puerro y hazlos a un lado. Pica el pimiento y hazlo a un lado. *Escurre* los frijoles en un colador. Enjuágalos y hazlos a un lado. *Calienta* un wok o sartén a fuego alto. Agrega suficiente aceite de cártamo para cubrir el fondo del wok 1/8 de pulgada de hondo; usa menos para un sartén. Calienta el aceite. Cuando el aceite esté caliente, *agrega* la cebolla. Saltéala por unos segundos a un minuto y sácala del wok. Normalmente, los pimientos van crudos con los frijoles y estarán calientes pero no cocidos. Si prefieres, sofríe los pimientos por 1 minuto más o menos. Sácalos. Agrega un poco más de aceite al wok, caliéntalo bien, luego *agrega los frijoles escurridos.* Sofríe los frijoles, volteándolos rápido para que todos queden refritos. Agrega 1/2 c de sal de mar para comenzar; pruébalos. Agrega más si quieres. *Agrega los vegetales.* Cuécelos bien. Si los frijoles se empiezan a secar, agrega 1/4 taza de agua. Si le agregas demasiada agua, deja que hierva para evaporar. Sácalos del wok o sartén y sírvelos. Esta receta toma como 10 minutos desde que escurres los frijoles hasta que los sirves.

Burritos de Trigo Integral

Sin Colesterol
Sin Leche/Caseína
Sin Huevo
Adecuado hasta la Etapa II

6 tortillas de trigo integral grandes o chapatis
2 t lechuga fresca picada
2 t tomate fresco picado
1 receta de *Frijoles Refritos, Frijoles Sofritos Especiales de Cinco Minutos,* o *Frijoles con Tomate*

Calienta las tortillas o chapatis en una toalla limpia húmeda en el micro-ondas. Pon una cucharada grande de frijoles en el centro de una tortilla, luego agrega lechuga y tomate. Dobla un lado de la tortilla, luego los dos lados perpendicular, luego dobla la parte alta hacia abajo. ¡Disfrútalos! Sírvelos con *Salsa Súper Tazón* o *Salsa Picante y Arroz con Tomate* o *Arroz Español.*

Lentejas con Calabacín a las Hierbas

> *Sin Colesterol*
> *Sin Trigo/Gluten*
> *Sin Leche/Caseína*
> *Sin Huevo*
> *Adecuado hasta la Etapa IV*

Esta manera de preparar lentejas es rápida y fácil, toma sólo como 30 minutos, y sabe deliciosa.

      3 t lenteja verde o café seca
      2 hojas de laurel
      1 C sal de mar, y más al gusto
      3 calabacines medianos, rebanados
      1 c albahaca
      7+ t agua

Revisa las lentejas, desechando las que están malas, luego enjuaga. Coloca todos los ingredientes en una olla de 3 cuartos de galón. Tápala; ponla a hervir. Bájala a hervor lento y cocínala por unos 20 minutos, o hasta que las lentejas estén suaves. Revisa la sal antes de servir.
Si deseas, cocínalas un poco más para que las lentejas comiencen a desbaratarse y hacerse papilla. ¡Sírvelas calientes!

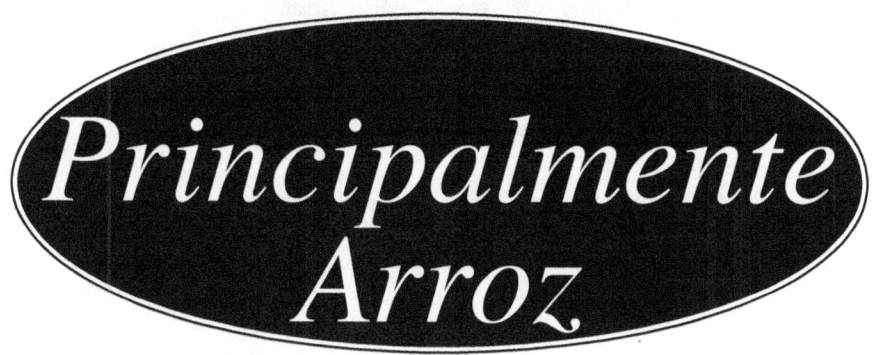

Principalmente Arroz

El arroz es un alimento básico de la mayoría de la gente en el mundo. Es el alimento más fácil de tolerar, el menos alergénico de los granos, y, como verás, ¡el de mejor sabor! En este capítulo encontrarás recetas tentadoras de:

- *~ Arroz Frito*
- *~ Arroz con Especias*
- *~ Relleno*

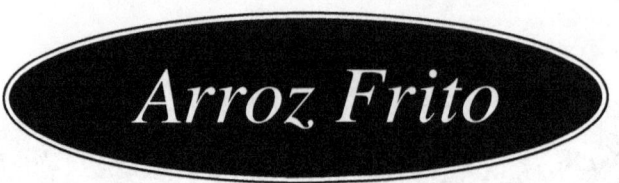

Arroz Frito de Vegetales

Sin Colesterol (sin huevo)
Sin Trigo/Gluten
Sin Leche/Caseína
Sin Huevo (sin huevo)
Adecuado hasta la Etapa IV

El arroz frito es versátil y puede ser tan expresivo como tu creatividad. Seguido usamos los retallones de arroz para hacer diferentes tipos de arroz frito. Esta receta es nuestro arroz frito con vegetales básico, que tú puedes variar de acuerdo a lo que tengas en tu refrigerador y tu imaginación. Sirve a 6.

aceite de cártamo extraído a presión para freír

2 t vegetales picados, usando al menos 2 vegetales diferentes. Buenas combinaciones son: ejotes, brócoli y pimiento rojo; ejotes, brócoli y zanahorias; calabacín, brócoli y ejotes.

sal de mar al gusto

1 huevo (opcional)

2 t arroz integral cocido o 3/4 t arroz integral crudo, cocido

Calienta un wok muy caliente, o usa un sartén eléctrico en el nivel más alto. **Agrega** 2 C de aceite de cártamo. Cuando el aceite esté caliente, pero no humea, **agrega** uno de los vegetales; **sofríelo** rápidamente hasta que esté listo, como 30 segundos a un minuto. **Mientras sofríes**, agrega una pizca de sal. *Sácalo* del wok; hazlo a un lado. *Agrega* más aceite si necesitas. *Repite* individualmente con cada vegetal hasta que los hayas usado todos. Luego, si usas huevo, *bate* el huevo en un tazón. Calienta 2 C de aceite en el wok. Pon una gota de huevo revuelto. Cuando la gota se esponje, vierte el resto del huevo, todo a la vez. Levanta las orillas del huevo para que la parte líquida se cuele debajo de la parte sólida. Cuando no haya más líquido al centro del huevo, voltéalo. *Cocínalo* hasta que esté dorado del otro lado. *Retira* el huevo en forma de pancake y *córtalo* en tiras pequeñas. Si es necesario, pon un poco más de aceite en el wok. *Agrega el arroz.* Sofríe por unos minutos. *Agrega* 1/2 c de sal y continúa volteando. El arroz debe dorarse y quedar un poco pegajoso. Agrega todos los vegetales cocidos y el huevo. Revuelve; revisa la sal. Si el arroz queda muy pegajoso, agrega un poco de agua. Sírvelo caliente. Sirve 6 personas con apetito.

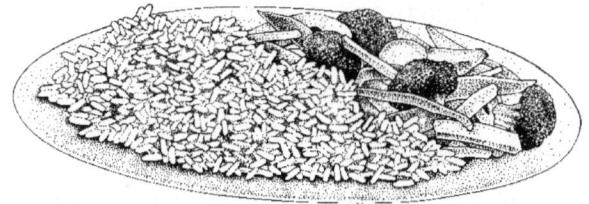

Arroz Frito Estilo Chino

> *Sin Colesterol (sin huevo)*
> *Sin Trigo/Gluten*
> *Sin Leche/Caseína*
> *Sin Huevo (sin huevo)*
> *Adecuado hasta la Etapa IV*

Este arroz frito es similar a nuestro Arroz Frito Vegetariano, pero lleva condimentos chinos tradicionales de ajo y jengibre para levantarlo. Sirve a 6.

aceite de cártamo extraído a presión para freír

2 t vegetales picados, usando al menos 2 vegetales diferentes. Buenas combinaciones son: ejotes, brócoli y pimiento rojo; ejotes, brócoli y zanahorias; calabacín, brócoli y ejotes.

sal de mar al gusto

1-2 dientes de ajo fresco, picado

1-2 c jengibre fresco, picado

1/8 t puerro fresco picado

1 huevo (opcional)

2 t arroz integral cocido o 3/4 t arroz integral crudo, cocido

Calienta un wok muy caliente, o usa un sartén eléctrico en el nivel más alto. **Agrega** 2 C de aceite de cártamo. Cuando el aceite esté caliente, pero no humea, **agrega uno** de los vegetales; sofríelo rápidamente hasta que esté listo, como 30 segundos a un minuto. *Mientras sofríes*, agrega una pizca de sal. Sácalo del wok; hazlo a un lado. *Agrega más aceite* si necesitas. *Repite* individualmente con cada vegetal que tengas. *Agrega* una cantidad pequeña de aceite al wok. Cuando esté caliente, sofríe el ajo, jengibre y puerro hasta que estén dorados. Retíralos y hazlos a un lado. *Si usas huevo, bate* el huevo en un tazón. *Calienta* 2 C de aceite en el wok. Pon una gota de huevo revuelto. Cuando la gota se esponje, vierte el resto del huevo, todo a la vez. Levanta las orillas del huevo para que la parte líquida se cuele debajo de la parte sólida. Cuando no haya más líquido al centro del huevo, voltéalo. Cocínalo hasta que esté dorado del otro lado. *Retira* el huevo en forma de pancake; córtalo en tiras. Hazlo a un lado. Si es necesario, *pon un poco más de aceite* en el wok. *Agrega* el arroz cocido. Sofríe por unos segundos. Agrega 1/2 c de sal y continúa volteando. El arroz debe dorarse y quedar un poco pegajoso. Agrega todos los vegetales y el huevo. Revuelve; revisa la sal. Si el arroz queda muy pegajoso, agrega un poco de agua. Sírvelo caliente.

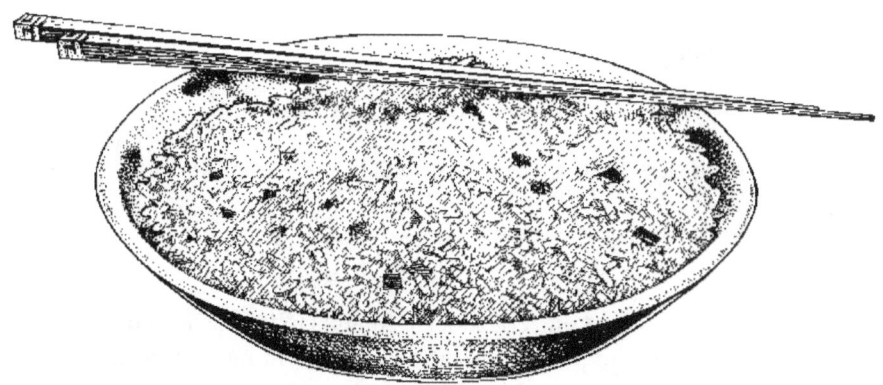

Arroz Frito con Calabacín y Tomate

> *Sin Colesterol*
> *Sin Trigo/Gluten*
> *Sin Leche/Caseína*
> *Sin Huevo*
> *Adecuado hasta la Etapa IV*

Este platillo es uno de nuestros favoritos, una manera rápida, fácil y sabrosa para usar retallones de arroz. El tomate endulza el sabor agrio y fresco del calabacín. Sirve a 6.

4 calabacines medianos

2 tomates

2 C aceite de cártamo extraído a presión

1 c sal de mar, o sal de mar al gusto

2 t arroz integral cocido

Rebana los calabacines en rebanadas delgadas. *Pica* los tomates en trozos, como de media pulgada cuadrada. *Calienta* un wok o sartén a fuego medio o alto. *Agrega* 2 cucharadas de aceite de cártamo. Cuando el aceite esté caliente, agrega el calabacín rebanado. *Sofríe* hasta que esté dorado. Agrega el tomate. Cocínalo bien, hasta que el tomate forme una salsa. Agrega el arroz y caliéntalo bien. Ponle sal al gusto.

Arroz Frito con Brócoli y Apio

> Sin Colesterol
> Sin Trigo/Gluten
> Sin Leche/Caseína
> Sin Huevo
> Adecuado hasta la Etapa IV

Esta receta lleva dos vegetales ordinarios y los convierte en uno de los platillos más sabrosos que puedas encontrar. ¡Pruébalo!. Sirve a 6-8.

aceite de cártamo extraído a presión para sofreír

1-1/2 t brócoli picado

2 c sal de mar, o sal de mar al gusto

1 t apio picado

1 tomate mediano, picado

1 c eneldo seco

1 c albahaca seca

4-1/2 t arroz integral cocido

Calienta un wok o sartén a fuego medio-alto. Agrega 2 cucharadas de aceite de cártamo. Cuando el aceite esté caliente, agrega el brócoli y una pizca de sal de mar. Sofríe hasta que el brócoli esté suave. Agrega el apio y sofríe hasta que el apio esté suave Agrega el tomate, eneldo y albahaca. Cocínalo bien hasta que el tomate forme una salsa. Agrega el arroz y 1 c de sal. Continúa sofriendo. Agrega aceite si el arroz se pega al wok. Revisa los condimentos; agrega sal si es necesario.

Arroz Frito con Apio al Eneldo

> Sin Colesterol
> Sin Trigo/Gluten
> Sin Leche/Caseína
> Sin Huevo
> Adecuado hasta la Etapa IV

Para los amantes del apio, este arroz frito sabe fresco y crujiente – una buena manera de usar retallones de arroz. Sirve a 6.

5 ramas de apio

2 C aceite de cártamo extraído a presión, y más si es necesario

2 t arroz integral cocido

2 c eneldo seco o 2 C eneldo fresco, finamente picado

1 c sal de mar

Pica el apio en piezas pequeñas, como de 1/4 por 1/4 de pulgada. **Calienta** un wok o sartén muy caliente. **Agrega** 2 C de aceite de cártamo. **Agrega** el apio. Sofríelo unos minutos hasta que esté tierno. **Agrega** el arroz, eneldo y sal. Sofríe hasta que todos los ingredientes estén bien mezclados. Agrega cantidades pequeñas de aceite si el arroz se pega al sartén. Sírvelo caliente.

Arroz Frito con Espárragos

> *Sin Colesterol*
> *Sin Trigo/Gluten*
> *Sin Leche/Caseína*
> *Sin Huevo*
> *Adecuado hasta la Etapa IV*

Esta es otra variación de arroz frito, especialmente bueno durante la temporada de espárragos. Es simple y delicioso. Sirve a 6-8.

- 1 lb espárragos
- 1 diente de ajo
- 2 C aceite de cártamo extraído a presión
- 3 t arroz integral cocido
- 1 c albahaca seca
- 1 c sal de mar, o sal de mar al gusto

Quita los extremos duros de los espárragos, y pícalos en piezas de una pulgada más o menos. Pica el ajo. Haz los espárragos y el ajo a un lado. ***Calienta*** un wok o sartén muy caliente. ***Agrega*** 2 cucharadas de aceite de cártamo para sofreír. ***Agrega*** los espárragos. Sofríe unos minutos hasta que estén tiernos. Agrega el arroz, albahaca y sal. Sofríe hasta que todos los ingredientes estén bien mezclados. Revisa los condimentos; agrega sal si lo deseas. Sírvelo caliente.

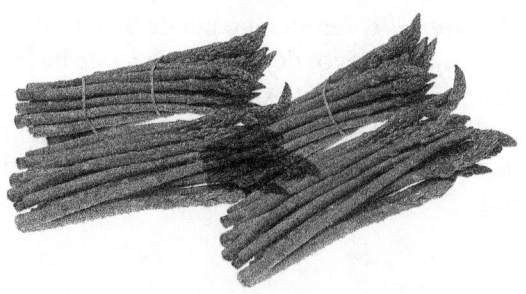

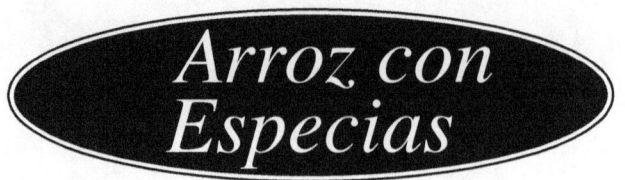

Arro-Ta-Touille

Sin Colesterol
Sin Trigo/Gluten
Sin Leche/Caseína
Sin Huevo
Adecuado hasta la Etapa IV

Este platillo tan simple es un favorito de la familia y amigos. Es un plato perfecto para llevar a reuniones. Sirve a 6-8.

2 t arroz integral crudo

1 cuarto de galón de tomates envasados en casa, o 5 tomates grandes, pelados y picados

1/2 c sal de mar, o sal de mar al gusto

aceite de cártamo extraído a presión para freír

2 calabacines medianos, rebanados

1/8 c pimienta negra (opcional)

4-5 t agua

Coloca todos los ingredientes en una olla de 3 cuartos de galón. Tápala y ponla a hervir. Baja el fuego; déjala tapada a que hierva lento por 50 minutos, o hasta que el arroz esté suave y esponjoso. Podrías querer revisarla a los 20 minutos para que te asegures de haber agregado suficiente agua. Cuando esté listo, revisa la sal. Agrega más si lo deseas. Sírvelo caliente.

Arroz Español

> *Sin Colesterol*
> *Sin Trigo/Gluten*
> *Sin Leche/Caseína*
> *Sin Huevo*
> *Adecuado hasta la Etapa IV*

Este es un platillo de arroz favorito, perfecto para invitados. Va bien con casi todo. Sirve a 6.

2-4 C aceite de cártamo extraído a presión

1-1/2 t arroz integral cocido

1 tomate grande o 2 medianos, picados

4 t agua hirviendo

1 c sal de mar

Calienta aceite en una olla de 3 cuartos de galón. El aceite debe ser tan profundo como un grano de arroz. Coloca 2 o 3 granos de arroz en la olla. *Calienta* el arroz crudo hasta que se tueste y esté dorado. *Agrega* todo el arroz restante a la vez. Vas a tostar este arroz de la misma manera. Revuélvelo seguido; cocínalo hasta que se comience a tostar. *Agrega* el tomate y cocínalo hasta que se comience a suavizar. *Con mucho cuidado* vierte en la olla el agua hirviendo. El agua va a crepitar y echar vapor. Agrega la sal. Tápala; ponla a hervir, luego bájala a hervor lento. Cocínalo por unos 50-60 minutos, sin revolver. El arroz estará suave cuando esté listo. Sírvelo caliente.

Arroz con Tomate

> *Sin Colesterol*
> *Sin Trigo/Gluten*
> *Sin Leche/Caseína*
> *Sin Huevo*
> *Adecuado hasta la Etapa IV*

Este platillo es una versión deliciosa, fácil y sin grasa del *Arroz Español.* Sirve a 6.

1 tomate grande o 2 medianos, picados

1-1/2 t arroz integral crudo

1 c sal de mar

4 t agua hirviendo

Combina todos los ingredientes en una olla de 3 cuartos de galón. Tápala. Ponla a hervir, luego bájala a hervor lento. Cocínalo por unos 50-60 minutos, sin revolver. Sírvelo caliente.

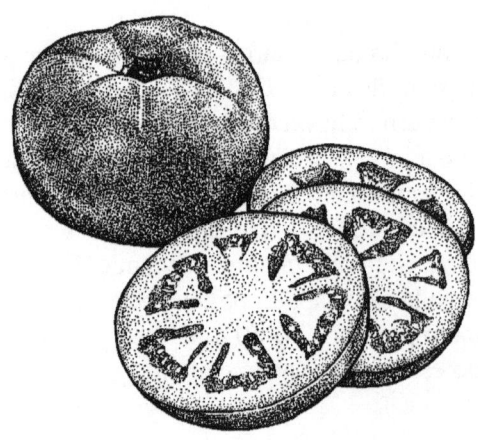

Arroz Integral Sabroso

> *Sin Colesterol*
> *Sin Trigo/Gluten*
> *Sin Leche/Caseína*
> *Sin Huevo*
> *Adecuado hasta la Etapa IV*

Este es favorito de la familia y amigos. Sirve a 6.

2 puerros, picados

3 C mantequilla o 3 C aceite de cártamo extraído a presión

2 calabacines medianos, rebanados

2 dientes de ajo, picados

4 C perejil fresco picado

1-1/2 t arroz integral crudo

1 C sal de mar, o sal al gusto

2 c eneldo seco

4-1/2 t agua

En una olla de 3 cuartos de galón, *saltea* el puerro en mantequilla o aceite hasta que esté suave. *Agrega* el calabacín y el ajo y cocínalos hasta que ambos estén suaves. Agrega el perejil. Agrega el arroz. Agrega sal, eneldo y agua. *Ponla a hervir*. Baja el fuego a hervor lento por 50 minutos, o hasta que el arroz esté suave y esponjoso.

Arroz Integral Básico

> *Sin Colesterol*
> *Sin Trigo/Gluten*
> *Sin Leche/Caseína*
> *Sin Huevo*
> *Adecuado hasta la Etapa IV*

El arroz integral va bien con casi todo y es el alimento básico en una dieta libre de levadura, Trigo/Gluten, Leche/Caseína. Una receta sirve a 6.

    1 t arroz integral de grano largo crudo

    3 t agua fría (si la olla no sella bien; 2 1/2 tazas para ollas que sellan bien)

Coloca el arroz y el agua en una olla de 1 cuarto de galón **Tápala.** Lentamente pon el arroz a hervir, a fuego medio. Cuando el arroz comience a hervir, baja el fuego a hervor lento. Deja que **hierva lento** por unos 50 minutos, o hasta que el agua se haya absorbido. Si tu olla sella bien, puedes usar 2-1/2 t de agua. Si tu olla vaporiza mucho, puede que necesites usar más agua. No lo revuelvas mientras se cocinan.

Arroz con Apio y Hierbas

> Sin Colesterol
> Sin Trigo/Gluten
> Sin Leche/Caseína
> Sin Huevo
> Adecuado hasta la Etapa IV

Este es un arroz a las hierbas de sabor sutil. Va bien con casi todo. Sirve 4-6.

- 1-1/2 t arroz integral crudo
- 3 ramas de apio
- 1 c mejorana seca
- 1 c sal de mar
- 5 t agua

Pica el apio. Coloca todos los ingredientes en una olla de 3 cuartos de galón o más grande. Tápala y ponla a hervir. Baja el fuego a hervor lento. Cocínalo por 40-50 minutos, o hasta que el arroz esté tierno.

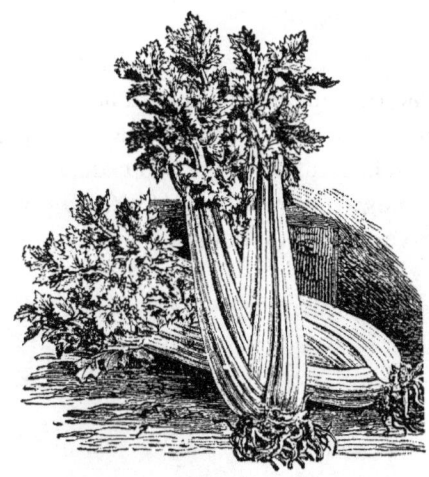

Arroz Integral a las Hierbas

> *Sin Colesterol*
> *Sin Trigo/Gluten*
> *Sin Caseína*
> *Sin Huevo*
> *Adecuado hasta la Etapa IV*

Hacer arroz integral a las hierbas en lugar de arroz integral básico es una manera simple de ataviar una comida diaria. Sirve a 6.

    2 t arroz integral crudo
    1 c sal de mar
    4 c albahaca seca
    1/2 c semilla de eneldo
    1/2 c romero seco
    1/2 c tomillo seco
    5-6 t agua

Combina el arroz y los condimentos. Si usas una vaporera para arroz, agrega la cantidad de agua que usas para hacer arroz integral simple y cuécelo según las instrucciones de la vaporera para arroz. Si vas a cocinar el arroz en la estufa, agrega 5-6 tazas de agua. ***Tápala***; ponla a hervir; baja el fuego a hervor lento. ***Cuécelo*** por 50 minutos sin revolver. Revuélvelo antes de comer.

Hamburguesas de Arroz

> *Sin Leche/Caseína*
> *Sin Trigo/Gluten*
> *Adecuado hasta la Etapa IV*

¿Buscas qué hacer con retallones de arroz? ¡Esto es! La receta está diseñada para ser multiplicada. Los ingredientes son para cada 3/4 de taza de arroz cocido que tengas. Cada receta sirve a 2 personas con apetito.

    3/4 t arroz integral cocido

    1 huevo grande

    1/4 c sal de mar

    aceite de cártamo extraído a presión para freír

Bate el huevo con un tenedor. *Agrega* el arroz y la sal; mezcla bien. *Calienta* un sartén, agrega aceite. Cuando el aceite esté caliente, vacía la mezcla de arroz/huevo por cucharadas en el aceite. *Cocina* cada hamburguesa unos minutos a fuego medio hasta que la hamburguesa comience a dorarse. *Voltéala* cuando conserve su forma. Cocínala del otro lado hasta que esté ligeramente café. Sírvelas inmediatamente. El número de hamburguesas que hagas depende de qué tan grandes las hagas.

Arroz al Vapor

> Sin Colesterol
> Sin Trigo/Gluten
> Sin Leche/Caseína
> Sin Huevo
> Adecuado hasta la Etapa IV

Este es un arroz extremadamente sabroso con un sabor agradable a nueces. Es un favorito entre nuestros invitados. Sirve a 4-5.

1-2/2 t arroz integral de grano corto crudo

1/4 t o menos de aceite de cártamo extraído a presión

1 c sal de mar

3-4 t agua

Vierte suficiente aceite de cártamo en una olla de 3 cuartos de galón para cubrir el fondo un grano de arroz de hondo. *Agrega* unos 4 granos de arroz. *Calienta* a fuego medio hasta que el aceite esté bien caliente y los granos de arroz se comiencen a dorar. Evita la tentación de subir el fuego, o el aceite va a humear y el arroz se va a quemar. Cuando los granos de arroz estén dorados, *agrega* todo el arroz restante. Revuelve hasta cubrir todo el arroz con aceite. Deja que el arroz *chisporrotee*, revolviendo frecuentemente, hasta que el arroz comience a dorarse. Esto toma uno o dos minutos. Ten cuidado de no quemar el arroz. ***Ponte guantes largos para horno*** para proteger tus brazos, y cuidadosamente *agrega* la sal. *Agrega* 3-4 tazas de agua. Si tus ollas sellan bien, agrega 3 tazas; si dejan salir vapor, agrega 4 tazas. **PRECAUCION: EL AGUA VA A HERVIR INMEDIATAMENTE. CUIDADO CON EL VAPOR.** *Tapa* la olla, baja el fuego a hervor lento. Cuécelo por unos 50 minutos, hasta que esté cocido. No lo revuelvas mientras se cuece. Sírvelo caliente.

Arroz Esponjoso

> *Sin Colesterol (sin mantequilla)*
> *Sin Trigo/Gluten*
> *Sin Leche/Caseína (sin mantequilla)*
> *Sin Huevo*
> *Adecuado hasta la Etapa IV*

Este es un platillo fácil perfecto para preparar de antemano, especialmente si tienes un horno con apagado automático. El arroz sale muy esponjoso y no se quema. Toma cuando menos una hora para hornear, pero puede hornearse por más tiempo. Mientras más se hornee, más esponjoso se hace, y forma una corteza rica en las orillas. Sirve a 6.

2 t arroz integral crudo

6 t agua hirviendo

1 c sal de mar

2 C mantequilla (opcional)

Pre-calienta el horno a 350°F. ***Coloca*** todos los ingredientes en un platón refractario Pyrex o cacerola Corning con tapa, de al menos 2 cuartos de galón de capacidad. La mantequilla es opcional, pero hace que el platillo sepa aún mejor. Revuelve. ***Hornea*** por lo menos una hora, hasta que el arroz esté listo. El arroz se hornea fácilmente por dos horas. Si lo horneas más, asegúrate de revisar el agua para que el arroz no se pegue al fondo. Agrega más agua según sea necesario.

Arroz Horneado al Curry

> *Sin Colesterol (sin mantequilla)*
> *Sin Trigo/Gluten*
> *Sin Leche/Caseína (sin mantequilla)*
> *Sin Huevo*
> *Adecuado hasta la Etapa II*

Este es un platillo perfecto para meter a hornear mientras horneas otras cosas para la cena. Toma al menos una hora para hornear, pero se puede hornear por más tiempo. Mientras más se hornee, el arroz se esponja más, y forma una corteza rica en las orillas. Las personas muy sensibles pueden no gustar del polvo de curry. Sirve a 6.

- 2 t arroz integral crudo
- 6 t agua hirviendo
- 1-2 c sal de mar
- 1 c polvo de curry
- 2 C mantequilla (opcional)

Pre-calienta el horno a 350°F. **Coloca todos los ingredientes** en un platón refractario Pyrex o cacerola Corning con tapa, de al menos 2 cuartos de galón de capacidad. La mantequilla es opcional, pero hace que el platillo sepa aún mejor. Revuelve. **Hornea** por lo menos una hora, hasta que el arroz esté listo. El arroz se hornea fácilmente por dos horas. Si lo horneas más, asegúrate de revisar el agua para que el arroz no se pegue al fondo. Agrega más agua según sea necesario.

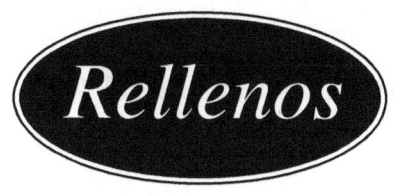

Relleno de Arroz y Mejorana

Sin Colesterol
Sin Trigo/Gluten
Sin Leche/Caseína
Sin Huevo
Adecuado hasta la Etapa IV

Este es uno de tres deliciosos rellenos en este libro de cocina, sazonado ligeramente, pero suficientemente sabroso para engalanar cualquier mesa. Para un sabor más fuerte, usa más mejorana y puerro. Este relleno va bien con pavo, pollo, pecho de ternera, o casi todo. Rellena un pavo mediano. Sirve a 6-8.

   3 t arroz integral crudo

   6 ramas de apio, picadas

   1 puerro grande (opcional) picado

   2-3 c mejorana seca

   2 c sal de mar o sal al gusto

   6 t agua + agua extra si es necesario

Coloca todos los ingredientes en una olla de 3-4 cuartos de galón. Tápala y ponla a hervir. Bájala a hervor lento. ***Cocínalo*** por 40-50 minutos. El arroz estará parcialmente cocido. ***Rellena*** las cavidades del cuerpo y cuello del ave o carne, cierra, y cocínalo según las instrucciones para esa carne. No lo rellenes de más. El arroz se va a expandir al cocerlo. Si tienes relleno adicional, ponlo en una cacerola y agrégale suficiente agua hasta arriba del arroz. ***Tápalo. Hornéalo*** junto con el pavo. Agrega jugo de la carne o ave al relleno de la cacerola para obtener el sabor completo. ¡Sírvelo caliente!

Relleno de Acción de Gracias

> *Sin Colesterol*
> *Sin Leche/Caseína*
> *Sin Huevo*
> *Adecuado hasta la Etapa IV*
> *Todos los aromas y sabores*

Todos los aromas y sabores de Acción de Gracias se envuelven en este relleno. Este relleno de arroz satisface cualquier paladar por esos sabores tradicionales. Pre-cuece el arroz la noche anterior a hacer el relleno. Déjalo enfriar durante la noche en el refrigerador, para que sea fácil de usar cuando hagas el relleno en la mañana. Toma como una hora para preparar el resto del relleno y rellenar el pavo. Esta receta hace una tina de relleno, suficiente para rellenar dos pavos medianos, o uno grande y uno pequeño, y todavía sobra un poco. Nosotros preferimos tener relleno de sobra, aun cuando cocinemos un pavo pequeño.

4 t arroz integral crudo
8 t agua
4 C aceite de cártamo extraído a presión
2 puerros grandes
6 dientes de ajo
5 t apio picado
2 c semilla de eneldo
4 c albahaca seca
1 C mejorana seca
1 C hojas de tomillo seco
2 c semilla de apio
2 c semilla de eneldo
1 c salvia en polvo
3 C sal de mar
jugo del pavo

1.	Coloca el arroz y el agua en una olla grande. Tápala. Ponla a hervir; bájala a hervor lento. Cuécelo por 50 minutos o hasta que esté listo. El arroz estará algo crujiente porque está sólo parcialmente cocido. El arroz absorberá los jugos del pavo mientras se cocina. Deja enfriar a temperatura ambiente, y sigue con el resto de la receta.

2.	Calienta el aceite en una olla muy grande. Pica el puerro y el ajo y agrégalos al aceite caliente. Sofríelos por unos minutos, luego agrega el apio. Sofríe hasta que el apio esté suave. Agrega todas las hierbas y la sal. Continúa sofriendo. Agrega el arroz y revuelve bien. Cocínalo bien hasta que estés listo(a) para rellenar el pavo.

3.	Rellena el pavo y rostízalo según las instrucciones de tu receta favorita para rostizar, usualmente 20 minutos por libra. Nosotros preferimos cubrir la piel del pavo con aceite de cártamo, y rostizarlo a 325°F hasta que está listo.

4.	Coloca relleno adicional en un platón para hornear. Tápalo y refrigéralo hasta que haya suficiente jugo del pavo para agregarle al relleno. En ese momento, agrega al menos una taza de líquido al relleno. Más líquido hará que el relleno se esponje más. Hornéalo tapado a 325°F por 30 minutos o más, al gusto.

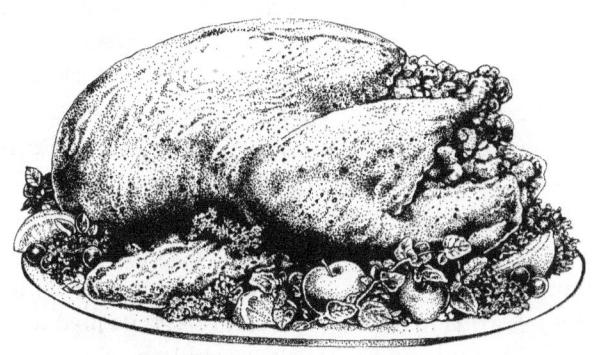

Relleno de Arroz y Albahaca

> *Sin Trigo/Gluten*
> *Sin Leche/Caseína*
> *Sin Huevo*
> *Adecuado hasta la Etapa IV*

Este relleno es ideal para pavo de Acción de Gracias o para otras carnes rellenas, como pecho de ternera. Es especialmente bueno usando albahaca fresca. Hace suficiente relleno para un pavo mediano.

3 t arroz integral crudo

6 t agua

2-4 C aceite de cártamo extraído a presión para sofreír

2 dientes de ajo, picados

1/2 a 3/4 t hojas de albahaca fresca picadas (compacta)

menudencias del pavo, picadas (opcional)

1 c sal de mar o más, al gusto

Cuece las 3 t de arroz en las 6 t de agua mezclándolos en una olla de 3-4 cuartos, poniéndolos a hervir y dejándolos a hervor lento por 50 minutos. *Mientras se cuece el arroz*, calienta al menos 2 C de aceite en un sartén muy grande. Cuando esté caliente, *agrega* el ajo y cocínalo hasta que esté dorado pero no quemado. Agrega la albahaca y continúa revolviendo. Si deseas, agrega las menudencias picadas y cocínalas bien. Hazlo a un lado hasta que el arroz esté listo. Luego, *agrega el arroz* a la mezcla de albahaca. *Agrega* más aceite si es necesario para evitar que se pegue. Revuelve bien. *Agrega la sal. Rellena* las cavidades del cuerpo y cuello del pavo, u otra carne, ciérralo, y cocínalo según las instrucciones para esa carne. No lo rellenes de más. El arroz se va a expandir al cocerlo. Si tienes relleno adicional, ponlo en una cacerola y agrégale suficiente agua hasta arriba del arroz. Tápalo. *Hornéalo* junto con la carne. Agrega jugo de la carne al relleno de la cacerola para obtener el sabor completo. ¡Sírvelo caliente!

Principalmente Papas

Las papas vienen en muchos tamaños, formas, colores y texturas, y están entre los alimentos naturales más versátiles. Este capítulo contiene recetas cuyo ingrediente principal son las papas, desde papas horneadas con sabor a limón hasta camote. ¡Asegúrate de no perderte las papas en nuestras **Sopas Espectaculares** *y* **Ensaladas Estupendas!**

Papas Asadas al Limón

> *Sin Colesterol*
> *Sin Trigo/Gluten*
> *Sin Leche/Caseína*
> *Sin Huevo*
> *Adecuado hasta la Etapa IV*

Este platillo es uno de los más populares que hemos servido. Aunque el plato es muy fácil de hacer, dispón de suficiente tiempo para pre-cocer las papas. Es un buen platillo para comenzar el mismo día en la mañana o la noche anterior para permitir que las papas se enfríen. Le agradezco al Restaurante Moosewood por inspirar esta receta, en ***Nuevas Recetas del Restaurante Moosewood.***

   8 papas rojas "nuevas" medianas

   1 c orégano

   1-1/2 c sal

   1/2 t jugo de limón recién exprimido

   4 C aceite de cártamo extraído a presión

   1 diente de ajo grande o 2 pequeños (opcional)

Pre-hornea las papas, enteras y con cáscara, en el micro-ondas o el horno, hasta que fácilmente puedas meterles un tenedor. ***Cuando las papas estén suficientemente frías*** para manejarlas, ***Pre-calienta*** el horno a 375°F. Luego ***pela las papas*** deslizando las cáscaras. ***Quítales*** las partes malas y córtalas en cubos de 1/2 pulgada, más o menos. ***Colócalas*** en un molde refractario Pyrex para hornear. ***Viérteles*** encima el jugo de limón, aceite, sal y orégano. Si usas ajo, pícalo muy fino y agrégalo a la mezcla. ***Revuelve bien*** hasta que los cubos de papa estén cubiertos de líquido. ***Hornea*** a 375°F por 50 minutos. ***Revuelve*** la mezcla unas cuantas veces mientras se hornean para asegurarte que las papas se rosticen parejo. Cuando estén listas, saca el molde y ***déjalas enfriar*** por 30 minutos. Sírvelas calientes.

Papas al Eneldo

> *Sin Colesterol*
> *Sin Trigo/Gluten*
> *Sin Leche/Caseína*
> *Sin Huevo*
> *Adecuado hasta la Etapa IV*

Acumulas kilometraje con este platillo sorprendentemente fácil de preparar. La única dificultad es hacer suficiente para que rinda – ¡se termina demasiado rápido! Los ingredientes se proporcionan para dos papas. Prepara más o menos, dependiendo del tamaño de tu familia, tu apetito y tu sartén.

- 2 papas medianas rosa blanca o rojas
- 2 c mantequilla
- 1/2 c sal
- 1/4 c eneldo seco

Pre-hornea las papas en el horno o el micro-ondas, o usa retallones de papas cocidas. Asegúrate de que estén bien cocidas. Enfríalas a una temperatura manejable. ***Pélalas*** deslizando las cáscaras. ***Rebana*** las papas en tercios a lo largo, luego ***rebánalas*** transversalmente en rebanadas de 1/8 de pulgada. Te van a quedar trozos pequeños y delgados de papa. ***Calienta*** un sartén, de 9 pulgadas de diámetro cuando menos, a fuego medio-alto. Derrite la mantequilla. ***Agrega*** las papas. ***Revuélvelas***. ***Espolvorea*** la sal sobre las papas; mezcla. ***Espolvorea*** el eneldo sobre las papas; ***mezcla***. Deja que las papas se cocinen unos minutos más, hasta que estén un poco doradas y ligeramente crujientes. Sírvelas calientes.

Kugel Ligero de Papa

> *Sin Colesterol*
> *Sin Trigo/Gluten*
> *Sin Leche/Caseína*
> *Sin Huevo*
> *Adecuado hasta la Etapa IV*

El kugel tradicional de papa es delicioso, y ¡lo extrañamos en una dieta sin huevo! Este kugel no es tan generoso como el kugel tradicional, pero tiene mucho sabor.

>8 papas medianas
>
>4 C aceite de cártamo extraído a presión
>
>1 c sal de mar
>
>*alternativas:*
>
>>4 zanahorias medianas o 2 calabacines medianos
>>
>>o 1 manojo de cebollines, picados, más 1/4 t perejil fresco picado

Pre-calienta el horno a 375°F. **Pela** las papas y colócalas en un tazón con agua fría. *Si usas zanahorias o calabacines,* pela las zanahorias. **Ralla** las zanahorias o calabacines en el lado de rallado grueso de un rallador de mano de cuatro lados. **Ralla** 5 papas en el lado de rallado medio del rallador de mano. **Ralla** las otras 3 papas en el lado de rallado más fino del rallador de mano. Va a salir papilla. **Mezcla** las papas y los otros vegetales: ya sea zanahorias o calabacines o cebollines y el perejil. **Agrega** el aceite y sal; mézclalos. **Engrasa** un platón refractario Pyrex de 7x11 pulgadas. **Vierte** la mezcla y alísalo. Hornéalo a 375°F por 90 minutos, o hasta que el kugel esté dorado por encima. Sírvelo caliente o frío. La consistencia del kugel será un poco pegajosa, así que usa un cuchillo serrado para cortar las porciones.

Kugel Tradicional de Papa

Sin Leche/Caseína
Adecuado hasta la Etapa II

El kugel de papa es un platillo tradicional judío que significa pudín de papa. Es delicioso en el día festivo de Pascua Judía y durante todo el año. Este platillo es bueno caliente o frío, así que es un buen plato para preparar por adelantado. Se puede refrigerar después de horneado.

12 papas rojas medianas

2 zanahorias

1/3 t harina integral para matzah o germen de trigo (opcional)

3 C aceite de cártamo extraído a presión

1 C sal de mar

5 cebollines, picados

2-4 huevos grandes

Pre-calienta el horno a 350°F. *Pela* y ralla las papas. Asegúrate de que las papas no tengan manchas color café. Si alguna está verde, no la uses. *Pela y ralla las* zanahorias. En un tazón grande, *mezcla* las papas y zanahorias ralladas, la harina para matzah o germen de trigo (opcional), aceite, sal y cebollines (opcional). *Agrega* los huevos al final, uno por uno. La mezcla debe ser fácil para revolver y húmeda, pero no como sopa. Ajusta la cantidad de huevos para esta consistencia. Si te queda como sopa, agrega un poco más de harina para matzah o germen de trigo. Cuando todos los ingredientes están mezclados, *viértelos* en un platón refractario Pyrex engrasado de 7x11 o 9x13 pulgadas, el que mejor te funcione. *Hornéalo* a 350°F por lo menos una hora, o hasta que las papas estén bien cocidas.

Papas a la Francesa Como en los Restaurantes, pero Mejores

> *Sin Colesterol*
> *Sin Trigo/Gluten*
> *Sin Leche/Caseína*
> *Sin Huevo*
> *Adecuado hasta la Etapa IV*

Los niños adoran las papas a la francesa. Las papas a la francesa de la mayoría de los restaurantes no son aceptables en una dieta sin levadura porque los restaurantes no usan grasa aceptable para freír, y/o fríen otros alimentos en la misma grasa, contaminándola; y/o usan la grasa por varios días. Estas papas a la francesa salen mejor con papas Idaho. Considera como una hora de cocimiento. Puedes hacer otras cosas mientras se cocinan, echándoles un ojo de vez en cuando. Puedes preparar las papas de antemano, guardándolas bien tapadas en un tazón con agua fría hasta que las vayas a usar.

> 6 papas Idaho grandes, o 1 papa grande por persona
>
> aceite de cártamo extraído a presión para freír
>
> sartén eléctrico o freidora
>
> sal de mar

Pela las papas y límpialas, ***cortándoles*** lo golpeado, manchas verdes o puntos. Coloca las papas peladas en un tazón con agua fría mientras preparas el resto. ***Rebana*** las papas en tiras de 1/4 – 3/8 de grosor en todos lados. Córtalas del largo que te guste comer. ***Coloca*** las papas rebanadas en agua fría hasta que las vayas a usar. Puedes comenzar a cocinar algunas papas mientras cortas las demás. Se toman mucho tiempo para cocinar. ***Calienta*** aceite en el sartén eléctrico, como 1/2 pulgada de hondo, a 350°F, o calienta la cantidad recomendada de aceite en una freidora pequeña. Usa sólo aceite nuevo. *Cuando el aceite esté caliente, coloca* un puñado de papas en el aceite. *Cocinar* más a la vez no ahorra tiempo a la larga, porque cada tanda de papas tomará más tiempo para *cocinar. Cocínalas* de un lado hasta que se doren, luego voltéalas usando dos tenedores, sosteniendo uno en cada mano. Si mantienes el aceite a 350°F, las papas no se quemarán. Cuando estén doradas por todos lados, *retíralas* del sartén con los tenedores o una espátula con orificios o una cuchara. *Colócalas* en una rejilla para enfriar que esté sobre una bolsa de papel marrón, para escurrir. No las *escurras* directamente en toallas de papel o bolsa de papel, porque las aguada. *Cuando estén escurrida, colócalas* en un plato. Espolvoréales sal. Cuando *saques* una tanda, pon otra tanda a cocinar. Mantén las papas a la francesa tibias en un horno a 200°F. ¡*Trata* de evitar que los comelones se terminen las papas a la francesa antes de que lleguen a la mesa!

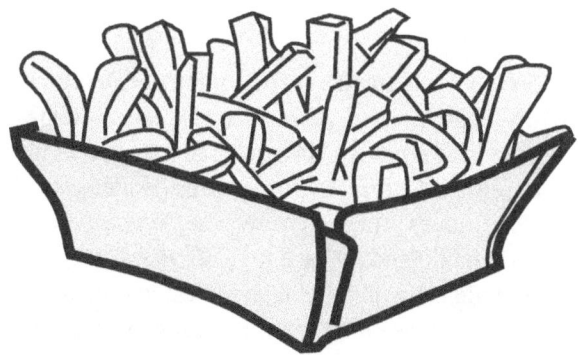

Papas a la Francesa Rápidas y Fáciles

> *Sin Colesterol*
> *Sin Trigo/Gluten*
> *Sin Leche/Caseína*
> *Sin Huevo*
> *Adecuado hasta la Etapa IV*

¿Tienes antojo de papas a la francesa sin el tiempo para *Papas a la Francesa Como en los Restaurantes?* Prueba éstas. Aumenta la receta según lo necesites para apetitos grandes.

> 1 papa Idaho grande o 2 rojas medianas o una cantidad similar de papas de buen sabor
>
> aceite de cártamo extraído a presión para freír
>
> sal de mar al gusto

Pela las papas *córtales* las manchas cafés o puntos. *Córtalas* en cubos de 1/2 pulgada, o tiras delgadas. *Colócalas* en un plato y mételas al *micro-ondas* en alto por unos 4 minutos. Mientras más estén en el micro-ondas, menos tienes que freírlas. *Cubrir* las papas antes de meterlas al micro-ondas resulta en papas a la francesa menos crujientes. *Calienta* un sartén a fuego medio y vierte una capa delgada de aceite. *Calienta* el aceite. Coloca las papas en el aceite; dóralas de un lado. Cuando estén crujientes y doradas, *retíralas* del sartén, colócalas en un plato y ponles sal al gusto. *Sírvelas* inmediatamente.

Puré de Papa

Sin Trigo/Gluten
Sin Leche/Caseína
Sin Huevo
Adecuado hasta la Etapa IV

A todos les gusta el puré de papa a cualquier hora del día.

>6-8 papas rojas grandes
>agua
>mantequilla al gusto
>sal de mar al gusto

Pela las papas, *quitándoles* las manchas café y los puntos. *Córtalas* en trozos pequeños. *Colócalas* en una olla. Si la olla es de buena calidad, y sabes que el agua no se va a evaporar, *llena* la olla 1/4 con agua. Si no, *cubre* las papas con agua. *Tapa* la olla. Ponla a *hervir* y bájala a hervor lento; cuécelas hasta que puedas insertar un tenedor en las papas fácilmente. Cuando las papas estén listas, coloca un colador encima de un tazón grande. *Vacía* las papas y el agua en el colador. *No tires* esa agua. *Coloca* las papas en otro tazón, o de vuelta en la olla. *Hazlas* puré con una prensa para papas, *agregando* tanta agua de cocción como sea necesario para lograr una consistencia muy suave. *No uses una* batidora eléctrica. Las papas se volverán demasiado pastosas. Comenzando con 1 C de mantequilla, *integra* la mantequilla y la sal al gusto. Sírvelo muy caliente.

Croquetas de Papa Rallada

> *Sin Trigo/Gluten*
> *Sin Leche/Caseína*
> *Sin Huevo*
> *Adecuado hasta la Etapa IV*

Esta es una de nuestras recetas favoritas. ¡Nuestro hijo suele comerse 2-3 tandas diariamente! Esta receta se puede hacer en menos de 20 minutos y es perfecta para alimentar rápidamente a niños hambrientos.

- 2 papas Russet medianas
- 1 C mantequilla
- 1 C aceite de cártamo extraído a presión
- 1/4-3/8 c sal, y más al gusto

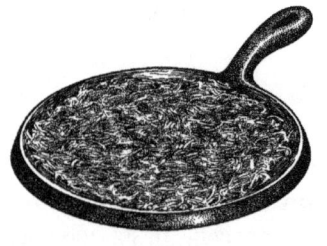

Coloca un sartén para freír en la estufa para que se vaya calentando a fuego medio-bajo. Mientras el sartén se calienta, *pela* las papas, asegurándote de que no haya manchas café por ningún lado. *Corta* las papas a la mitad a lo largo y ancho para asegurarte de que no haya partes malas. *Ralla* las papas en el lado de rallado regular de un rallador de cuatro lados. *Pon* mantequilla y aceite de cártamo en el sartén. Cuando la mantequilla chisporrotee y se derrita, *coloca* las papas ralladas. *Espolvorea* la sal. *Voltéalas* cuando comiencen a dorarse. Después de la primera vuelta, *voltéalas* cada dos minutos para asegurarte de que todas las papas *se cocinen parejo.* Las papas están listas cuando están doradas por ambos lados y completamente cocidas. A fuego que las dore pero no las queme, las papas se toman como 13 minutos en cocinar. *Revísalas* de sal; ¡*sírvelas* bien calientes!

Latkes de Papa Suaves y Picosos

Sin Leche/Caseína
Adecuado hasta la Etapa II

Esta receta es una variante de una que encontramos en un libro para niños. Los latkes son suaves y picosos, y saben deliciosos. Sírvelos con **Salsa de peras** o **Salsa de Arándanos al Limón, Salsa de Peras y Arándanos** o **Salsa de Arándanos y Fruta.**

- 5 papas rojas
- 6 cebollines
- 3 C harina integral pastelera
- 2 huevos
- 2 c sal de mar
- 1/4 c pimienta
- 1 c jugo de limón
- 2 c perejil fresco picado
- aceite de cártamo extraído a presión para freír

Pela las papas, cortándoles las manchas café y los puntos. *Ralla* las papas a mano o con un procesador de alimentos. Luego, *procesa* como la mitad de las papas en un procesador de alimentos o licuadora, *agregando* los huevos. *Procesa* hasta que esté suave. *Agrega* los cebollines y procésalo otra vez. *Agrega* la mezcla integrada al resto de las papas ralladas, *mezcla* bien, luego *agrega* el resto de los ingredientes. *Calienta* un sartén eléctrico al máximo. *Calienta* un poco de aceite en el sartén. *Vierte* los latkes a cucharadas pequeñas en el sartén. Cuando estén dorados, *voltéalos* y dóralos por el otro lado. *Sírvelos* calientes. Si no los sirves directamente del sartén, *escurre* los latkes en bolsas de papel marrón o toallas de papel. Mantén los latkes calientes en el horno a 200°F.

Latkes de Papa Suaves y Picosos – ¡Sin Trigo o Huevos!

> *Sin Colesterol*
> *Sin Trigo/Gluten*
> *Sin Leche/Caseína*
> *Sin Huevo*
> *Adecuado hasta la Etapa IV*

La mayoría de los latkes están hechos con huevo y un poquito de harina, pero estos latkes no tienen ninguno de los dos. ¿Qué los mantiene comprimidos? El almidón natural que sale al procesar algunas de las papas ralladas. Son deliciosos y ligeros. A tu familia y amigos les van a gustar. Sírvelos con **Salsa de Peras** o **Salsa de Arándanos al Limón**.

5 papas (rojas o Idaho)
6 cebollines
2 c sal de mar
1/4 c pimienta
1 c jugo de limón
2 c perejil fresco picado
aceite de cártamo extraído a presión para freír

Pela las papas, *cortándoles* las manchas café y los puntos. *Ralla* las papas a mano o con un procesador de alimentos. Luego, *procesa* como la mitad de las papas en un procesador de alimentos o licuadora. Procésalas hasta que estén ligeramente grumosas. *Agrega* los cebollines al procesador de alimentos y procésalo otra vez. *Agrega* la mezcla integrada al resto de las papas ralladas y agrega el resto de los ingredientes. *Calienta* un sartén eléctrico al máximo. *Calienta* un poco de aceite en el sartén. *Vierte* los latkes a cucharadas pequeñas en el sartén. Cuando estén dorados, *voltéalos* y dóralos por el otro lado. *Sírvelos* calientes. Si no los sirves directamente del sartén, *escurre* los latkes en bolsas de papel marrón o toallas de papel. Mantén los latkes calientes en el horno a 200°F.

Latkes de Papa Crujientes Tradicionales

*Sin Leche/Caseína
Adecuado hasta la Etapa II*

Una receta tradicional de Janucá, estos pancakes de papa son buenos todo el año. Son calientes, crujientes y deliciosos. Sírvelos con **Salsa de Peras** o **Salsa de Arándanos al Limón, Salsa de Arándanos y Peras** o **Salsa de Arándanos y Fruta.**

       8 papas rojas grandes
       4 huevos frescos
       1/4 t harina para matzah o harina integral
       2 c sal de mar
       mucho aceite de cártamo extraído a presión para freír

Pela las papas, y *córtales* cualquier parte descolorida. *Ralla* las papas usando un rallador de mano. Me he dado cuenta que rallador de procesador de alimentos no ralla las papas lo suficientemente delgadas para obtener la mejor textura y sabor. Agrega los huevos *batiendo* uno a uno para evitar mucho líquido. *Agrega* la harina para matzah o harina integral y la sal. La mezcla debe tener la consistencia de mezcla para pancakes espesa. Si está como sopa, *agrega* harina para matzah. Si está muy espesa, *agrega* un huevo y más papas si es necesario. *Revisa* la sal.

El secreto de latkes crujientes es un sartén caliente. *Calienta* un sartén muy caliente, preferiblemente un sartén eléctrico al máximo, 450°F. Agrega como 1/4 pulgada de aceite. *Calienta* muy bien el aceite. *Revuelve* la mezcla; *viértela en* cucharadas. *Aplana* cada latke para que se cocine parejo. *Cocínalos* hasta que estén dorados por un lado, luego voltéalos y cocínalos igual por el otro lado. Esto toma tiempo. *Ajusta* el fuego al sartén para que los latkes no se quemen.

Latkes de Papa Crujientes Sin Trigo o Huevos

> *Sin Colesterol*
> *Sin Trigo/Gluten*
> *Sin Leche/Caseína*
> *Sin Huevo*
> *Adecuado hasta la Etapa IV*

Janucá significa pancakes de papa (latkes). No íbamos a renunciar a los latkes sólo porque no podíamos usar la harina para matzah y huevos requeridos para los tradicionales. Lo que creamos fueron simplemente los latkes más ligeros y deliciosos que se pueden hacer todo el año. Hemos descubierto que nuestros invitados prefieren estos latkes a los tradicionales. Una receta hace suficientes latkes para 5 personas con apetito. Sírvelos con **Salsa de Peras** o **Salsa de Arándanos al Limón**.

    6 papas russet (Idaho) grandes

    aceite de cártamo para freír

    sal al gusto

Pela las papas y ***córtales*** cualquier parte mala. ***Ralla*** cuatro de las papas en lo que llamamos el lado "regular" de un rallador (en un rallador estándar de cuatro lados, es el lado que la mayoría de la gente usa. Es más chico que el lado para rebanar, pero más grande que los otros lados). ***Ralla*** las otras dos papas en el lado un poco más pequeño. Podrías encontrar que raspando la papa cruda en círculos contra las orillas es el modo más eficiente de hacerlo. Vas a obtener papilla. ***Mezcla*** todas las papas ralladas en un tazón grande, incluyendo el líquido de las papas. ***Agrega*** sal al gusto y revuelve. Calienta un sartén eléctrico a 450°F o un sartén regular lo suficientemente caliente para que una gota de agua salte por la superficie. ***Agrega*** aceite como de un latke de hondo. Cuando el aceite esté caliente, ***vierte*** cucharadas grandes de la mezcla de papa en el aceite y *aplana* cada uno para formar los pancakes. *Cocínalos* hasta que estén dorados de un lado, luego *voltéalos* y cocínalos hasta que estén dorados del otro lado. Al terminar cada tanda, *levántalos* del sartén y escúrreles el exceso de aceite. Colócalos en un molde Pyrex sin secar el aceite. Los latkes se hacen aguados si los secas. Mantén calientes los latkes a 175°F-200°F. ¡Sírvelos calientes!

Camote Horneado en Micro-ondas

> *Sin Colesterol*
> *Sin Trigo/Gluten*
> *Sin Leche/Caseína*
> *Sin Huevo*
> *Adecuado hasta la Etapa IV*

El camote calma el deseo de probar algo dulce. También te satisface, no tiene grasa adicional (a menos que se sirva con mantequilla), es un carbohidrato complejo bueno y es relativamente bajo en calorías.

Cualquier cantidad de camotes o ñames grandes y firmes.

Lava bien los camotes. *Perfóralos* con un tenedor. *Envuelve* cada camote bien apretado en plástico resistente a micro-ondas, o *coloca* todos los camotes en una bolsa para hornear y séllala según las instrucciones del fabricante. *Métolos al micro-ondas* en alto por aproximadamente 5 minutos por camote, pero *revísalos* a los 10 minutos aunque fueran muchos camotes. Si están suaves y exprimibles, están listos. Si no, *métolos* por 3 minutos a la vez hasta que estén suaves. Cuando sepas cuánto tiempo se tarda tu micro-ondas en hornear los camotes, anótalo para que puedas repetirlo fácilmente.

Nota personal: Mi micro-ondas tarda _____ min. para hornear _____ (número) de camotes en "alto".

Camotes Horneados

> *Sin Colesterol*
> *Sin Trigo/Gluten*
> *Sin Leche/Caseína*
> *Sin Huevo*
> *Adecuado hasta la Etapa IV*

Algunas personas prefieren camotes en horno casero a ***Camotes Horneados en Micro-ondas.*** Son igual de fáciles, pero toman un poco más para hornear.

>Cualquier cantidad de camotes o ñames grandes y firmes

>Aerosol anti-adherente de aceite de canola o aceite de cártamo (opcional)

Pre-calienta el horno a 375°F. ***Restriega*** los camotes. Dos opciones: ***envuelve*** cada camote en papel aluminio y colócalo directamente en el horno, o ***engrasa*** ligeramente una charola para galletas con aerosol para cocina o aceite y ***coloca*** las papas sin envolver en la charola, luego en el horno. ***Hornea*** por lo menos de una hora a una hora y media, hasta que los camotes estén suaves para exprimirlos. Puedes querer voltearlos cuando estén medio horneados. ***Sírvelos*** tal cual, calientes directo del horno. Córtalos y vacíalos con cuchara. ***Ponles*** mantequilla, si lo deseas. Los retallones se pueden dividir en porciones individuales y congelar para usarlos después.

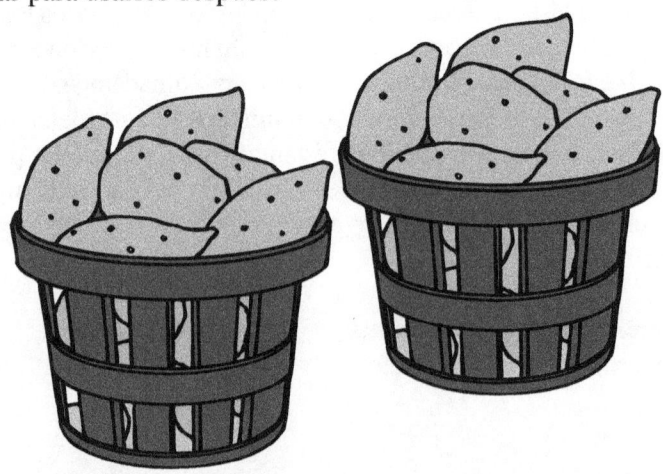

Principalmente Vegetales

Los vegetales pueden ser adiciones para tu comida, ya sea como platos fuertes o guarniciones. Casi todas nuestras recetas usan vegetales de un tipo u otro, pero este capítulo está dedicado a recetas usando vegetales como su ingrediente principal. En este capítulo encontrarás ideas para muchos tipos de platillos de vegetales, desde sofritos hasta cazuelas, desde calabaza de invierno hasta pay de tomate.

Berenjena Estofada

*Sin Leche/Caseína
Adecuado hasta la Etapa II*

1/4 t más 2 C harina integral pastelera

2 huevos grandes

1/3 t agua, y unas cuantas gotas más

1/4 c sal de mar

1/4 c pimienta

1 berenjena grande

aceite de cártamo extraído a presión para cocinar

Pela y rebana la berenjena en rebanadas gruesas de 1/8 de pulgada. Si la berenjena es muy grande, corta cada rebanada en mitades o cuartos. Hazla a un lado. *Prepara una mezcla* con los huevos, 1/3 t agua, sal, pimienta y harina. *Calienta* aceite en un wok hasta que una gota de mezcla se cocine casi inmediatamente. *Sumerge* la berenjena, una pieza a la vez, inmediatamente antes de cocinarla. *Cocina* unas cuantas piezas a la vez en el wok. Cuando estén doradas de un lado, *voltéalas* y cocínalas del otro lado. La berenjena está cocinada cuando se siente tierna con un tenedor. *Retírala* del wok y *escúrrela* sobre una rejilla o colador puesto sobre una bolsa de papel marrón. Esto mantendrá la berenjena más crujiente que secándola con toallas de papel. Cuando toda la berenjena esté cocinada, sírvela bien caliente.

Berenjena Sofrita con Ajo

> *Sin Colesterol*
> *Sin Trigo/Gluten*
> *Sin Leche/Caseína*
> *Sin Huevo*
> *Adecuado hasta la Etapa IV*

Para amantes de la berenjena, una versión de la ***Berenjena Estofada***, con menos grasa, sin gluten, leche ni huevos.

 2 berenjenas grandes, preferiblemente berenjena Siciliana por su sabor suave
 2 dientes de ajo grandes
 sal de mar al gusto
 aceite de cártamo extraído a presión para freír

Pre-calienta el horno a 350°F. ***Corta*** la berenjena en tiras de 1/8 de pulgada de grosor por 2 pulgadas de largo y 1/2 pulgada de ancho aproximadamente. Hazlos a un lado. ***Engrasa ligeramente*** dos charolas para galletas. Coloca las tiras de berenjena en una capa sencilla sobre las charolas para galletas. Espolvoréalas ligeramente con sal. Cúbrelas holgadamente con papel aluminio. ***Hornéala*** a 350°F por 30 minutos, o hasta que la berenjena esté suave. Mientras se hornea la berenjena, ***pica*** el ajo y hazlo a un lado. Saca la berenjena del horno cuando esté lista. ***Calienta*** una pequeña cantidad de aceite en un wok o sartén pesado para freír. Cuando el aceite esté caliente, ***agrega*** el ajo y sofríelo rápidamente hasta que se dore, pero sin quemarse. Si el sartén se calienta demasiado, mueve el ajo hacia un lado del wok y retira el wok de la flama por uno o dos minutos para que el aceite se enfríe. Cuando el ajo esté dorado, agrega la berenjena y sofríela por unos minutos. Agrega sal al gusto. Sírvela caliente.

Calabacín Sofrito con Tomate

> *Sin Colesterol*
> *Sin Trigo/Gluten*
> *Sin Leche/Caseína*
> *Sin Huevo*
> *Adecuado hasta la Etapa IV*

2 calabacines medianos

1 tomate pequeño

3 C aceite de cártamo extraído a presión

1/2 c sal de mar, o sal al gusto

Rebana los calabacines tan delgados como puedas, mientras más delgados, mejor. Hazlos a un lado. **Pica** el tomate en trozos pequeños. **Calienta** el aceite de cártamo en un wok o sartén para freír. Cuando el aceite esté muy caliente, agrega los calabacines. **Sofríelos** hasta que estén dorados y al menos algunos estén crujientes. Agrega el tomate; continúa sofriendo hasta que el tomate esté bien cocido. Agrega sal al gusto. Sírvelos calientes.

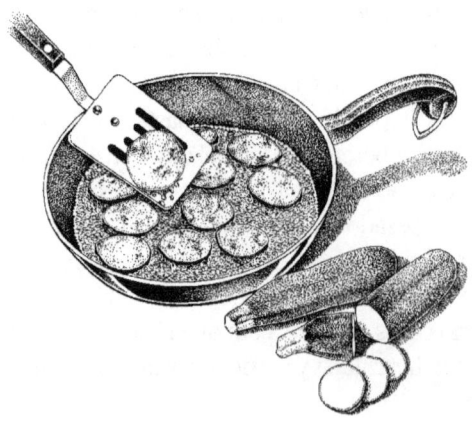

Flor con Especias

> *Sin Colesterol*
> *Sin Trigo/Gluten*
> *Sin Leche/Caseína*
> *Sin Huevo*
> *Adecuado hasta la Etapa IV*

La *Flor Picante* hace hermoso lo ordinario. Nuestra hija creó esta receta para que los niños la usen.

- 1 tomate mediano
- 1 calabacín, en rebanadas delgadas
- aceite de cártamo extraído a presión para saltear
- 1/2 t arroz integral cocido
- una pizca grande de albahaca seca
- una pizca grande de tomillo seco
- una pizca grande de orégano seco

Corta el tomate en triángulos delgados tamaño bocado. *Saltea* el calabacín en aceite de cártamo hasta que se dore. *Espolvorea* con albahaca. Retíralo del fuego y déjalo enfriar. *Coloca* el arroz cocido en el centro de un platón para servir. Luego, con un tenedor, *acomoda el calabacín* alrededor del arroz como aro. Continúa acomodando todo el calabacín. *Rodea* los aros de calabacín con los triángulos de tomate. *Espolvorea* tomillo sobre los tomates, y orégano sobre el arroz. Esta es una forma tan divertida para comer como lo es para servirlo.

Pay Miniatura de Tomate

> *Sin Colesterol*
> *Sin Trigo/Gluten*
> *Sin Leche/Caseína (con mantequilla)*
> *Sin Huevo*
> *Adecuado hasta la Etapa IV*

Este pay es sorprendentemente dulce y delicioso. Sirve como guarnición o postre.

    1 tomate grande o dos medianos

    1/4 t harina de papa

    1/4 t harina de arroz integral

    1/2 barra de mantequilla (1/4 taza)

    agua helada

Pre-calienta el horno a 350°F. **Pica** los tomates en trozos pequeños y hazlos a un lado. En un tazón grande, **combina** las harinas. Integra la mantequilla en pedacitos y mézclalos con cuchillos o una mezcladora de pastelero hasta que se formen bolitas tamaño guisante. Vierte agua helada, como una cucharada a la vez, hasta que puedas moldea la pasta como tarta de pay. **Presiona** la tarta en moldes de panecitos. **Distribuye** los tomates entre los moldes de panecitos. **Desmorona** un poco de tarta sobre los tomates. **Hornea** a 350°F por 30 minutos. Déjalos enfriar antes de servir.

Calabaza Espagueti a la Italiana

Sin Colesterol
Sin Trigo/Gluten
Sin Leche/Caseína
Sin Huevo
Adecuado hasta la Etapa IV

La calabaza espagueti es una alternativa genial a la pasta, baja en calorías y llenadora. Este platillo tiene un sabor a pizza, como hacer el espagueti y la salsa todo en uno. Comienza a cocinarla cuando menos 1-1/2 hora antes de servir.

 1 calabaza espagueti grande o 2 medianas

 3 calabacines medianos

 1 pimiento rojo

 3 dientes de ajo

 1-1/2 c orégano seco

 1-1/2 c albahaca seca

 sal de mar al gusto

 aceite de cártamo extraído a presión para saltear

Corta la calabaza a la mitad, de preferencia a lo largo. Sácale las semillas y la pulpa fibrosa (la parte comestible de la calabaza es menos fibrosa). *Cuece la calabaza:* **Instrucciones en la estufa:** coloca el lado abierto boca abajo en 2" de agua, tápala, y hiérvela hasta que la pulpa esté suave. **Instrucciones en el horno:** coloca el lado abierto boca abajo en una charola para galletas engrasada. Hornea a 350°F por unos 45 minutos. **Instrucciones en el micro-ondas:** mete toda la calabaza en "alto" en una pequeña cantidad de agua por 7-10 minutos. *Continúa:* saca la pulpa de la calabaza de su cáscara. Va a parecer espagueti. *Rebana* los calabacines, pica los pimientos y el ajo. *Saltea* los vegetales y el ajo en una pequeña cantidad de aceite. *Mezcla* todos los ingredientes con la calabaza espagueti. Revisa los condimentos, caliéntala (si es necesario) y sírvela caliente.

Sofrito Básico de Vegetales Chinos

> *Sin Colesterol*
> *Sin Trigo/Gluten*
> *Sin Leche/Caseína*
> *Sin Huevo*
> *Adecuado hasta la Etapa IV*

Esta receta es un sofrito básico, que puedes variar usando diferentes vegetales, o cambiando la cantidad de ajo y jengibre que uses. Si no te gusta el jengibre o el ajo, ¡no los uses! El plato te parecerá aún más delicioso.

> 3 t vegetales mixtos picados o rebanados, cada uno picado por separado y puesto en un plato aparte
>
> 1-2 dientes de ajo
>
> 1/2-1 c jengibre fresco picado
>
> 1/3 t puerro picado
>
> aceite de cártamo extraído a presión para freír
>
> sal de mar al gusto

Elije tus vegetales para crear diferentes formas y texturas. Buenas opciones incluyen mezclas de ejotes, brócoli, calabacín, calabaza amarilla de verano, pimiento rojo y/o verde, zanahorias (para quienes gustan de un sofrito dulce), u otros vegetales. No uses hongos o germinados. Evita el "tirabeque" (arveja cometodo de forma llana) y el "chícharo mollar" (arveja cometodo de forma redonda) a menos que estés seguro(a) de que no están contaminados con moho. *Corta* los ejotes y brócoli en trozos de 1/2 pulgada. Corta el calabacín y la calabaza amarilla a la mitad a lo largo, luego en rebanadas delgadas. Corta el pimiento y la zanahoria en tiras delgadas, de unas 2 pulgadas de largo y 1/8 de pulgada de ancho. *Asegúrate de poner* cada vegetal en un plato separado. *Pica* el ajo, puerro y jengibre y mézclalos. *Calienta* bien un wok. Agrega como 2 C de aceite. Caliéntalo pero no lo quemes. *Cocina* un vegetal a la vez. Coloca el primer vegetal en el wok, agrega una pizca de sal, luego sofríelo, revolviendo. Cocínalo de unos 30 segundos a un minuto, un poco más para calabacín y calabaza amarilla, luego *retíralo* y colócalo en un plato. Luego *cocina el segundo vegetal*, etcétera. Puede ser que necesites agregar aceite entre cada vegetal. Después de cocinar todos los vegetales, vas a cocinar los condimentos. Si es necesario, agrega un poco más de aceite al wok. Agrega el jengibre, ajo y puerro, sofriendo rápidamente. Agrega de vuelta el resto de los vegetales cocidos. Revuelve. Revisa la sal. Si es necesario, agrega ½ c de sal a la vez al gusto. *Sírvelos* bien calientes solos o sobre *Arroz Integral Básico.*

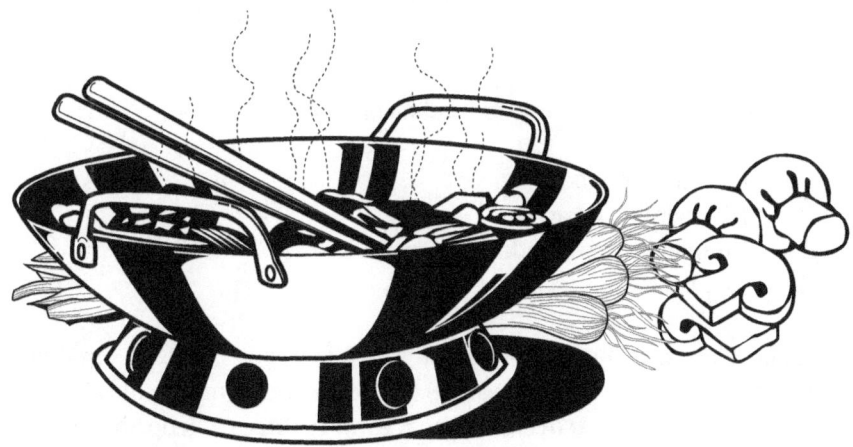

Calabaza Espagueti al Estragón

> *Sin Colesterol*
> *Sin Trigo/Gluten*
> *Sin Leche/Caseína*
> *Sin Huevo*
> *Adecuado hasta la Etapa IV*

Este es un platillo de vegetales delicioso que se puede servir solo o con arroz. Es una gran alternativa para la pasta. El plato tiene un sabor suave y sabroso. Comienza cocinando el garbanzo varias horas antes, luego empieza el resto de la receta cuando menos una hora y media antes de que vayas a servir.

1 calabaza espagueti grande o 2 medianas
1-1/2 t garbanzo seco, cocinado según las instrucciones en **Principalmente Frijoles**
2 puerros medianos
4 C aceite de cártamo extraído a presión
2 c sal de mar
1 c estragón seco
1/2 c semilla de apio
1 tomate fresco picado (opcional)
1 t agua

Corta la calabaza a la mitad, de preferencia a lo largo. Sácale las semillas y la pulpa fibrosa (la parte comestible de la calabaza es menos fibrosa). *Cuece la calabaza:* **Instrucciones en la estufa:** coloca el lado abierto boca abajo en 2" de agua, tápala, y hiérvela hasta que la pulpa esté suave. **Instrucciones en el horno:** coloca el lado abierto boca abajo en una charola para galletas engrasada. Hornea a 350°F por unos 45 minutos. **Instrucciones en el micro-ondas:** mete toda la calabaza en "alto" en una pequeña cantidad de agua por 7-10 minutos. *Continúa:* cuando la calabaza esté suave, *saca* la pulpa de la calabaza, separándola de la cáscara. Va a parecer espagueti. *Rebana* los puerros y saltéalos en aceite. Agrega la calabaza espagueti, el tomate (opcional) y condimentos. Agrega el garbanzo y el agua. Ponla a hervir a fuego lento por unos 15 minutos, tapada. Sírvela caliente.

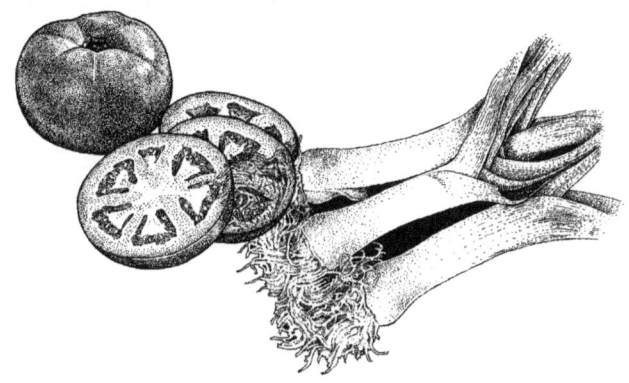

Calabacín Sorpresa

Sin Leche/Caseína
Adecuado hasta la Etapa II

Como muchas cosas buenas en la vida, ésta comenzó como un error. Tiene una consistencia como pudín y a los niños les encanta.

      1/3 miel de trébol sin procesar

      1/2 t mantequilla

      1 huevo

      2 calabacines pequeños o uno grande

      1-1/2 t harina de trigo integral

Junta todos los ingredientes y hazlos puré en una licuadora o procesador de alimentos. Hornea a 350°F para pudín cocido, o fríelo para pancake dulce. Sírvelo caliente.

Suflé de Vegetales a las Hierbas

Sin Leche/Caseína
Adecuado hasta la Etapa II
Este suflé en cazuela sabe como una tortilla de huevos rellena de más, y es perfecta para servir en compañía.

6 huevos grandes

4-5 calabacines medianos, rallados

4-5 zanahorias grandes, peladas y ralladas

1 tallo grande de brócoli, picado en trozos pequeños

3/4 t harina de trigo integral para matzah (opcional)

1-2 c sal de mar

1 c albahaca seca

1 c mejorana seca

1 c tomillo seco

Pre-calienta el horno a 325°F. **Separa** cinco de los seis huevos, colocando las yemas y las claras en tazones grandes. Quiebra el sexto huevo en las yemas. Mezcla las yemas y hazlas a un lado. **Agrega** los vegetales a la mezcla de yemas. Revuelve. Agrega harina para matzah (opcional), sal al gusto y hierbas. Revuelve bien. La mezcla va a estar muy líquida. **Bate** las claras con una batidora eléctrica en alto hasta que se formen picos firmes. Envuelve las claras en la mezcla de vegetales. Viértela en un molde Pyrex de 9x13 para hornear. **Hornéala** a 325°F por una hora más o menos. Sírvelo bien caliente.

Kugel de Calabaza Bellota

Sin Leche/Caseína
Adecuado hasta la Etapa II

Esta es una receta que ha ido de mano en mano y ha sido modificada para una dieta sin levadura. Todos gustan de este pudín. Quítale la canela si te causa problemas.

- 2 calabazas bellota enteras
- 1/2 t harina de trigo integral
- 1/3-1/2 t miel de trébol sin procesar
- 3 huevos
- 1 barra de mantequilla (1/2 t), derretida
- 1/2 c canela

Pre-calienta el horno a 350°F. Cuece las calabazas poniendo una a la vez, entera, en el micro-ondas por 12 minutos en "alto". Déjala enfriar casi a temperatura ambiente. ***Corta*** la calabaza a la mitad. Saca las semillas y tíralas. Sácales la pulpa y ponla en un tazón grande. ***Hazla puré*** con un tenedor o prensa para papas. Agrega los demás ingredientes y mézclalos bien. ***Hornéalas*** sin tapar en un molde 9x9 engrasado o cazuela de 1-1/2 cuarto de galón engrasada a 350°F por una hora. El kugel se va a levantar, luego se va a bajar cuando lo saques del horno. No te asustes. Déjalo enfriar antes de servirlo.

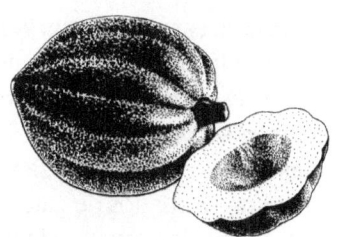

Kugel de Espinaca

> *Sin Leche/Caseína*
> *Sin Trigo/Gluten*
> *Adecuado hasta la Etapa IV*

Este es un tipo de pudín de espinaca (kugel) para amantes de la espinaca, ¡tal vez la receta más controversial en este libro! He incluído la receta porque a nosotros nos encanta, aunque no a todo el mundo. Puedes servirlo caliente o frío. Saca la espinaca a descongelar varias horas antes de que comiences a cocinar este platillo. No recomendamos espinaca fresca, porque le cambia la consistencia completamente.

4 paquetes (10 oz.) espinaca picada congelada

4 huevos

1 c sal de mar

1/2 a 1 c albahaca seca

1/2 a 1 c orégano seco

1/2 c estragón (opcional)

1 C aceite de cártamo extraído a presión

Descongela la espinaca congelada en el micro-ondas en "bajo" o en una superficie, si tienes tiempo. Escúrrele lo más que puedas de agua, sin exprimir la espinaca. *Pre-calienta* el horno a 350°F. *Revuelve* la espinaca para separarla, luego agrega los huevos, condimentos y aceite. Si prefieres cazuelas menos sazonadas, usa menos cantidad de hierbas. *Hornéalo* en un platón hondo (2 cuartos de galón) engrasado, sin tapar, por 1 a 1-1/2 horas a 350°F hasta que la cazuela esté lista.

Col China o Bok Choy Sofrita

Sin Colesterol
Sin Trigo/Gluten
Sin Leche/Caseína
Sin Huevo
Adecuado hasta la Etapa IV

1 cabeza grande de col Napa (china) *o* 1 manojo grande de bok choy (variedad con tallos blancos) *o* varios manojos de bok choy bebé (variedad con tallos verdes)

aceite de cártamo extraído a presión para freír

sal de mar al gusto

1 c ajo picado (opcional)

1 c raíz de jengibre fresca picada (opcional)

Prepara la col cortándole una pulgada de la base, que contiene mucha tierra. Separa cada hoja y lávala por separado. Quítale cualquier parte café. Coloca las hojas lavadas en un colador y enjuágalas otra vez. Pícalas en piezas de más o menos 1 pulgada de ancho. Si las hojas son grandes, quítales el centro del tallo. Escúrrelas en el colador. **Calienta un wok** en alto. Vierte unas 2 C de aceite al fondo del wok; caliéntalo pero no lo quemes. Cuando el aceite esté caliente, agrega toda la col. **Espolvorea** 1/2 c de sal de mar sobre la col. **Sofríela** empujando la col hacia un lado, jalando más hacia el fondo del wok, y volteando una y otra vez. La col va a soltar vapor. Puedes tapar el wok para acelerar el cocimiento. Cuando la col esté muy suave, está lista. Revisa los condimentos. Si deseas, **agrega** jengibre y ajo y cocínala un minuto más. Sabe muy bien servida sobre **Arroz Integral Básico** o **Arroz Esponjoso**.

Cazuela de Berenjena Tostada y Calabacín

> *Sin Trigo/Gluten (usando pasta de arroz)*
> *Sin Leche/Caseína*
> *Adecuado hasta la Etapa IV*

Esta es una cazuela de gusto muy diferente con un sabor italiano. Toma algo de tiempo para preparar, pero no es difícil.

Para la receta con trigo: 6 oz. fideos de trigo integral

Para la receta sin trigo/gluten: 10 oz. pasta de arroz Pastariso

6 calabacines medianos

2 berenjenas pequeñas

2 c albahaca seca o 6 c albahaca fresca picada, y más al gusto

2 dientes de ajo grandes

3 huevos extra-grandes o 4 grandes

1 manojo de cebollines, picado

aceite de cártamo extraído a presión

rociador de aceite de cocina de canola o cártamo (opcional)

sal de mar al gusto

Cocina los fideos según las instrucciones del paquete y hazlos a un lado. Prepara los vegetales mientras los fideos se cocinan. ***Comienza tostando*** los vegetales mientras los fideos se cocinan. Pela y rebana delgado la berenjena. Si las berenjenas son grandes, córtalas a la mitad antes de rebanarlas, para que las rebanadas sean más fáciles de manejar. Usando un sartén eléctrico en el calor más alto, *vierte* una cantidad muy pequeña de aceite de cártamo en el sartén. Usa una toalla de papel para distribuírlo. *Coloca varias capas* de berenjena en el sartén y deja que se cocinen por varios minutos hasta que el lado hacia el sartén esté dorado. *Voltéalas* y continúa cocinándolas hasta que el otro lado esté dorado. Deben quedar tiernas. Saca esas rebanadas y hazlas a un lado. *Continúa cocinando* toda la berenjena de la misma manera. *Mientras la berenjena se cocina,* rebana los calabacines y dóralos tal como hiciste con la berenjena. Mientras se cocinan los calabacines, *pica* los cebollines en trocitos y pica el ajo. Engrasa o rocía aceite en un molde hondo Pyrex de 9x9 pulgadas. Cuando los vegetales estén listos, *coloca* una capa de berenjena al fondo del molde. *Espolvorea* un poco de albahaca, ajo, cebollines y sal. Coloca una capa de fideos sobre las hierbas. Luego coloca algo de calabacín, espolvorea con albahaca, ajo, cebollines y sal. Coloca una capa de fideos encima. *Continúa agregando capas* hasta que uses todos los ingredientes. Si se te acaban las hierbas, puedes agregar más, para que haya hierbas en cada capa. *Bate* los huevos en un tazón. Viértelos con cuidado sobre el molde, usando un tenedor para hacer orificios en las capas y que el huevo penetre. *Hornea* sin tapar a 350°F por 50 minutos, o hasta que el huevo se cocine.

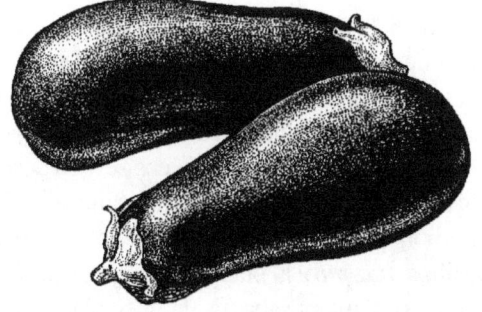

Condimento Picoso de Berenjena

> Sin Colesterol
> Sin Trigo/Gluten
> Sin Leche/Caseína
> Sin Huevo
> Adecuado hasta la Etapa IV

Este plato es excelente para hacer por anticipado. Es mejor frío que caliente, y los sabores de la berenjena y el ajo se pueden mezclar. Esta receta toma cuando menos una hora para hacer, incluyendo el tiempo para hornear la berenjena. Es una buena receta para hacer cuando tienes otros alimentos para hornear al mismo tiempo.

Rociador antiadherente para cocinar de aceite de canola o cártamo, o aceite de cártamo extraído a presión

2 berenjenas grandes, firmes

2 dientes de ajo, finamente picados

4 C aceite de cártamo extraído a presión

1/2 c sal de mar, o sal al gusto

Pre-calienta el horno a 350°F. Rocía una charola para galletas con rociador de aceite de canola o engrásala ligeramente con aceite de cártamo. **Lava** las berenjenas y colócalas en la charola para galletas. Hornea por 1 hora más o menos, hasta que las berenjenas se inflen, su cáscara esté crujiente y estén suaves por dentro. Si picas la cáscara, la berenjena se va a desinflar y estará suave y pastosa. **Déjala enfriar** hasta que puedas manejarla. Pela la berenjena sacándole la pulpa. Ahora pica el ajo. Usando un tenedor o mezcladora de pastelero o dos cuchillos, **haz puré** la pulpa con el ajo picado. Agrega sal y aceite. Mientras más repose, mejor sabe. Es un buen plato para hacer el día anterior a servirlo. Se mantiene por dos días en el refrigerador.

Condimento de Berenjena y Tomate

> Sin Colesterol
> Sin Trigo/Gluten
> Sin Leche/Caseína
> Sin Huevo
> Adecuado hasta la Etapa IV

Esta es una variación al *Condimento Picoso de Berenjena.* Como sabe mejor frío que caliente, es también un buen plato para hacer por anticipado. Comienza a hornear la berenjena una hora antes de mezclar con los tomates.

> Rociador antiadherente para cocinar de aceite de canola o cártamo, o aceite de cártamo extraído a presión
>
> 2 berenjenas medianas
>
> 1 t tomates envasados en casa *o* 1 tomate grande fresco, pelado y picado
>
> 1/2 c sal de mar, o sal al gusto

Pre-calienta el horno a 350°F. Rocía una charola para galletas con rociador antiadherente de aceite de canola o engrásala ligeramente con aceite de cártamo. *Lava* las berenjenas y colócalas, enteras, en la charola para galletas. Hornea por 1 hora más o menos, hasta que estén muy suaves por dentro. Revisa las berenjenas a la media hora y voltéalas si se están quemando. Sácalas del horno y déjalas enfriar hasta que puedas manejarlas. *Sácales* la pulpa y colócala en un tazón mediano. *Hazlas puré* o pícalas hasta que las piezas estén muy pequeñas. *Agrega* los tomates. Si usas tomates envasados, usa el jugo también. Agrega sal al gusto.

Tzimes de Zanahoria

> *Sin Colesterol*
> *Sin Trigo/Gluten*
> *Sin Leche/Caseína*
> *Sin Huevo*
> *Adecuado hasta la Etapa IV*

A todos les gusta un "tzimes" (pronunciado tsimas) que es como un estofado de fruta muy dulce.

    4 zanahorias grandes

    1 ciruela pasa sin semilla

    1 pera

    1 camote grande o 2 medianos

    jugo de un limón fresco

    1 t de agua, y más

Pre-calienta el horno a 350°F. ***Pela y pica*** las zanahorias en cubos de una pulgada. ***Pica*** las ciruelas en trocitos. ***Pela y pica*** la pera en trocitos. ***Pela y corta*** el camote en cubos grandes, de una a dos pulgadas. ***Mezcla*** todos los ingredientes juntos en un platón hondo con tapa. ***Hornea*** a 350°F al menos por una hora. Revisa el agua periódicamente para que la cacerola esté húmeda. Agrega agua si es necesario. Mientras más se hornee, mejor sabe.

Calabaza o Calabaza de Invierno Horneada

> *Sin Trigo/Gluten*
> *Sin Leche/Caseína (con mantequilla)*
> *Sin Huevo*
> *Adecuado hasta la Etapa IV*

La calabaza de invierno horneada es una delicia en una tarde de otoño o invierno. Esta es una receta que haces usando tu propio juicio, lo que mi abuela llamaba "al tacto". No puede salir mal. ¡Pruébala!

> Cualquier cantidad de calabaza de invierno (nogal, de Hubbard, calabaza, bellota)
> pequeña cantidad de aceite de cártamo extraído a presión
> mantequilla al gusto (opcional)
> miel de trébol sin procesar al gusto

Pre-calienta el horno a 375°F. Mientras se calienta el horno, ***corta*** la calabaza a la mitad y sácale las semillas y la pulpa fibrosa. Si lo deseas, guarda las semillas grandes para rostizar según las instrucciones de **Semillas de Calabaza Rostizadas**. ***Corta*** la calabaza en trozos manejables que quepan bien en un molde Corning Ware o molde Pyrex hondo o cazuela para hornear. Déjale la cáscara. ***Engrasa ligeramente*** tu molde con el aceite de cártamo para evitar que se pegue. Coloca la calabaza, la pulpa hacia arriba, en el molde. Debe quedar ajustada. Ponle un poco ce mantequilla a cada pieza. ***Vierte*** bastante miel sobre la calabaza. ***Tápala*** bien con una tapa de cacerola o papel aluminio.
Hornea a 375°F por 60 minutos o más hasta que la calabaza esté muy suave. Retírala del horno y disfrútala ahora o después. Sácale la pulpa de la calabaza y disfrútala con la salsa que está en el molde.

Lasaña Jardinera

> *Sin Colesterol*
> *Sin Trigo/Gluten*
> *Sin Leche/Caseína (con mantequilla)*
> *Sin Huevo*
> *Adecuado hasta la Etapa IV*

¿Lasaña en una dieta sin levadura, Trigo/Gluten ni Leche/Caseína? ¡Absolutamente! Esta receta hace suficiente lasaña que quepa en un molde para lasaña hondo de 9x13 pulgadas, o un molde Pyrex regular de 9x13 pulgadas, y una cacerola de 8x8 pulgadas. Sabe mejor al segundo día, así que es mejor hacerla por adelantado. Como esta receta requiere de mucho tiempo para preparar, comiénzala temprano en el día. El esfuerzo vale bien la pena. Además del tiempo de preparación para pre-cocer los vegetales, dispón de una hora para hornear, más una hora para dejar enfriar.

Salsa:

32 tomates ciruela

1-1/2 C albahaca seca

1-1/2 C orégano seco

3 C mantequilla

3 C sal de mar

agua, la necesaria

Comienza haciendo la salsa temprano durante el día, o en la noche anterior. Mientras más se cocine, sabrá mejor. **Pica** los tomates y hazlos a un lado. **Derrite** la mantequilla en un sartén grande y caliéntala hasta que chisporrotee.

Agrega los tomates y revuelve. *Agrega* los condimentos. Tápala y deja que hierva lento por varias horas. Agrega agua si es necesario para que no se pegue y para diluír la salsa.

Relleno:

   2 paquetes de 10 oz. de fideos de arroz para lasaña (marca Pastariso)

   1 manojo grande de brócoli

   2 manojos grandes de espinaca (de unas 10 oz. cada uno)

   2-4 calabacines medianos

   6 C mantequilla

   1/4 pimiento rojo

   1 pimiento verde

   1 tomate grande

   1 t frijol, habichuela, anasazi o alubia, cocido

   1-3 C sal de mar

   1-3 C albahaca seca

   1-3 C orégano seco

   1-2 t agua

   aceite de cártamo extraído a presión o rociador de aceite para engrasar los moldes

Prepara los fideos según las instrucciones del paquete, si usas si usas fideos cocidos. Para más instrucciones usando fideos crudos, ve la nota al final. Cuando los fideos estén cocidos, déjalos enfriar a temperatura ambiente. *Pica* el brócoli en trocitos. Hazlo a un lado. Limpia bien la espinaca y pícala en trocitos. Hazla a un lado. *Rebana* delgado los calabacines y hazlos a un lado. *Cocina los vegetales:* Derrite 2 C de mantequilla en un sartén grande. *Saltea* el brócoli sólo hasta que esté tierno. Retíralo y hazlo a un lado. Derrite otras 2 C de mantequilla en el sartén. *Saltea* la espinaca hasta que esté brillante y tierna. Retírala y hazla a un lado. Escurre el jugo. Derrite otras 2 C de mantequilla en el sartén. *Saltea* los calabacines hasta que estén brillantes y tiernos. Retíralos y hazlos a un lado. *Pica* los pimientos y el tomate. Hazlos a un lado.

Instrucciones Para Armar en la Siguiente Página.

Para armar la lasaña: Pre-calienta el horno a 375°F. Engrasa o rocía ligeramente con aceite un molde Pyrex para lasaña. Ten todos los vegetales a la mano, y unas cucharadas de albahaca, orégano y sal de mar. Comienza diluyendo la salsa con 1 t de agua. Ahora pondrás todos los ingredientes en el molde en capas: salsa, fideos, frijoles, vegetales, hierbas, luego repite: salsa, fideos, frijoles, vegetales, hierbas y sal, etc. Para hacerlo: ***Unta*** un poco de salsa al fondo de un molde Pyrex para lasaña. ***Coloca una capa*** de fideos sobre la salsa. ***Esparce*** 1/2 de los frijoles y 1/2 de cada vegetal, incluyendo pimientos y tomates, sobre los fideos. Espolvorea bastante albahaca, orégano y sal sobre los vegetales. Cubre toda la capa con bastante salsa. ***Esparce otra*** capa de fideos sobre la salsa y repite la primera capa. Para la capa final, esparce una capa de fideos sobre la capa anterior. Vierte el resto de la salsa sobre los fideos. ***Engrasa o rocía*** una hoja grande de papel aluminio. ***Cubre*** el molde bien apretado con el aluminio, la parte engrasada hacia abajo. Si no deseas usar aluminio, substituye por una bolsa para horno, sólo colócala encima. ***Hornea a 375°.F*** por una hora. Sácala del horno. De preferencia, déjala ***enfriar*** a temperatura ambiente, luego refrigérala tapada toda la noche. Re-caliéntala, luego córtala y sírvela. Si vas a servirla el mismo día, deja que se enfríe al menos 60 minutos antes de cortar. Sírvela medio caliente.

Instrucciones adicionales para usar fideos crudos:

Si usas fideos crudos, la capa de arriba va a quedar muy crujiente. Vas a necesitar agregar una taza de agua después de armar la lasaña, antes de hornear, y agregar agua durante el horneado. La lasaña se tiene que hornear unos 15 minutos más.

Semillas de Calabaza Asadas

> Sin Colesterol
> Sin Trigo/Gluten
> Sin Leche/Caseína
> Sin Huevo
> Adecuado hasta la Etapa IV

¿Qué mejor bocadillo que semillas de calabaza recién asadas? Si te sobran, puedes guardarlas en un recipiente hermético y comerlas cuando quieras.

> Semillas frescas de una calabaza o una calabaza de invierno grande
> sal de mar al gusto

Lava bien las semillas, separándolas de la pulpa fibrosa. Trata de quitarle tanta pulpa como puedas. *Esparce* las semillas húmedas en una sola capa sobre una charola para galletas sin engrasar. Unas fibras podrían haber quedado pegadas a las semillas, lo cual no es malo. Espolvorea sal de mar sobre las semillas. *Para un asado rápido*, pre-calienta el horno a 350°F y mete la charola al horno. Hornea por una hora, revisando las semillas cada 20 minutos y revolviéndolas para que no se peguen. Sácalas del horno cuando estén crujientes, doradas e infladas. *Para un asado lento*, pre-calienta el horno a 250°F. Mete la charola en el horno por varias horas o toda la noche, hasta que las semillas estén asadas y doradas. *Para almacenar y servir:* Deja que las semillas se enfríen a temperatura ambiente. Sírvelas inmediatamente, o guárdalas en un recipiente hermético. Las semillas de calabaza se pueden comer con cáscara, o puedes quebrar la cáscara y sólo comer las pepitas.

Ratatouille

> *Sin Colesterol*
> *Sin Trigo/Gluten*
> *Sin Leche/Caseína*
> *Sin Huevo*
> *Adecuado hasta la Etapa IV*

El ratatouille es un platillo mediterráneo en capas, que tiene como ingredientes principales berenjena, ajo y cebolla. Como puedes hacer un sinfín de variaciones de este plato, sólo te doy las instrucciones básicas. ¡Deja el resto a tu imaginación! La receta en estufa hecha por anticipado sabe muy bien. Permite cuando menos dos horas para que los sabores se absorban. Sírvelo con ***Arroz Integral Básico*** mezclado en el ratatouille. Esta receta hace suficiente para servir a 6 personas con mucho apetito. Para hacer menos, reduce los ingredientes proporcionalmente.

- 2 berenjenas enteras
- 6 calabacines medianos
- 1 manojo de cebollines o dos puerros medianos
- 4 dientes de ajo
- 8-10 tomates
- 2 C aceite de cártamo extraído a presión
- 3 c albahaca seca
- 3 c orégano seco
- 3 c tomillo seco
- 1 C sal de mar, y más al gusto

Comienza **calentando** una olla de 6 cuartos de galón a fuego bajo. Mientras se calienta, ***prepara los ingredientes.*** Primero, vas a picar o rebanar los ingredientes. Luego vas a ponerlos en capas, como la lasaña (¡pero sin fideos!). La clave del éxito es la organización.

Para comenzar, saca cuatro platos y unos cuantos tazones pequeños. Luego comienza a preparar los vegetales. **Corta las berenjenas** a la mitad a lo largo y rebánalas a lo ancho en rebanadas de un cuarto de pulgada, dejándoles la cáscara. Van a tener forma de media luna. Tira los extremos duros. Coloca las rebanadas de berenjena en un plato. Luego, **corta** los calabacines en círculos de un cuarto de pulgada de grosor y colócalas en otro plato. Pica los cebollines o puerros y colócalos en un tazón pequeño. **Pica** el ajo y colócalo en un tazón pequeño. **Corta** los tomates en rebanadas de un cuarto de pulgada de grosor y colócalos en un plato. Ten listas las hierbas y la sal. **Vierte el aceite** en la olla y caliéntalo, para evitar que la primera capa se pegue. Cuando el aceite esté caliente, **comienza las capas** de ingredientes, espolvoreando pequeñas cantidades de hierbas y sal después de unas capas. Por ejemplo, coloca una capa de calabacín, luego cebollines y un poco de ajo, luego berenjena, luego espolvoreas hierbas y sal. Coloca tomate, luego calabacín, luego más hierbas y sal, etc. No hay una manera equivocada de hacerlo, mientras las capas estén espaciadas para que uses todo y se cocine parejo. No te preocupes si te resulta una olla con una montaña de vegetales. Al cocinar se reducen a la mitad. Cuando hayas usado todos los ingredientes, **tápala**, sube el fuego a bajo/medio. Ponla a hervir suave, luego bájala a hervor lento. Cocínalo por lo menos 30 minutos, hasta que la berenjena esté lista. Sabe mejor si hierve lento por unas 2 horas, para que los sabores se filtren a todos los vegetales.

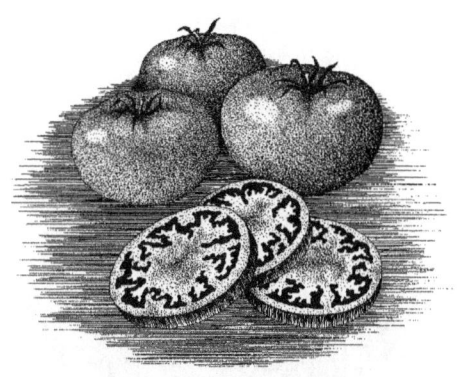

notas

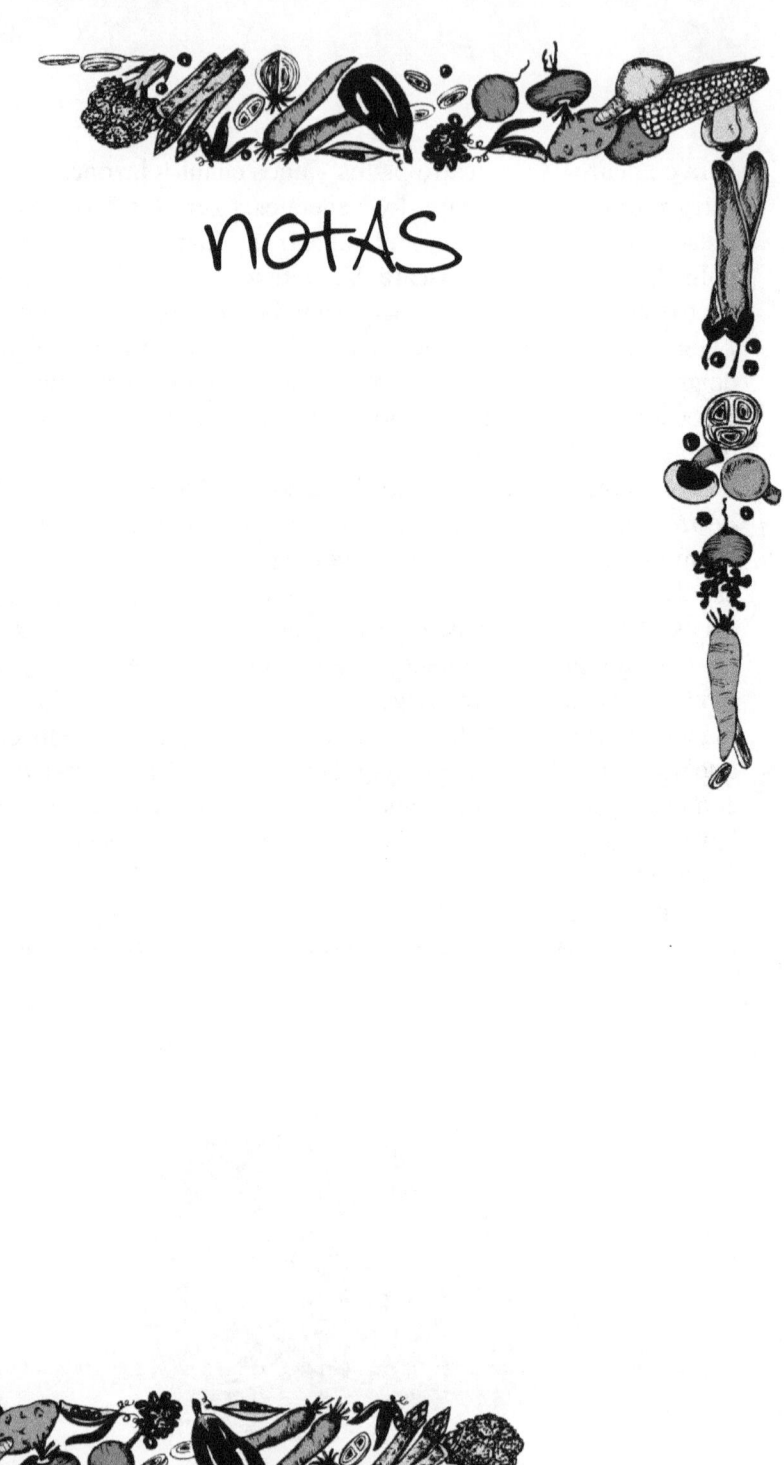

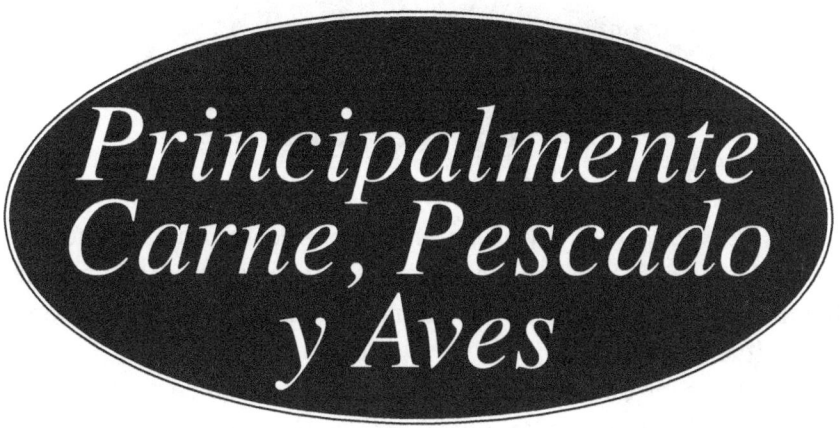

Principalmente Carne, Pescado y Aves

Las dietas sin levadura funcionan mejor con cantidades limitadas de carne, aves y pescado. Aunque a veces algo de proteína animal sabe bien y es agradable para variar y asegurar un suministro adecuado de vitamina B-12. Hemos incluído sólo unas cuantas recetas fáciles de preparar de pescado y pollo, y un puñado de recetas para las carnes selectas, ternera y cordero. Puedes usar los principios en estas recetas para expandir tu repertorio personal.

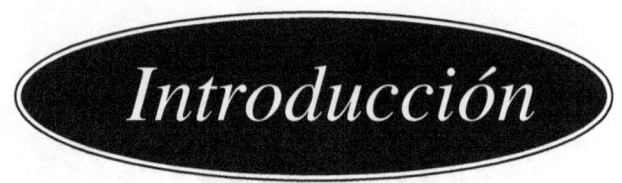

Introducción

Las dietas sin levadura funcionan mejor con cantidades limitadas de carne, aves y pescado. Esto va a sorprender a quienes han llevado otras dietas sin levadura. Muchas de esas dietas son muy altas en proteína animal y bajas en carbohidratos.

La razón de esto es que el Dr. Orian Truss, quien publicó primero la idea de que la levadura *Candida Albicans* puede causar problemas de salud en **El Diagnóstico Faltante**, observó que la levadura se desarrolla bien en carbohidratos y no particularmente bien en proteína. Por lo tanto, él razonó, uno debe quitar los carbohidratos de la dieta para que la levadura no se desarrolle también. Subsecuentemente, la dieta anti-levadura estándar recomienda eliminar toda el azúcar y la levadura del pan y agregar más carne y pescado.

En mi práctica, he encontrado que esta dieta no es la mejor, por las razones que explico en un capítulo anterior, **La Historia Detrás del Libro**. Muchos de mis pacientes han seguido la dieta estándar sin levadura, pero han disfrutado de pocos resultados. La razón de la falta de resultados no es su falta de esfuerzo, sino el hecho de que los principales transgresores de dietas de levadura (vinagre y malta de cebada) se han quedado en sus dietas. De hecho, la mayoría de los libros de cocina relacionados con anti-levadura y alergias tienen vinagre como un alimento principal y recomiendan una dieta alta en proteína animal, lo cual causa problemas, y nueces, que están muy contaminadas con moho. Mi experiencia con mis otros pacientes es que esta recomendación de usar carne y eliminar casi todos los carbohidratos está equivocada.

Cuando la levadura daña la carne, los químicos tóxicos que se forman son peores que los que se forman por levadura en carbohidratos. Además, los pollos y puercos son alimentados con harina de semilla de algodón, que está contaminada con un hongo llamado Aspergillus. Mi hipótesis es que los animales guardan las toxinas del Aspergillus en su grasa. Esta técnica es una manera común de los animales de procesar toxinas. Es posible que el almacenamiento de toxinas de hongos sea una razón por la que los pacientes sensibles a la levadura no deban comer cantidades grandes de carne.

A pesar de estos comentarios, carne de la fuente correcta y en cantidades pequeñas es aceptable en la dieta sin levadura. Un poco de proteína animal es importante para que la gente sienta que no han renunciado completamente a su vida anterior, y también para asegurar un suministro adecuado de vitamina B-12. Si llevas una dieta que elimina no sólo la levadura, sino también caseína (lácteos) y huevos, no tienes ninguna fuente de proteína animal y puedes llegar a tener deficiencia de vitamina B-12 a menos que tomes suplementos o comas carne de vez en cuando. No podemos hacer nuestra vitamina B-12 de fuentes vegetales.

Si decides comer carne, recomendamos comer más carne que pescado o aves, y usar ternera o cordero como tu fuente de carne. En la Etapa IV, recomendamos eliminar el pescado y restringir las aves a una pequeña cantidad de vez en cuando. La ternera y el cordero son las carnes más fáciles de digerir para las personas extremadamente sensibles.

Para las etapas I a III, recomendamos usar pescado suave muy fresco, como filete de lenguado, y aves muy frescas que no hayan sido alimentadas con antibióticos u hormonas. Cuando menos una marca de aves Kosher (Empire) y algunas carnes "orgánicas" anuncian que sus productos no han sido alimentados con antibióticos.

Las recetas en este libro son muy básicas. Puedes usar estas recetas como guía para desarrollar tus propias recetas en casa.

Así que, comienza aquí y diviértete aprendiendo nuevas maneras de cocinar tus antiguos favoritos.

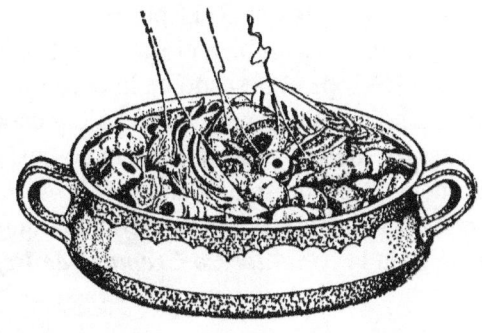

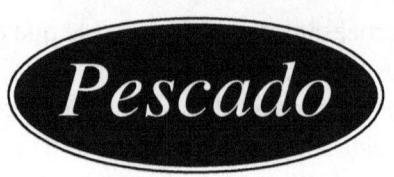

Filetes de Pescado Horneados al Limón

Sin Trigo/Gluten
Sin Leche/Caseína
Sin Huevo
Adecuado hasta la Etapa III

Esta receta es simple y agradable, y puede usarse para cualquier tipo de pescado que toleres.

    1-1/2 lbs. Filetes de un pescado suave fresco, como lenguado
    aceite de cártamo extraído a presión o rociador antiadherente
    sal de mar al gusto
    1 limón fresco
    1 diente de ajo fresco

Pre-calienta el horno a 350°F. **Engrasa levemente** una cazuela Pyrex o Corning Wear o un molde Pyrex de 7x11 pulgadas, con aceite de cártamo o rociador de cocina. **Lava** bien el pescado. Ponle sal a los filetes por ambos lados. Coloca el pescado en la cacerola o molde. Exprime todo el limón sobre el pescado. Pica el ajo y espolvoréalo sobre el pescado. Tápalo. Métalo al horno. Cocínalo hasta que el pescado haga hojuelas, pero no se desbarate, 15 a 40 minutos, dependiendo del grosor de tus filetes. Sírvelo con cualquier platillo de arroz o pasta y una ensalada con **Aderezo Cremoso de Pepino.**

Pescado Frito

> *Sin Trigo/Gluten*
> *Sin Leche/Caseína*
> *Sin Huevo*
> *Adecuado hasta la Etapa III*

El pescado frito es un poco más vivaz que el pescado al horno, pero tiene mucha más grasa y calorías. A los niños les gusta esta receta. Úsala para cualquier pescado que te guste y que toleres.

    1-1/2 lbs. filetes de pescado suave fresco, como lenguado

    2 C mantequilla, y más si se desea

    sal de mar al gusto

    2 dientes de ajo fresco

    aceite de cártamo extraído a presión, si deseas

Calienta un sartén grande y pesado a fuego bajo, o un sartén eléctrico para freír, en la primera o segunda temperaturas. *Derrite* la mantequilla en el sartén. Lava bien el pescado. Ponle sal a los filetes por los dos lados. Sube la temperatura a media-alta para que la mantequilla chisporrotee, pero no eche humo. *Coloca los filetes* en el sartén. Exprime todo el limón sobre el pescado. Pica el ajo y espolvoréalo sobre el pescado. Mientras se cocina el pescado, agrega más mantequilla u aceite si es necesario para evitar que se pegue (especialmente en un sartén de hierro). *Cocina* el pescado hasta que esté dorado de un lado, luego voltéalo. Cocínalo hasta que tenga hojuelas, pero no se desbarate.

Pescado Gefilte

> *Tradicional*:
> Sin Leche/Caseína
> Adecuado hasta la Etapa II
>
> *Simplificado*:
> Sin Trigo/Gluten
> Sin Leche/Caseína
> Sin Huevo
> Adecuado hasta la Etapa IV

¡Recetas y Notas de cocina en las dos páginas siguientes!
Me encanta el pescado gefilte (se pronuncia ga-fil-ta), que es un plato tradicional judío de Europa Oriental. Literalmente significa "pescado relleno". Con el tiempo, el relleno se ha convertido en el platillo. El pescado gefilte es muy fácil, y toma menos de una hora a una hora para prepararlo desde el momento en que el pescado se muele o se pica.

La clave del éxito al hacer el pescado gefilte para una dieta sin levadura es usar pescado muy fresco. Lleva el pescado del mercado a la casa inmediatamente y no lo dejes afuera. Prepáralo dentro de una o dos horas, ¡pero refrigéralo aunque sólo te retrases unos minutos! El pescado se descompone muy rápido y produce toxinas que son difíciles de digerir para personas sensibles a la levadura. Hecho de esta manera, el pescado tiene un sabor ligero a apetitoso.

La receta tradicional contiene gluten y huevos en las bolas de pescado; **la receta simplificada** no tiene gluten o huevos. Una manera de cocinar esta receta es dividir el caldo en dos ollas, luego sacar una parte de la mezcla de pescado antes de agregar los huevos y la harina para matzah, y continuar con la otra mezcla para agregar harina para matzah y huevo. De esta manera, vas a tener una receta parcial de *Pescado Gefilte Tradicional* y una receta parcial de *Pescado Gefilte Simplificado*.

La receta completa hace suficiente pescado gefilte para unas 8-10 personas con mucho apetito.

¡Ve las páginas siguientes para la receta!

Caldo para ambas recetas de Pescado Gefilte:

2-3 zanahorias

1 cebolla española fresca (con rabo) *o* 2 puerros grandes *o* 1 manojo de cebollines

4 ramas de apio

2 c sal de mar

1/2 c pimienta

2 cuartos de galón de agua, para comenzar

Pela y pica las zanahorias. Pica la cebolla. Pica el apio. Coloca todos los ingredientes en una olla de 4 cuartos de galón. Tápala; ponla a hervir, luego bájala a hervor lento. Cocínalo por 20 minutos mientras preparas el pescado.

Pescado para el Pescado Gefilte Tradicional:

2 lb. filetes de pescado de cualquier combinación que gustes, como pescado blanco, lucio, bagre u otros de carne blanca o amarilla

Nota: pueden moler el pescado en el mercado, para ahorrar tiempo

1/2 t harina integral o blanca para matzah

1 C sal de mar

1/4 c pimienta

2-3 C perejil fresco picado (o más, al gusto)

1-2 huevos

¡Continúa en la siguiente página!

Si no usas pescado ya molido, lava bien el pescado, luego muélelo en un molino para carne o pícalo muy finito usando un cuchillo muy filoso. *Picar* el pescado toma como 10 minutos de trabajo rápido y constante y ¡es un modo perfecto para quitar la tensión! *Mezcla* el pescado con la harina para matzah, 1 C sal, 1/4 c pimienta, perejil picado y 1 huevo. La mezcla debe estar rígida y pegajosa. Agrega el segundo huevo si la mezcla está demasiado dura o seca. Si la mezcla está muy aguada y no puedes formar bolitas, agrega más harina para matzah. *Forma* el pescado en bolitas o tortitas de unas 2 pulgadas de diámetro. Asegúrate de presionar bien las bolas de pescado, o se van a desintegrar al cocinarlas. Con una cuchara colócalas con cuidado en el caldo a hervor lento. Sube la temperatura a hervor alto, luego bájalo a hervor suave. *Cocínalo* por 20 minutos. Agrega más agua, la necesaria para cubrir el pescado.

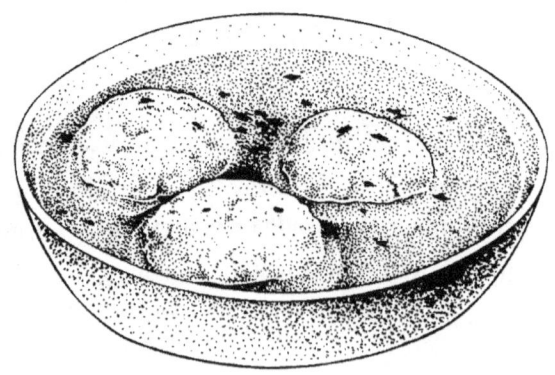

Pescado para el Pescado Gefilte Simplificado:

2 lb. filete de pescado de cualquier combinación que gustes, como pescado blanco, lucio, bagre u otros de carne blanca o amarilla

Nota: pueden moler el pescado en el mercado, para ahorrar tiempo

1 C sal de mar

1/4 c pimienta

2-3 C perejil fresco picado (o más, al gusto)

Si no usas pescado ya molido, lava bien el pescado, luego muélelo en un molino para carne o pícalo muy finito usando un cuchillo muy filoso. *Picar* el pescado toma como 10 minutos de trabajo rápido y constante y ¡es un modo perfecto para quitar la tensión! *Agrégale* la sal, pimienta y perejil picado. Esta mezcla va a estar bastante húmeda y parecerá que se desbarata. *Forma el pescado* en bolitas o tortitas de unas 2 pulgadas de diámetro. Asegúrate de presionar bien las bolas de pescado, o se van a desintegrar al cocinarlas. Con una cuchara colócalas con cuidado en el caldo a hervor lento. Sube la temperatura a hervor alto, luego bájalo a hervor suave. Cocínalo por 20 minutos. Agrega más agua, la necesaria para cubrir el pescado. Sírvelo frío o caliente.

Ensalada Básica de Atún

> *Sin Trigo/Gluten*
> *Sin Leche/Caseína*
> *Sin Huevo*
> *Adecuado hasta la Etapa III*

La ensalada de atún es tan básico que mucha gente encuentra inconcebible renunciar a la mayonesa. Puedes hacer ensalada de atún ligera y deliciosa con sólo unos pocos ingredientes. Mucha gente no sensible prefiere esta ensalada de atún tradicional con base de mayonesa.

Para hacer ensalada de atún, comienza con atún envasado sólo en agua destilada. Usualmente está etiquetado sin sodio o bajo en sodio. "Atún envasado en agua" no es aceptable, porque el agua contiene muchos aditivos, incluyendo el misterioso "caldo vegetal". A veces el "atún envasado en agua" contiene caseína.

Sírvelo con cualquier plato de arroz o pasta, o como ensalada con **Ensalada de Huevo y Ensalada de Papa al Perejil.** O cómela sola o en **Pan Integral Delicioso y Nutritivo.**

- 1 lata de 6 oz. atún sin o bajo en sodio (blanco o ligero en trozos)
- 1/4 c eneldo seco (opcional)
- 1/2 c sal de mar
- 1 C aceite de cártamo extraído a presión
- 1/2 C agua (opcional), y más al gusto
- apio picado (opcional)

Vacía la lata de atún en un tazón. Machácalo hasta que tenga la consistencia deseada. ¡A cada quien su gusto! Mézclale el eneldo (si quieres) y la sal. Agrega el aceite; mezcla bien. Agrega el agua si deseas una consistencia más líquida. Puedes agregarle más agua si lo deseas. Agrega el apio picado. ¡Sírvela!

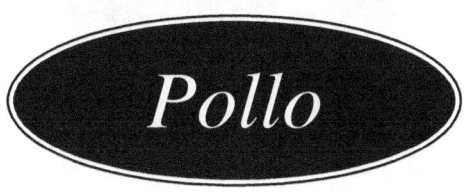

Pollo Asado con Hierbas

> *Sin Trigo/Gluten*
> *Sin Leche/Caseína*
> *Sin Huevo*
> *Adecuado hasta la Etapa III*

Esta receta toma como cinco minutos para ensamblar, usando piezas de pollo, y sabe como un sueño. Es una receta "al tacto" que va a resultar diferente para cada cocinero, pero sabrá igualmente deliciosa.

    aceite de cártamo extraído a presión

    sal de mar, al gusto

    1 pollo para asar grande (como 4 lbs.), cortado en piezas

    varias pizcas de eneldo fresco o seco

    varias pizcas de mejorana fresca o seca

Engrasa ligeramente un molde para hornear poco profundo. ***Ponle sal*** a las piezas de pollo, luego acomódalas en el molde. Unta aceite ligeramente en cada pieza. ***Espolvorea*** bastante eneldo y mejorana en cada pieza de pollo. ***Hornea*** a 375°F por una hora o hasta que los jugos salgan claros.

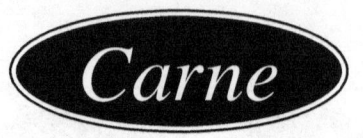

Estofado de Ternera

Sin Trigo/Gluten
Sin Leche/Caseína
Sin Huevo
Adecuado hasta la Etapa IV

Comienza esta receta temprano en el día. Mientras más se cocine, más tierna estará la carne y el asado tendrá más sabor. Sírvela sobre pasta o **Arroz Integral Básico.**

 4 calabacines medianos

 4 papas rojas medianas

 10-12 tomates ciruela

 4 C aceite de cártamo extraído a presión

 2 lbs. carne de ternera para estofado

 1 C albahaca seca

 1 C orégano seco

 1 C sal de mar

 6 t agua

Corta los calabacines en rebanadas delgadas. Hazlos a un lado. Pela las papas y córtalas en cubos de 1/2 pulgada. Hazlas a un lado. Pica los tomates en trozos grandes. Hazlos a un lado. **Calienta** el aceite al fondo de una olla grande. Si tu carne no está cortada en trozos, lávala y córtala. Cuando el aceite esté caliente, **agrega la carne para asado** para dorarla. Cuando esté dorada, agrega los calabacines. Saltea hasta que los calabacines estén suaves. **Agrega** los tomates, papas, hierbas, sal y agua. Ponlo a hervir. Bájalo a hervor lento. Deja que se cocine por 2-3 horas antes de servir. Si es necesario, agrega más agua. Revisa la sal antes de servir y agrega más si lo necesita. Sírvelo sobre arroz o fideos de arroz.

Sofrito de Ternera

Sin Trigo/Gluten
Sin Leche/Caseína
Sin Huevo
Adecuado hasta la Etapa IV

4 calabacines medianos

2 tomates

3 tallos de brócoli

5 tallos de apio

1 lb. carne de ternera molida o en rebanadas muy delgadas, más 1/2 c c/u sal de mar, orégano, albahaca y eneldo

1 c c/u orégano, albahaca y eneldo secos

sal de mar al gusto

2-4 C aceite de cártamo extraído a presión, y más al gusto

1 t agua

Rebana los calabacines, pica los tomates y el brócoli, y corta el apio en rebanadas grandes y hazlos todos a un lado. *Dora* la carne molida de ternera, agregando hierbas extra, o dora las rebanadas de ternera en un poco de aceite de cártamo. Sácala y hazla a un lado. Si es necesario, agrega 1 C más de aceite. *Agrega* los calabacines y sofríelos hasta que estén suaves. *Espolvoréales* una pizca de sal de mar mientras se cocinan. Retíralos y hazlos a un lado. *Repite* con el brócoli, luego el apio, cocinando cada vegetal por separado, agregando más aceite si es necesario. Luego *cocina* los tomates hasta que formen una salsa. *Agrega* las hierbas a los tomates. *Agrega* todos los otros vegetales cocidos y la carne y revuelve bien. Agrega agua al final, para formar una salsa. Para una mejor textura, sírvelo a los 5 minutos, suficiente tiempo para dejar que la comida absorba el sabor. Sírvelo sobre *Arroz Integral Básico*.

Salsa con Mucho Ajo Para Espagueti y Albóndigas

Sin Trigo/Gluten
Sin Leche/Caseína
Sin Huevo
Adecuado hasta la Etapa IV

Si te gusta la comida italiana, esto te va a encantar. Es similar a la ***Salsa Para Espagueti y Albóndigas***, pero lleva mucho más ajo y más orégano. Esta receta también lleva más carne por volumen de salsa, así que es más consistente. Sírvela sobre pasta integral o de arroz.

Salsa:

    14 tomates medianos

    6 dientes de ajo

    2 C aceite de cártamo extraído a presión

    2 lbs. carne de ternera para estofado

    1 C albahaca seca

    2 C orégano seco

    1/2 C sal de mar, o sal al gusto

Pica los tomates y hazlos a un lado. Pica el ajo. Calienta el aceite en una olla grande. Cuando esté caliente, agrega el ajo y saltéalo. ***Agrega*** los tomates, albahaca, orégano y sal. Cocina hasta que los tomates estén muy suave y como salsa. ***Mientras la salsa*** se cocina, haz las albóndigas, luego continúa: ***Deja enfriar*** a una temperatura manejable, luego ***hazla puré*** en una licuadora o procesador de alimentos hasta que esté suave. Vierte la salsa de vuelta en la olla. Caliéntala hasta hervir, luego en hervor lento.

Albóndigas:

    3 lbs ternera molida

    2 c sal de mar

    2 C orégano

    4 C aceite de cártamo extraído a presión

Mezcla la ternera con la sal y el orégano. Forma albóndigas pequeñas, como de una pulgada de diámetro. Presiona bien las albóndigas para que no se desbaraten al cocinarlas. Calienta el aceite en un sartén. Cuando el aceite esté caliente, comienza a dorar las albóndigas. Voltéalas varias veces con un tenedor para que se doren parejo. Cuando las albóndigas estén bien cocinadas y crujientes por fuera, agrégalas a la salsa. Déjalas hirviendo lento hasta servir.

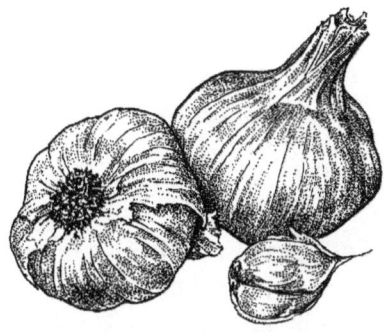

Salsa Para Espagueti con Albóndigas

> Sin Trigo/Gluten
> Sin Leche/Caseína
> Sin Huevo
> Adecuado hasta la Etapa IV

Esta es otra receta aprobada favorablemente, especialmente por los niños.

Salsa:

- 2 C aceite de cártamo extraído a presión
- 1 puerro grande
- 2 dientes de ajo grandes
- 1/2 t hojas de orégano fresco, o 2 C orégano seco
- 1/2 t hojas de albahaca fresca o 2 C albahaca seca
- 1-2 C sal de mar, al gusto
- 20 tomates medianos

Vierte el aceite en una olla grande. Calienta a fuego medio alto. Mientras se calienta el aceite, **pica** el puerro y el ajo. Saltéalos en el aceite caliente. Agrega las hierbas. **Continúa salteando** hasta que el puerro esté tierno. **Pica** los tomates en trozos grandes y agrégalos a la mezcla de puerro. Agrega 1 C de sal de mar. Ponla a hervir; tápala; déjala hirviendo lento por 30 minutos. Revisa la sal. **Mientras se cocina la salsa**, haz las albóndigas, luego continúa: **Deja enfriar** a una temperatura manejable. **Haz puré** la salsa en una licuadora o procesador de alimentos. Vierte la salsa de vuelta en la olla.

Albóndigas:

    2 lbs ternera molida
    1 c albahaca seca
    1 c orégano seco
    1 c sal de mar
    2 C orégano
    2 C aceite de cártamo extraído a presión

Mientras esperas que se cocine la salsa, haz las albóndigas. **Mezcla** la ternera con las hierbas y la sal. Forma albóndigas pequeñas como de una pulgada de diámetro. Vierte el aceite en un sartén y caliéntalo a fuego medio alto. **Dora** las albóndigas en el aceite hasta que estén medio cocidas. Vas a tener que voltearlas con un tenedor para que se doren parejo. ¡Maneja las albóndigas con cuidado para que no se desbaraten!

Coloca con cuidado las albóndigas en la salsa a hervor lento. Tápala; ponla a hervir. Bájala a hervor lento de 30 minutos a una hora. Sírvelas sobre pasta integral o de arroz.

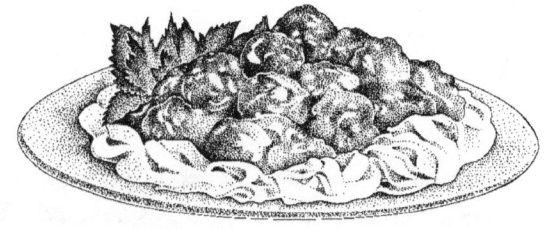

Lasaña Jardinera con Carne

> *Sin Trigo/Gluten*
> *Sin Leche/Caseína*
> *Sin Huevo*
> *Adecuado hasta la Etapa IV*

La lasaña es una favorita de siempre. Esta lasaña es una variante de la **Lasaña Jardinera**. Es un platillo substancioso, pero no pesado. Como la **Lasaña Jardinera**, ésta es una de las pocas recetas que sabe mejor al día siguiente. Si la sirves el mismo día, ¡comienza temprano! Hacer la salsa, pre-cocer los vegetales y armar la lasaña toma tiempo. Después de armarla, asigna una hora para hornear y media hora para enfriar. Puedes hacer esta receta con fideos pre-cocidos o crudos. Si usas fideos crudos, ten en cuenta que la capa de arriba va a quedar muy crujiente, pero comible. Más instrucciones para usar fideos crudos se dan al final de la receta. Recomendamos tomar tiempo para pre-cocer los fideos. Esta receta está diseñada para un molde hondo de 9x13 pulgadas para lasaña.

Salsa:

- 21 tomates ciruela
- 1 C albahaca seca
- 1 C orégano seco
- 2 C aceite de cártamo extraído a presión
- 2 C sal de mar

Comienza temprano a hacer la salsa, o la noche anterior. Mientras más se cocine, mejor sabe. **Pica** los tomates y hazlos a un lado. **Calienta** el aceite en un sartén grande hasta que chisporrotee. *Agrega* los tomates y revuelve. Agrega los condimentos. ***Tápalo y déjalo hervir*** por varias horas. *Agrega* agua si es necesario, para evitar que se pegue.

Relleno:

    2 paquetes de 10 oz. fideos de arroz para lasaña (marca Pastariso)
    1 C aceite de cártamo extraído a presión
    1 lbs ternera molida
    1 manojo grande de brócoli, picado
    2-4 calabacines medianos, en rebanadas delgadas
    1 t frijol cocido, habichuela, anasazi o alubia
    4 C aceite de cártamo extraído a presión
    1/4 pimiento rojo
    1 pimiento verde
    1 tomate grande
    1-3 C c/u sal, albahaca seca y orégano seco
    1/2 t agua
    aceite de cártamo extraído a presión o rociador de cocina para engrasar sartenes

Pre-cocina los fideos según las instrucciones del paquete. Cuando estén listos, déjalos enfriar a temperatura ambiente. Mientras los fideos se cocinan, *calienta un sartén* a fuego medio. Agrega la cucharada de aceite de cártamo. Cuando esté caliente, dora la ternera. Hazla a un lado. *Calienta* 2 C de aceite en un sartén grande. Saltea el brócoli sólo hasta que esté tierno. Retíralo y hazlo a un lado. Calienta 2 C de aceite en un sartén. Saltea el calabacín hasta que esté brillante y tierno. Retíralo y hazlo a un lado. *Pica* los pimientos y el tomate. Hazlos a un lado.

Instrucciones Para Armar en la Siguiente Página...

Para Armar la Lasaña:

Pre-calienta el horno a 375°F. Engrasa o rocía ligeramente con aceite un molde Pyrex para lasaña. Ten todos los vegetales, carne y frijoles a la mano, así como unas cucharadas de albahaca, orégano y sal de mar. Vas a armar la lasaña en dos capas que consisten en: salsa, fideos, frijoles, vegetales, carne, hierbas. ***Diluye*** la salsa con 1 t agua. Unta un poco de salsa al fondo de un molde Pyrex para lasaña. Coloca una capa de fideos en la salsa. ***Espolvorea*** 1/2 de los frijoles, así como 1/2 de cada vegetal, incluyendo los pimientos y tomates, sobre los fideos. Distribuye la mitad de la carne sobre los vegetales. ***Espolvorea bastante*** albahaca, orégano y sal encima de todo. Eso finaliza la primera capa. ¡Ahora repite el proceso! ***Cubre*** toda la capa con bastante salsa. ***Distribuye más*** fideos sobre la salsa, luego esparce el resto de los frijoles, luego los vegetales, carne y tomates sobre los fideos. ***Espolvorea generosamente*** albahaca, orégano y sal encima de todo. ***Para la capa final***, vierte salsa sobre la capa anterior. Luego coloca el resto de los fideos sobre la salsa. ***Vierte*** el resto de la salsa generosamente sobre los fideos. ***Engrasa o rocía*** una hoja grande de papel aluminio. ***Cubre*** el molde con el papel aluminio bien ajustado. ***Hornea*** a 375°F por una hora. Sácala del horno. Preferiblemente, déjala ***enfriar*** a temperatura ambiente, luego refrigérala tapado toda la noche. Re-caliéntala, córtala y sírvela. Si la sirves el mismo día, déjala enfriar al menos 30 minutos antes de cortarla. Sírvela caliente.

Más Instrucciones para usar fideos crudos:
Si usas fideos crudos, la capa de arriba va a quedar muy crujiente. Vas a tener que agregar una taza de agua después de armar la lasaña, antes de hornearla, y agregar más agua durante el horneado. La lasaña necesita hornearse unos 15 minutos más.

Albóndigas de Ternera y Papas

Sin Trigo/Gluten
Sin Leche/Caseína
Sin Huevo
Adecuado hasta la Etapa IV

Este es un platillo divertido para preparar y servir con los niños. Mientras más se cocine, mejor sabe. Sirve a 6 personas con apetito.

2 C aceite de cártamo extraído a presión para saltear
2 calabacines medianos, rebanados
2 tomates ciruela, picados
1 c albahaca seca
1 c orégano seco
1 C eneldo fresco o 1 c eneldo seco
3/4 c sal de mar
4 t agua
4 papas rojas pequeñas, peladas y cortadas en cubos
2 lbs ternera molida
1/2 c sal de mar
1/2 c albahaca seca
1/2 c orégano seco

Prepara el caldo: *Calienta* una olla grande a fuego medio-alto. *Vierte* el aceite para saltear. Agrega los calabacines. *Saltéalos* hasta que estén tiernos. Agrega los tomates, albahaca, orégano y eneldo. *Saltea* hasta que los tomates se suavicen y comiencen a desbaratarse. *Agrega* el agua y sal. Ponlo a hervir; *agrega* las papas. Ponlo a *hervir*; bájalo a hervor lento.

Prepara las albóndigas: *Mezcla* la ternera molida con las hierbas y la sal. Forma con la carne las albóndigas *apretadas* como de una pulgada de diámetro. Con cuidado *coloca* las albóndigas en el caldo hirviendo. La carne se cocina en unos 20 minutos, pero cocínalas por más tiempo para que tengan más sabor.

Estofado de Cordero

> *Sin Trigo/Gluten*
> *Sin Leche/Caseína*
> *Sin Huevo*
> *Adecuado hasta la Etapa IV*

Prueba este estofado como un sabroso cambio de lo ordinario. Comienza temprano durante el día para tener bastante tiempo ¡para que el estofado se guise! Sirve 8-10 personas con apetito.

    3 lbs. carne de cordero para estofado, con huesos, en piezas
    agua
    jugo de un limón fresco
    2 C aceite de cártamo extraído a presión
    1 puerro grande, picado
    5 dientes de ajo, picados
    6 calabacines medianos, rebanados
    1 C eneldo seco
    1 hoja de laurel
    1-1/2 C sal de mar
    5 papas rojas o rosa blanca medianas
    3 zanahorias, peladas y picadas (opcional)
    3 ramas de apio, picadas (opcional)

Calienta una olla grande (6-8 cuartos de galón). Coloca las piezas de carne en la olla, la grasa hacia abajo, y ***cuécelas a fuego lento***, volteándolas cada ciertos minutos para evitar que la carne se queme. Cocínalas hasta que la carne esté toda dorada, como 20 minutos. **Agrega** suficiente agua para llenar la olla a la mitad. Ponla a hervir. Al calentarse el agua, se va a formar espuma en la superficie. ***Quítale***

la espuma. Sigue quitándola hasta que quede poca o nada. Cuando deje de hacer espuma, agrega el jugo de limón al cordero. Mientras se cocina el cordero, *calienta* el aceite en un sartén. Cuando el aceite esté caliente, agrega el puerro, ajo y calabacín. *Saltéalos* hasta que estén suaves. *Agrégalos al cordero* después de agregar el jugo de limón. *Agrega* el eneldo, hoja de laurel y sal. Pela y corta las papas en cubos de 1/2 pulgada. Agrégalas al cordero. Si lo deseas, agrega zanahorias y apio. *Agrega más agua* para que el estofado suba hasta una pulgada del borde de la olla. Tápalo. Ponlo a hervir, luego bájalo a hervor lento. *Cocínalo* por lo menos dos horas más. Si lo deseas, saca el cordero de la olla. *Déjalo enfriar* hasta que puedas manejarlo, y separa la carne de los huesos, separa la grasa, y vuelve a poner la carne y los huesos de vuelta en la olla. Los huesos siguen dándole sabor al estofado, y hay quienes gustan de morderlos. Aunque el estofado esté listo para comer ahora, lo puedes dejar a hervor lento por hasta 6 horas más, si lo deseas. Los sabores van a estar aún mejor. Sírvelo caliente.

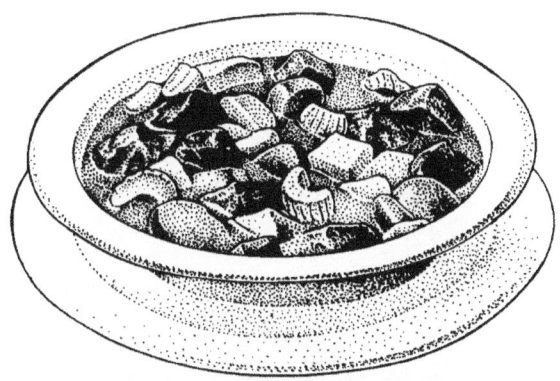

notas

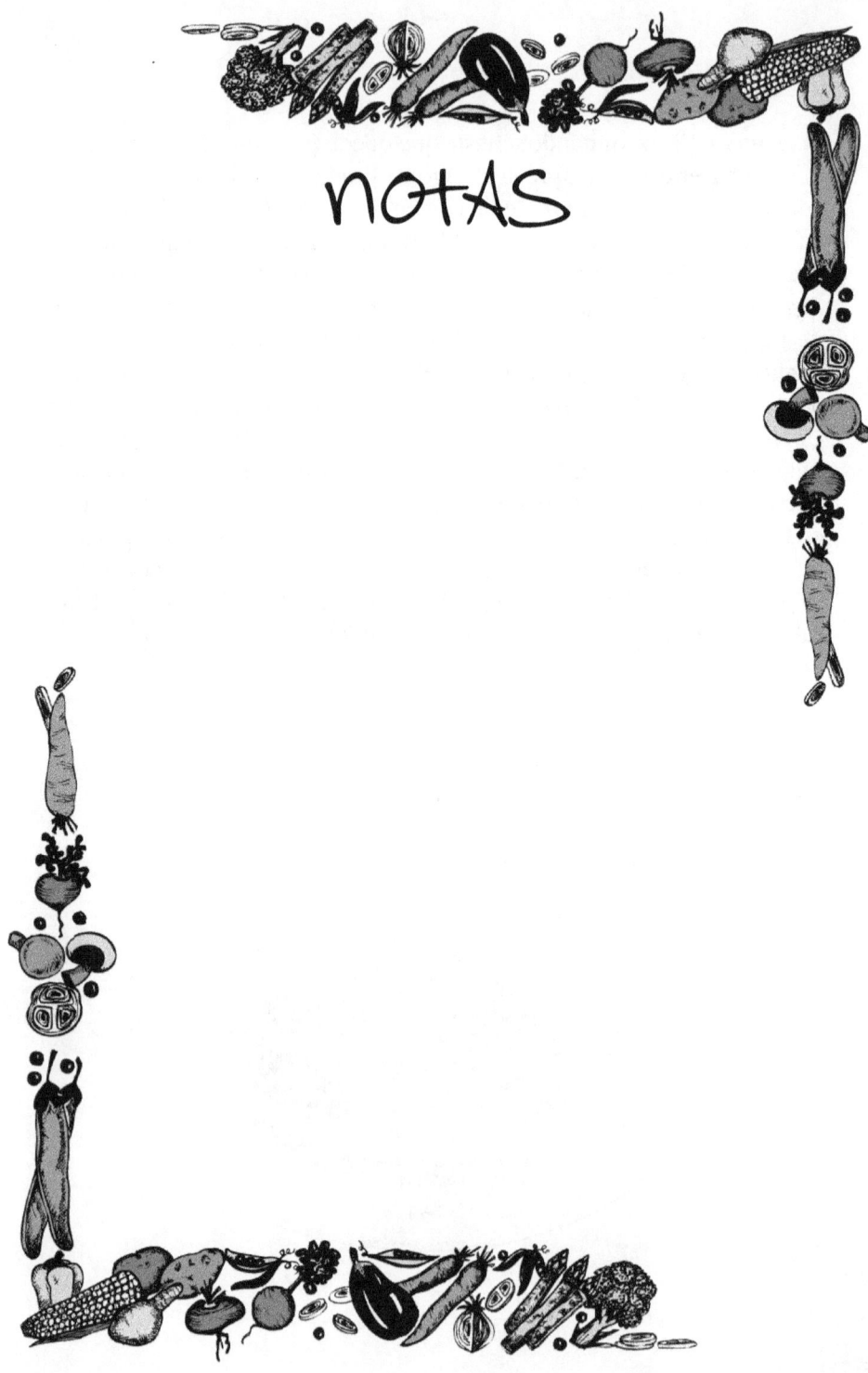

Dulces y Golosinas

La gente adora los dulces y golosinas, y ¡nosotros tenemos muchos! Este capítulo te proporciona muchas recetas para:

- ~ Pasteles y Panes de Postre
- ~ Galletas
- ~ Glaseados
- ~ Pays
- ~ Bebidas Dulces

Pasteles y Panes de Postre

El Mejor Pastel de Zanahoria del Mundo

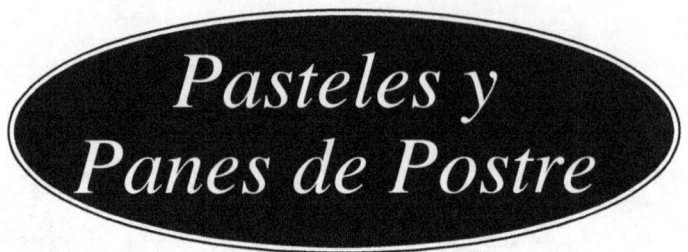

Sin Leche/Caseína
Adecuado hasta la Etapa II

Esta receta es una favorita siempre. El pastel es sorprendentemente ligero y tiene un gran sabor. Usa cualquiera de los glaseados en este libro, o sírvelo solo.

- 1-1/2 t aceite de cártamo extraído a presión o para más sabor usa 1/2
- t mantequilla sin sal derretida y 1 t aceite de cártamo
- 1-1/2 miel de trébol sin procesar
- 4 huevos extra grandes (para un pastel más ligero, usa 3 huevos)
- 2-1/2 t harina pastelera integral
- 2-1/2 c polvo de hornear
- 1 c bicarbonato de sodio
- 1 c sal
- 2 c canela
- 1 c pimienta de Jamaica
- 2-3 t zanahoria fresca rallada

Pre-calienta el horno a 350°F. Engrasa y enharina bien los moldes (usa 2 moldes para panqué, o uno de 9x13 pulgadas, o una combinación de moldes para panqué, pastel y panecitos). En un tazón grande, con una batidora eléctrica ***bate*** muy bien el aceite, la miel y los huevos. En un tazón pequeño, ***cierne*** juntos los ingredientes secos. Agrega los ingredientes secos gradualmente a los ingredientes húmedos mezclando con la batidora. Integra a mano las zanahorias de forma ***envolvente.*** Vierte en un molde de 9x13 pulgadas, o moldes para panqué, o moldes para panecitos, o moldes para dos capas. ***Hornea*** a 350°F hasta que un palillo salga seco (unos 50-60 minutos para el molde 9x13, 45 minutos para los moldes de capas, 20 minutos para panecitos, 30-35 minutos para panqués). Déjalos enfriar, luego glaséalos, si lo deseas.

Variación: Pastel de Calabacín

Usa una receta de ***El Mejor Pastel de Zanahoria del Mundo***, pero substituye la zanahoria con calabacín. Después de rallar los calabacines, ponlos en un colador y déjalos reposar por 30 minutos, apretando para que salga el agua de vez en cuando. Continúa con el pastel como en la receta de pastel de zanahoria.

Pan de Calabacín

Sin Leche/Caseína (con mantequilla)
Adecuado hasta la Etapa II

Es más ligero que un pastel, y no tan dulce. Los pasteles horneados se pueden congelar.

    4-5 t calabacín rallado

    1 t miel de trébol sin procesar

    1/3 t mantequilla derretida

    2 huevos grandes

    3 t harina pastelera integral

    1/2 c sal

    1 C polvo de hornear

    5/8 c pimienta de Jamaica

    1 c canela

Pre-calienta el horno a 350°F. **Coloca** el calabacín rallado en un colador sobre un plato o tazón. Hazlo a un lado. De vez en cuando, presiónalo para eliminar el agua que se le junta. **Bate** a mano o con una batidora eléctrica la miel, la mantequilla y los huevos. En un tazón aparte, **mezcla** los ingredientes secos. Agrega los ingredientes secos a los ingredientes húmedos y mézclalos. Exprímele el agua restante a los calabacines e intégralos a mano de forma ***envolvente***. Vierte la mezcla en 2 o 3 moldes para panqué engrasados, o una combinación de moldes para panecitos y moldes para panqué. **Hornea** los panqués a 350°F 35-45 minutos, hasta que un palillo salga seco (15 min. para panecitos miniatura; 20 min. para panecitos). Los panqués van a estar bastante pesados. Los panecitos, especialmente los miniatura, resultan más ligeros.

Pastel de Calabaza

Sin Leche/Caseína
Adecuado hasta la Etapa II

¡Una manera deliciosa de celebrar el otoño! Los niños gustan de este pastel. Es una golosina de 'Halloween' perfecta para compartir con los compañeros de escuela.

2 t miel de trébol sin procesar

1 t aceite de cártamo extraído a presión

2-1/4 t calabaza en puré para pay, preparada según las instrucciones en *Una Nota Sobre los Ingredientes*

4 huevos

3 t harina pastelera integral

2 c canela

1/4 c clavos de olor (o 1/2 c pimienta de Jamaica)

1/4 c macis (cáscara de nuez moscada)

1 C polvo de hornear

2 c bicarbonato de sodio

1 c sal

Pre-calienta el horno a 325°F. Engrasa 2 moldes de diez pulgadas, o uno de 9x13, o 2 moldes para panqué, o charolas para panecitos y hazlos a un lado. *Mezcla* todos los ingredientes, por orden, con una batidora eléctrica. Usa la cantidad de harina según la humedad del día. 3 tazas resultan en un pastel húmedo en un día seco. Si el tiempo está húmedo, agrega más harina. *Viértelo* en moldes engrasados o charolas para panecitos. *Hornea* a 350°F por 45 minutos para un pastel de 9x13 o dos moldes para panqué, o hasta que un palillo salga seco (20 min. para panecitos; 35 min. para panqués pequeños). Congela el pastel sobrante para disfrutarlo después.

Pan de Miel

> *Sin Leche/Caseína*
> *Adecuado hasta la Etapa II*

El pan de miel es un postre tradicional para el Año Nuevo, simbolizando la dulzura del nuevo año. Este pastel sabe mejor cuando se hace al menos un día antes y se guarda envuelto en papel aluminio dentro de una bolsa de plástico. Se puede congelar.

4 huevos

1-1/2 t miel de trébol sin procesar

1/3 t aceite de cártamo extraído a presión

1/2 t agua

3 t harina integral pastelera

1/2 c sal

2 c polvo de hornear

1 c bicarbonato de sodio

1/2 c clavo de olor

1/2 c pimienta de Jamaica

Pre-calienta el horno a 325°F. **Engrasa dos moldes para panqué** y hazlos a un lado. **Separa** las yemas y ponlas en un tazón grande y pon las claras en un tazón mediano. Con una batidora eléctrica **bate** las yemas con la miel hasta que esté cremosa. Agrega aceite y agua; bate. **Cierne** los ingredientes secos, luego agrégalos gradualmente a la mezcla de miel, revolviendo con una cuchara de madera al ir agregándolos. **Bate las yemas** a punto de turrón, luego envuélvelas con cuidado en la mezcla. Vierte la mezcla en moldes para panqué engrasados. Hornea 325°F por 45-60 minutos, hasta que un palillo salga seco. Déjalo enfriar, luego envuévelo en papel aluminio y dentro de una bolsa de plástico.

Pan de Joyas de Arándanos Rojos

Sin Leche/Caseína
Adecuado hasta la Etapa II

Este pan es muy ácido, pero absolutamente delicioso para quienes gustan de los arándanos rojos. Es un entremés ligero perfecto del Día de Acción de Gracias.

jugo de una naranja recién exprimida, y agua a completar una taza

3 C aceite de cártamo extraído a presión

1 t miel de trébol sin procesar

1 huevo

1 c polvo de hornear

1 c bicarbonato de sodio

1/2 c sal

2 t harina pastelera integral

2-3 t arándanos rojos enteros (un paquete estándar de arándanos rojos frescos)

Pre-calienta el horno a 350°F. Engrasa 2 moldes para panqué y hazlos a un lado. Con una batidora eléctrica mezcla juntos todos los ingredientes, excepto los arándanos, en el orden de la lista. Integra los arándanos a mano. Vierte en moldes engrasados para panqué. Hornea a 350°F por unos 50 minutos, o hasta que un palillo salga seco.

Pan de Arándanos Rojos y Manzana

*Sin Leche/Caseína
Adecuado hasta la Etapa I*

Este pan es hermoso para servirlo como un postre ligero o como parte de la comida principal. Es muy sabroso y sabe delicioso a arándanos. Se te gustan los panes más dulces, sigue las instrucciones alternativas.

Para Pan Acido:
3/4 t miel de trébol sin procesar
1 t agua
Para Pan Más Dulce:
1 t miel de trébol sin procesar
3/4 t agua

Para todos los panes:
3-4 manzanas medianas
3 C aceite de cártamo extraído a presión, y más para engrasar los moldes
1 huevo
1 c polvo de hornear
1 c bicarbonato de sodio
1/2 c sal
2-3/4 t harina pastelera integral + más si se necesita
2-3 t arándanos rojos enteros (un paquete estándar de arándanos rojos frescos)

Pre-calienta el horno a 350°F. ***Engrasa*** 2 moldes para panqué y/o prepara charolas para panecitos. ***Pela y corta*** las manzanas y hazlas a un lado. Con una batidora eléctrica mezcla en orden todos los ingredientes, excepto los arándanos y las manzanas. La mezcla debe tener la consistencia de mezcla para pancakes espesa. Si no, agrégale harina. Integra los arándanos y las manzanas de manera envolvente. Vierte en moldes engrasados para panqué o charolas para panecitos. Hornea a 350°F hasta que un palillo salga seco, unos 50 minutos para un panqué y 30 minutos para panecitos.

Pan de Manzana y Miel

*Sin Leche/Caseína
Adecuado hasta la Etapa I*

Este pan es dulce y especial para el año nuevo.

    aceite de cártamo extraído a presión o rociador antiadherente para engrasar moldes

    3 t harina pastelera integral

    4 c polvo de hornear

    1 c sal

    1 huevo

    1 t más 2 C miel de trébol sin procesar

    1 t agua

    1/4 t aceite de cártamo extraído a presión

    2 manzanas pequeñas

Pre-calienta el horno a 350°F. ***Engrasa*** 2 moldes para panqué y hazlos a un lado. En un tazón grande, ***mezcla juntos*** la harina, polvo de hornear y sal. En otro tazón, combina el huevo, miel, agua y aceite. Revuélvelos bien. ***Pela y pica*** las manzanas en trocitos, ¡pero no salsa de manzana! Agrega los ingredientes líquidos a los secos, mezclando lo menos posible. Agrega las manzanas y revuelve. Vierte en los dos moldes para panqué. ***Hornea*** a 350°F por unos 40 minutos, hasta que un palillo salga seco. Cuando estén listos, sácalos del horno. Déjalos enfriar a temperatura ambiente, luego sácalos de los moldes y envuélvelos en papel aluminio. Estos panes duran húmedos y dulces por tres días si están envueltos en papel aluminio. También puedes congelar los panes poniéndolos, ya envueltos, en bolsas de plástico bien selladas. Descongélalos en el papel aluminio.

Pastel Esponjoso para Pascua Judía

*Sin Leche/Caseína
Adecuado hasta la Etapa II*

El pan esponjoso va con todo. Esta receta es fácil de hacer y sale ligero y esponjoso. Si las naranjas son un problema, usa limones. Sírvelo con cualquiera de los sorbetes o salsas de fruta.

9 huevos extra grandes o 10 medianos a grandes

1/2 c sal de mar

1 t miel de trébol sin procesar

1/2 t jugo de limón o naranja recién exprimido

1/2 t harina blanca para matzah

1/2 t harina integral para matzah

1/3 t almidón de papa

Pre-calienta el horno a 325°F. **Separa** las yemas de las claras en dos tazones grandes. Bate las claras con una batidora eléctrica a velocidad alta, gradualmente agregando la sal, hasta que las claras estén a punto de turrón. Hazlo a un lado. Sin limpiar las aspas, *bate* las yemas. **Agrega** la miel y el jugo. Bate bien. **Combina** en un tazón pequeño las harinas para matzah y el almidón de papa y agrégalos a la mezcla de yemas. Integra las claras a mano de manera *envolvente*, con cuidado para no sacarle el aire a las claras. Vierte la mezcla en un molde sin engrasar. **Hornea** como 1-1/4 hr., hasta que la parte alta del pan vuelva a su forma original cuando lo presionas ligeramente. Voltea el molde de cabeza y déjalo enfriar así. Sácalo del molde con cuidado y colócalo en un platón.

Pastel de Pera

Adecuado hasta la Etapa II
Dulce y sabroso, es excelente para visitas

4 peras firmes

2 t harina pastelera integral

1 c canela

2 C almidón de papa

4 C leche descremada en polvo, no instantánea

2 c polvo de hornear

1/4 c sal de mar

1/2 t mantequilla

3/4 t miel de trébol sin procesar

2 C jugo de limón recién exprimido, y agua para hacer 3/4 de taza

1 huevo

Pre-calienta el horno a 350°F. **Engrasa y enharina** un molde para pastel de 8x8 pulgadas. **Pela** las peras y córtalas en rebanadas delgadas. Hazlas a un lado. En un tazón grande, **cierne juntos** la harina, canela, almidón de papa, leche en polvo, polvo de hornear y sal. En tazón pequeño, *haz crema* la mantequilla y la miel. Mezcla el jugo de limón, agua y huevo con la mantequilla y miel, revolviéndolos bien. Agrega los ingredientes líquidos a los secos. Agrega las manzanas de manera *envolvente*. Vierte en un molde para pan de 8x8 pulgadas. Hornea a 350°F por 30-45 minutos, o hasta que un palillo salga seco.

Pastel de Arándanos

Adecuado hasta la Etapa II

Este es un pastel de verano excelente para amantes de los arándanos.

2 t harina pastelera integral
1 c canela
2 C almidón de papa
4 C leche descremada en polvo, no instantánea
2 c polvo de hornear
1/4 c sal de mar
1/2 t mantequilla
3/4 t miel de trébol sin procesar
2 C jugo de limón recién exprimido, y agua para hacer 3/4 de taza
1 huevo
2 t arándanos frescos firmes

Pre-calienta el horno a 350°F. **Engrasa y enharina** un molde para pastel de 8x8 pulgadas. **Cierne juntos** en un tazón grande la harina, canela, almidón de papa, leche en polvo, polvo de hornear y sal. En tazón pequeño, **haz crema** la mantequilla y la miel. Mezcla el jugo de limón, agua y huevo con la mantequilla y miel, revolviéndolos bien. Agrega los ingredientes líquidos a los secos. Agrega los arándanos de manera **envolvente**. Vierte en el molde para pan. Hornea a 350°F por 30-45 minutos, o hasta que un palillo salga seco.

Dulces y Golosinas / *Un Banquete Sin Levadura* 323

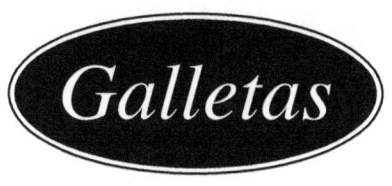

Las Galletas de Avena Favoritas de Todos

Sin Leche/Caseína
Adecuado hasta la Etapa II

Encontrar galletas para niños en dieta restringida es difícil, pero éstas son deliciosas. Son buenas también para compartir en la escuela. Si no tienes tiempo para hacer la receta completa, puedes congelar la masa para usarla después. Las galletas también se pueden congelar.

> 1 t mantequilla sin sal a temperatura ambiente
> 1-1/2 t miel de trébol sin procesar
> 2 huevos
> 2-1/2 c bicarbonato de sodio
> 1 c sal
> 3 t harina pastelera integral
> 3 t avena tradicional

Pre-calienta el horno a 350°F. Coloca la mantequilla y miel en un tazón. **Bátelos** juntos a mano o con una batidora eléctrica hasta que estén cremosos. Agrega los demás ingredientes, batiendo después de cada uno. Vacía a cucharadas sobre una charola sin engrasar para galletas. **Hornea** a 350°F hasta que estén un poco doradas, como 10-12 minutos. ¡Ten cuidado de no quemar la última tanda!

Galletas de Mantequilla Enrolladas

*Sin Leche/Caseína (con mantequilla)
Adecuado hasta la Etapa II*

Estas galletas reciben crítica favorable de niños de todas las edades. Son perfectas para enviar a fiestas de la escuela. Padres y maestros te lo van a agradecer, porque no llevan azúcar. Esta receta hace 10-13 docenas de galletas, dependiendo del grosor. *Comienza las galletas mucho antes de necesitarlas. ¡Tienen que refrigerarse antes de hornearlas!* Si no tienes tiempo para hacer todas las galletas a la vez, puedes congelar la masa para hornearlas después. Las galletas horneadas también se pueden congelar.

1-1/2 t mantequilla sin sal a temperatura ambiente

1-1/2 t miel de trébol sin procesar

2 huevos

1 c bicarbonato de sodio

4-5 t harina pastelera integral
más harina pastelera integral para amasar

Haz crema la mantequilla y la miel. Agrega los huevos. Agrega el bicarbonato de sodio y la harina, poco a poco. Revuelve bien. *Refrigera* al menos una hora hasta un día. Cuando saques la masa, *pre-calienta* el horno a 350°F. Saca un poco de masa a la vez y *amásala* agregándole un poco más de harina. *Extiéndela* a 1/8 de pulgada de grosor en una superficie o mesa bien enharinada. Córtala en las formas deseadas. Si no quieres extenderla, haz pequeñas bolitas (como de una cucharadita de masa) y presiónalas con un tenedor. O, haz una barra larga de masa, envuélvela bien en plástico, congélala, luego rebana las galletitas que necesites hornear. Cualquier método que uses, colócalas en una charola sin engrasar. *Hornea* a 350°F por unos 6 minutos hasta que estén doradas por debajo. ¡No las hornees de más! Retíralas inmediatamente para enfriar.

Galletas de San Valentín

Sin Leche/Caseína (con mantequilla)
Adecuado hasta la Etapa II

¿Buscas algo divertido como golosina de día festivo? Prueba galletas color de rosa de mantequilla. Les van a gustar a los amigos de tus hijos y a sus maestros-
¡las galletas no tienen azúcar! **Comienza estas galletas mucho antes de necesitarlas. ¡Deben refrigerarse antes de ser horneadas!**

- 1 betabel fresco
- 1/2 t agua
- 1 1/2 t mantequilla sin sal a temperatura ambiente
- 1-1/2 t miel de trébol sin procesar
- 2 huevos
- 1 c bicarbonato de sodio
- 4-5 t harina pastelera integral, y más para amasar

Pela y corta en cubos el betabel. Combínalo con la 1/2 t agua en una olla. Ponlo a hervir; bájalo a hervor lento y cuécelo hasta que esté muy suave. Hazlo a un lado para enfriar. Haz puré la mezcla de betabel. En un tazón grande, *haz crema* la mantequilla y la miel. Revuélvele el puré de betabel y huevos. Agrega el bicarbonato de sodio y la harina, poco a poco. Revuelve bien. Agrega más harina para espesar la masa, si necesitas. *Refrigera* por lo menos una hora hasta un día. Cuando saques la masa, *pre-calienta* el horno a 350°F. Saca un poco de masa a la vez y *amásale* un poco más de harina. Extiéndela a 1/8 de pulgada de grosor sobre una superficie o mesa bien enharinada. Córtala en forma de corazones. Coloca las galletas sobre una charola para galletas sin engrasar. *Hornea* a 350°F por unos 6 minutos hasta que estén un poco doradas por abajo. ¡No hornees de más la última tanda! Sácalas inmediatamente para enfriar.

Masa Hamantaschen

> *Sin Leche/Caseína (con mantequilla)*
> *Adecuado hasta la Etapa II*

"Hamantaschen" son galletas especiales para el día festivo judío Purim, que es a finales de invierno. Purim celebra la victoria de los judíos sobre Haman en Persia antigua, quien habría matado a todos los judíos. Hamantaschen nos recuerdan al sombrero de Haman, que según cuentan, tenía tres esquinas. Las galletas son triangulares con rellenos deliciosos, como el **Relleno de Semilla de Amapola o Salsa de Peras en Aderezos y Salsas.**

Estas galletas son fáciles de hacer, pero toman mucho tiempo y paciencia. La masa debe prepararse desde antes, y tiene que refrigerarse por una hora o durante la noche antes de rellenar. Esta receta hace 10 a 12 docenas de galletas. Yo prefiero hacer una tanda muy grande y congelarlas para comer después. Si prefieres una tanda pequeña, divide la receta.

- 1-3/4 t miel de trébol sin procesar
- 1 t mantequilla sin sal, ablandada
- 2/3 t aceite de cártamo extraído a presión
- 6 huevos
- 2 C polvo de hornear
- 1 c sal
- 10 t harina pastelera integral, y más para amasar

Haz crema la mantequilla y la miel. Agrega el aceite, luego los huevos. Mezcla bien con una cuchara de madera. *Mezcla* el polvo de hornear con un poco de harina y agrégala a la mezcla líquida. Agrega la sal. V*e agregando la harina* taza por taza, mezclando bien después de cada una. Cuando toda la harina está bien mezclada, *refrigera* al menos de una hora hasta toda la noche. *Cuando estés lista para usarla,* pre-calienta el horno a 350°F. Quiebra trozos del tamaño de dos pelotas de tenis. Ten a la mano suficiente harina extra para amasar si la masa está muy pegajosa. Extiende un trozo a la vez a 1/8 de pulgada de grosor. Usando una tapa de frasco de unos 2-1/2 pulgadas de diámetro, *corta círculos* en la masa. Coloca como una cucharada de relleno (**Relleno de Semilla de Amapola para Hamantaschen** o **Salsa de Peras** - en **Aderezos y Salsas**), o prepara el tuyo con puré o mermelada de manzana hecha en casa) en el centro de cada círculo. Vas a necesitar una receta del **Relleno de Semilla de Amapola para Hamantaschen**, más unas 3 t de **Salsa de Peras** para rellenar todas las galletas en esta receta. Después de poner el relleno en el centro de los círculos, *dobla las orillas* para formar un triángulo, pellizcando juntas las orillas de la masa. Asegúrate de no untar relleno en las orillas o no vas a poder pellizcar las orillas para juntarlas. Podrías necesitar humedecer las orillas de la masa con un poco de agua para que se puedan pegar. Deja una pequeña abertura arriba para que puedas ver el relleno. *Hornea* a 350°F por unos 10 minutos, o hasta que estén doradas por debajo y en las orillas.

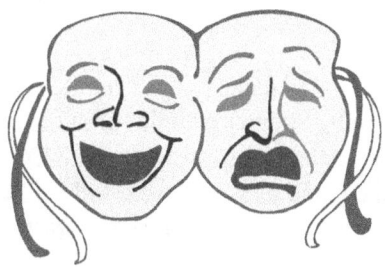

Relleno de Semilla de Amapola para Hamantaschen

> Sin Trigo/Gluten
> Sin Leche/Caseína (con mantequilla)
> Sin huevo
> Adecuado hasta la Etapa III

"Hamantaschen" son galletas rellenas especiales para el día festivo judío de Purim. Esta es una receta para el relleno tradicional de semilla de amapola (mohn), y hace suficiente relleno para 6-8 docenas de galletas hechas de la *Masa Hamantaschen*. La semilla de amapola se encuentra a granel en tiendas naturistas y cooperativas..

- 3 t semilla de amapola
- 2 t agua
- 2 C mantequilla
- 1 t miel de trébol sin procesar

Coloca las semillas de amapola, el agua y la mantequilla en una olla de 3 cuartos de galón. Calienta a fuego medio hasta que hierva. Déjala hirviendo lento hasta que el agua se absorba. Agrega la miel. Continúa calentando, y revolviendo de vez en cuando, hasta que casi todo el líquido de la miel se absorba. Deja enfriar, luego rellena la *Masa Hamantaschen.* ¡Disfrútalo!

Galletas Escandinavas Integrales de Mantequilla

> *Sin Leche/Caseína (con mantequilla)*
> *Adecuado hasta la Etapa II*

Estas son galletas de mantequilla con una diferencia. Son dulces, pero no demasiado, y tienen una textura que es a la vez ligera y substanciosa. Hace 6-7 docenas de galletas.

    1 t mantequilla sin sal

    1 t miel de trébol sin procesar

    1 huevo

    1-1/2 t harina pastelera integral

    1-1/2 t harina de almidón de papa ("kartoffel mel")

Pre-calienta el horno a 375°F. **Haz crema** la mantequilla y la miel. Agrega el huevo. **Cierne** la harina y el almidón de papa. Revuelve la mezcla seca con la mezcla líquida. **Refrigera** la mezcla al menos una hora. **Vierte** a cucharadas sobre una charola sin engrasar para galletas, asegurándote de que estén separadas 2 pulgadas. ¡Se extienden al hornear! **Hornea** a 375°F por unos 9 minutos, o hasta que las orillas estén un poco doradas. Quítalas de la charola para enfriar.

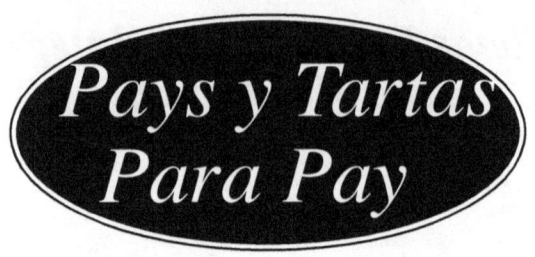

Pays y Tartas Para Pay

Tarta Integral de Aceite Para Pay

*Sin Colesterol
Sin Leche/Caseína
Sin Huevo
Adecuado hasta la Etapa II*

Esta es una tarta básica para un pay con tarta sencillo de 9 pulgadas. Yo uso aceite para quienes no les gusta o no pueden tener comer una tarta con mantequilla. Es desmoronable y se presiona contra el molde en vez de extenderla con rodillo. Esta receta hace suficiente tarta para un pay poco profundo de 9 pulgadas. Para uno profundo de 10 pulgadas, duplica la receta.

    1 1/4 t harina pastelera integral

    1/2 c sal

    1/3 t aceite de cártamo extraído a presión

    3-6 C agua helada.

Mezcla la harina con la sal, luego mezcla bien el aceite. La mezcla va a estar muy líquida, pero no te preocupes. ¡No pienses que no debes agregar agua! El agua integra el aceite con la harina. Después de mezclar el aceite, agrega una cucharada de agua a la vez. ***Revuelve*** bien hasta que la mezcla tenga la consistencia de barro pegajoso y se mantiene unida. ***Presiona*** en un molde para pay de 9". Multiplica la receta proporcionalmente para tartas más grandes. Llena y hornea según las instrucciones en tu receta para pay.

Tarta Integral de Mantequilla Para Pay

Sin Leche/Caseína (con mantequilla)
Sin Huevo
Adecuado hasta la Etapa II

Esta receta para tarta de pay hace un pay de 9 pulgadas. Aunque la tarta es más pesada que la tarta de aceite, es sabrosa ¡y desaparece cada vez que se sirve!

    1/2 c sal

    1 1/4 t harina pastelera integral

    3/4 t mantequilla sin sal, fría

    3-6 C agua helada.

Mezcla la harina con la sal, *Corta* la mantequilla con una mezcladora de pastelero, hasta que la mezcla forma bolitas tamaño guisante. *Agrega* una cucharada de agua a la vez. Revuelve hasta que la mezcla forme una bola. *Extiéndela con rodillo* o presiónala en un molde de 9" para pay. Multiplica la receta para tartas de pay grandes. Llena y hornea según las instrucciones en tu receta para pay.

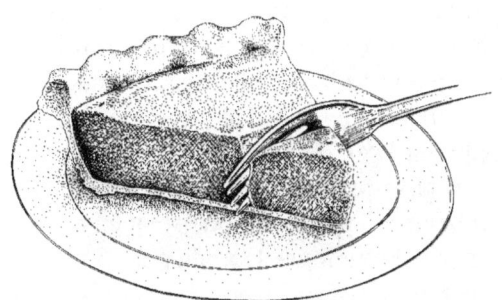

Relleno Para Pay de Calabaza sin Leche y con Especias

> Sin Trigo/Gluten
> Sin Leche/Caseína
> Adecuado hasta la Etapa IV

A tus invitados del Día de Acción de Gracias les va a encantar este pay sin lácteos. Hornéalo un día antes para que el sabor se asiente. Hace suficiente relleno para una tarta de pay de 9 pulgadas. Para una tarta de pay en molde hondo de 10 pulgadas, duplica la receta. Puede quedarte muy poco sobrante, que puedes hornear en moldes de panecitos, para "paycitos".

    3/4 t miel de trébol sin procesar

    1/2 c sal

    1/2 c canela

    1/8 a 1/2 c macis

    1/2 c jengibre en polvo o 1/4 c jengibre fresco picado

    1/4 c clavo de olor en polvo

    2 huevos

    2 C mantequilla derretida (opcional)

    1-1/2 t calabaza molida para pay, cocida

    tarta para pay de 9", usando tu receta favorita de este libro

Pre-calienta el horno a 425°F. **Prepara la calabaza** según instrucciones en **Una Nota Sobre los Ingredientes. Mezcla** todos los ingredientes (excepto la tarta) con una batidora eléctrica. Cuando mezcles las especias, recuerda que el macis hace al pay muy picante. Para pays menos picantes, agrega 1/8 c de macis. Para pays muy picantes, agrega 1/2 c de macis. Para pays regulares, agrega diferentes cantidades a tu gusto. **Viértela** en la tarta. Para evitar que se quemen las orillas de la tarta, cúbrelas con papel aluminio. Hornea por 15 minutos a 425°F, luego baja la temperatura a 350°F y hornéalo por 40 minutos más, o hasta que un palillo salga seco. Enfríalo antes de servir.

Tarta de Arroz con Aceite Para Pay

> *Sin Colesterol*
> *Sin Trigo/Gluten*
> *Sin Leche/Caseína*
> *Sin Huevo*

Adecuado hasta la Etapa IV
Esta es una tarta sabrosa para un pay cubierto de 9 o 10 pulgadas

>3 t harina de arroz integral o mezcla de arroz Ener-G
>
>1/2 c sal
>
>2/3 t aceite de cártamo extraído a presión
>
>hasta 1-1/2 t agua helada

Mezcla la harina de arroz y la sal en un tazón grande. **Agrega** el aceite y revuelve bien par que la mezcla se haga bolitas. **Agrega el agua**, un poquito a la vez y revuelve. Agrega agua suficiente para que tenga la consistencia de barro, que al presionarla en un molde de pay y mantenga la forma. Usualmente 1 t de agua helada es suficiente, pero depende de la humedad en la casa. **Presiona** la mitad de la masa en un molde para pay de 9 o 10 pulgadas para la tarta de abajo. **Llena** la tarta con tu relleno favorito. **Presiona** el resto de la masa en pedazos pequeños y colócala encima del relleno, o desmorona el resto de la masa encima. Sigue las instrucciones de horneado para tu relleno de pay, u **hornea** a 350°F por una hora más o menos. El pay está listo cuando el relleno de fruta hace burbujas a través de las grietas de la tarta.

Pay de Acción de Gracias

> Sin Leche/Caseína
> Adecuado hasta la Etapa II

Una hermosa adición a la mesa de Acción de Gracias, ligero y delicioso.

Masa (para las tartas de abajo y de arriba)

    2-1/4 t harina pastelera integral

    1 t mantequilla sin sa

    1 yema de huevo

    2 C jugo de limón fresco (¡no embotellado!)

    1/2 t agua

    1 clara de huevo y 1 C de agua

Pre-calienta el horno a 400°F. Prepara la masa: Corta la mantequilla en la harina hasta que la mezcla forme bolitas tamaño guisante. Hazla a un lado. **Bate** la yema con el jugo de limón y el agua. **Mezcla** los ingredientes líquidos en la harina hasta que tengan consistencia de masa. La masa estará muy húmeda y pegajosa. Podrías sentir la necesidad de agregar más harina. ¡NO LO HAGAS! *Haz la masa a un lado* y continúa con el relleno.

Relleno:

    4 peras firmes

    1 t arándanos rojos frescos, enteros

    1/4 t harina pastelera integral

    1 c canela

    3/4 t miel de trébol sin procesar

Para hacer el relleno: Primero, pela y corta las peras en rebanadas muy delgadas. Mezcla los ingredientes para el relleno restantes. Luego ***presiona la mitad de la masa*** en un molde de pay Pyrex o un plato Pyrex de 7x11 pulgadas, para hornear. ***Llénala*** con el relleno. ***Bate la clara de huevo*** con el agua. Vacíala sobre la fruta. ***Presiona*** pedazos de la tarta de arriba entre tus dedos y colócalos sobre la fruta, cubriéndola lo mejor que puedas. Hornéalo a 400°F por 50 minutos.

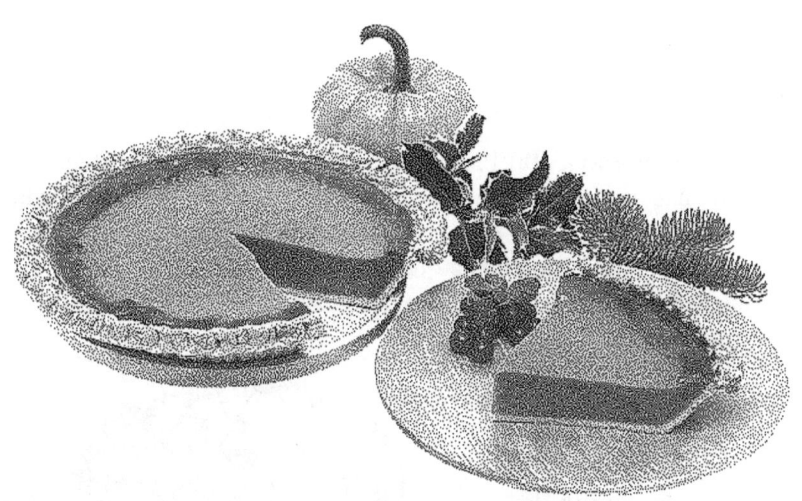

Pay de Fruta

Sin Leche/Caseína
Adecuado hasta la Etapa II

Esta es una variación del favorito tradicional. Puedes hacerlo usando cualquier fruta de verano fresca, no muy madura.

Masa (para las tartas de abajo y de arriba)

    2-1/4 t harina pastelera integral

    1 t mantequilla sin sal, fría

    1 huevo, separado

    2 C jugo de limón fresco

    1/2 t agua

    1 C de agua

Pre-calienta el horno a 400°F. **Prepara la masa:** Corta la mantequilla en la harina hasta que la mezcla forme bolitas tamaño guisante. Hazla a un lado. Bate la yema con el jugo de limón y el agua. Mezcla la mezcla líquida en la harina hasta que tengan consistencia de masa. La masa estará muy húmeda y pegajosa. Podrías sentir la necesidad de agregar más harina. ¡NO LO HAGAS! *Haz la masa a un lado y prepara el relleno.*

Continúa en la página de enfrente

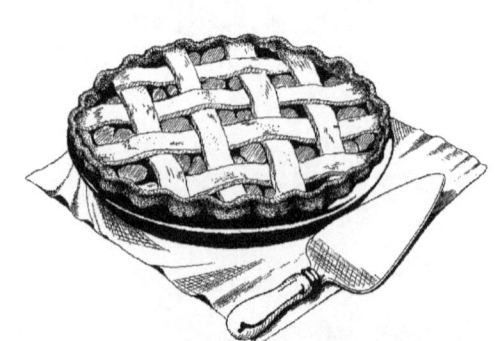

Relleno:

>5 t bayas enteras frescas o congeladas, o fruta fresca pelada y rebanada
>
>1/4 t harina pastelera integral
>
>1 c canela
>
>3/4 t miel de trébol sin procesar

Mezcla todos los ingredientes para el relleno. ***Divide*** la masa a la mitad. ***Presiona*** la mitad de la masa en un molde de pay Pyrex o un plato Pyrex de 7x11 pulgadas. ***Llénala*** con el relleno. Bate la clara de huevo con el agua. Vacíala sobre la fruta. ***Presiona*** pedazos de otra mitad de la masa entre tus dedos y colócalos sobre la fruta, sobreponiendo las piezas para cubrir la fruta. Hornéalo a 400°F por 50 minutos. La fruta deberá estar haciendo burbujas.

Relleno de Arándanos para Pay de Doble Tarta

Sin Colesterol
Sin Trigo/Gluten
Sin Leche/Caseína
Sin Huevo
Adecuado hasta la Etapa IV

>5 t arándanos frescos o congelados
>
>3/4 t miel de trébol sin procesar
>
>1/4 t harina de arroz integral

Descongela los arándanos congelados. Mezcla juntos todos los ingredientes. Rellena una tarta de pay de 9 pulgadas sin hornear. Coloca una tarta encima, asegurándote que tenga aberturas. Hornea de 350°F a 375°F por 60 minutos, hasta que los arándanos hagan burbujas a través de la tarta y la tarta esté un poco dorada.

Pay de Matzah de Peras y Miel

> Sin Leche/Caseína
> Sin huevo
> Adecuado hasta la Etapa II

Este pay es sabroso en el día festivo judío de Pascua Judía, cuando los alimentos horneados convencionales son limitados, pero se puede comer todo el año.

Tarta:

>	5 galletas matzah enteras
>	
>	1/2 t (1 barra) mantequilla sin sal
>	
>	1/4 c canela
>	
>	1-1/2 t miel de trébol sin procesar

Pre-calienta el horno a 350°F. Haz la tarta primero. En un tazón mediano, **quiebra** las galletas matzah en trocitos. **Cúbrelas** con agua y déjalas remojando unos minutos hasta que estén suaves. Mientras tanto, **derrite** la mantequilla en un sartén. **Escurre** bien las matzah exprimiéndolas. **Mezcla** la mantequilla y la miel. Si la mezcla está muy seca, agrega agua. Agrega la canela. Hazla a un lado. Ahora haz el relleno.

Relleno:

>	5 peras firmes
>	
>	2 C miel de trébol sin procesar
>	
>	1/4 c canela

Pela y rebana las peras. Revuélvelas con la mezcla de miel, mantequilla y canela. Usa un molde Pyrex de diez pulgadas para pay. *Extiende* la mitad de la mezcla de matzah al fondo del molde. *Llénalo* con la mezcla de pera. Luego *extiende* el resto de la mezcla de matzah. Cúbrelo con papel aluminio. *Hornéalo* a 350°F por unos 40 minutos a una hora, o hasta que las peras estén suaves y burbujeando. El pay debe echar vapor cuando se le quita el papel aluminio.

Pay de Arándanos Sin Tarta Horneado

Sin Colesterol
Sin Trigo/Gluten
Sin Leche/Caseína
Sin Huevo
Adecuado hasta la Etapa IV

¿Conoces gente que sólo se come el relleno del pay y deja la tarta? ¡Este pay es para ellos!

    4-5 t arándanos frescos o congelados frescos

    1/2 - 3/4 t miel de trébol sin procesar

    1/4 t harina de arroz blanco Mochi

Pre-calienta el horno a 350°F. *Combina* todos los ingredientes en un tazón para hornear o plato para suflé. Usa menos miel para un postre menos dulce, y más para uno más dulce. *Tápalo* bien con papel aluminio. *Hornea* a 350°F hasta que el pay esté burbujeando, como una hora para arándanos frescos, más tiempo para los congelados.

Pay Instantáneo de Arándanos Individual Sin Tarta

> *Sin Colesterol*
> *Sin Trigo/Gluten*
> *Sin Leche/Caseína*
> *Sin Huevo*
> *Adecuado hasta la Etapa IV*

Esta receta hace una pequeña cantidad de pay sin tarta para gente que gusta del relleno de pay y no pueden esperar a comerlo. Es rápido y fácil, tomando sólo 6 minutos para hacer. Es una receta perfecta para niños.

    1 t arándanos frescos o congelados frescos

    1/4 t miel de trébol sin procesar

    1 C harina de arroz blanco Mochi

Combina los arándanos y la miel en un tazón para micro-ondas que tenga suficiente espacio para hervir sin rebosarse. Ponlo en el micro-ondas en alto por un minuto. Revuélvelo. Agrega la harina de arroz poco a poco, revolviendo bien cada vez que agregas. Ponlo en el micro-ondas por dos minutos en alto. Revuelve. Ponlo en el micro-ondas por un minuto en alto. Déjalo enfriar, luego devóralo.

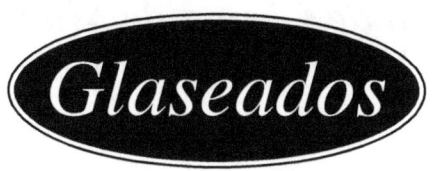

Glaseado de Crema de Mantequilla y Miel

Sin Huevo
Adecuado hasta la Etapa II

Este es un glaseado excepcionalmente bueno, aunque no lleva saborizante mas que la miel y la mantequilla. Si no los lácteos no son aceptables, puedes usar agua.

> ya sea: 1 t agua más 1/4 t leche descremada en polvo no instantánea
> o 1 t leche
> 1/4 t harina sin blanquear, no cernida
> 1 t mantequilla sin sal a temperatura ambiente
> 1 t miel de trébol sin procesar
> 1 c jugo de limón recién exprimido

Si usas leche en polvo: Combina la leche en polvo y la harina en un sartén. Revuelve bien. Agrega 1 t agua. Bate. Si usas leche regular: Combina la leche y la harina en un sartén. Bate. Continúa para todos los ingredientes: Calienta a fuego medio, revolviendo constantemente, hasta que la mezcla hierva y se espese. Retírala. Deja enfriar a temperatura ambiente. En otro tazón, haz crema la mantequilla y la miel hasta esponjar. Asegúrate de que la harina y leche estén frías antes de combinar con la mantequilla/miel, o la mantequilla se va a derretir. Agrega la mantequilla/miel a la harina/leche, batiendo con una batidora eléctrica a velocidad media hasta que el glaseado esté muy esponjoso. Bátele el jugo de limón. Úntalo en un pastel frío. Refrigéralo hasta servir.

Glaseado de Crema de Mantequilla Divertido y Sabroso

> *Sin Huevo*
> *Adecuado hasta la Etapa II*

Necesitas un bocadillo para tus niños, pero ¿hay problema con colorantes de alimentos? No temas. Les va a gustar este glaseado. Puedes hacer colores divertidos que saben muy bien. Considera las posibilidades de otras frutas y vegetales de colores brillantes. Sólo sigue las mismas indicaciones, substituyendo con frutas o vegetales de tu elección. Recuerda que los tomates y betabeles son dulces. Vas a tener que aumentar la miel si usas otros vegetales.

Para glaseado anaranjado:

>1 tomate
>agua
>1/4 t harina sin blanquear, no cernida
>1 t mantequilla a temperatura ambiente
>1 t miel de trébol sin procesar

Para glaseado rosa:

>1 betabel
>agua
>1/4 t harina sin blanquear, no cernida
>1 t mantequilla a temperatura ambiente
>1 t miel de trébol sin procesar

Prepara el betabel o el tomate: Pélalo, si es necesario, córtalo, y colócalo en un sartén pequeño con suficiente agua para evitar que se queme, y cuécelo hasta que esté muy suave. **Hazlo puré** en una licuadora. Combina la mezcla de puré con la harina blanca en el sartén. **Caliéntalo** a fuego medio, revolviendo constantemente, hasta que hierva y se espese. Retíralo.

Déjalo enfriar a temperatura ambiente. Mientras la mezcla de harina se enfría, *haz crema* la mantequilla y la miel en otro tazón, hasta que esponje. Antes de agregarla a la mezcla de harina, asegúrate de que la harina y leche ya se enfriaron completamente, o la mantequilla se va a derretir. *Agrega* la mantequilla/miel a la harina/leche, batiendo a velocidad media hasta que el glaseado esté muy esponjoso. Úntalo sobre pastel o galletas que ya hayan enfriado, o el glaseado se va a derretir. Refrigera hasta servir.

Glaseado de Mantequilla y Miel

Sin Trigo/Gluten
Sin Leche/Caseína
Sin Huevo
Adecuado hasta la Etapa IV

Los cumpleaños necesitan glaseado. Este es fácil de hacer, sabe delicioso y se ve especialmente bien aun en **Pastel de Cumpleaños Sorbete**. Como el glaseado es muy dulce, úsalo moderadamente poniéndolo juiciosamente en las orillas del pastel o sorbete y usándolo para escribir sobre un fondo oscuro.

   1 t miel de trébol sin procesar

   1 t mantequilla sin sal a temperatura ambiente

   2 C jugo de limón recién exprimido

Con una batidora eléctrica, haz crema la mantequilla, el jugo de limón y la miel. Colócala en un decorador de pastel y glasea las orillas de tu pastel o pastel sorbete. Usa una jeringa grande para escribir con el glaseado. Refrigera o vuelve a congelar inmediatamente.

Pudines

Pudín Cremoso

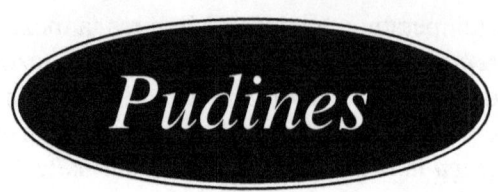

Sin Trigo/Gluten
Adecuado hasta la Etapa II

Nuestra familia adora el pudín. Este es dulce y simple, pero muy cremoso y delicioso. El pudín toma como 12 minutos para hacer, a pesar de las instrucciones largas. No lo dupliques.

>   2 yemas de huevo
>
>   1/2 t leche descremada en polvo no instantánea
>
>   3-1/2 C almidón de papa
>
>   2 t agua
>
>   2-4 C miel de trébol sin procesar
>
>   2 C mantequilla (opcional)
>
>   1/8 c canela (opcional)

Bate ligeramente las yemas en un tazón mediano de vidrio. Hazlas a un lado pero al alcance de la mano. En un sartén de 2 cuartos de galón, *mezcla* bien leche en polvo y almidón de papa. *Agrega* 1/4 t de agua, mezclando bien, de preferencia con un batidor. Tanto el almidón de papa como la leche en polvo tienden a formar grumos. *Agrega* el agua restante 1/4 t a la vez, mezclando después de cada una. Después de agregar toda el agua, enciende el fuego a medio y comienza a revolver. *Revuelve continuamente* mientras la mezcla se calienta hasta hervir. No aceleres el proceso subiendo la flama, porque la mezcla se quemaría. Casi al mismo tiempo, la mezcla se va a espesar. *Continúa* cocinando hasta que hierva. Retira del fuego.

Gradualmente mezcla un poco de la mezcla del sartén a las yemas en el tazón de vidrio. Luego devuelve el sartén al fuego. *Vierte* la mezcla de huevo de vuelta al sartén.

Mezcla bien. *Mientras bates constantemente,* caliéntala hasta que hierva. *Vierte* la mezcla en el tazón de vidrio otra vez. *Agrega* canela y mantequilla, si lo deseas, revolviendo la mantequilla hasta que se derrita. Revuelve bien. Cuando el pudín se enfríe un poco, mézclale la miel una cucharada a la vez. Mézclale sólo suficiente para que apenas endulce el pudín, pues mucha miel causaría que el pudín se vuelva muy líquido. El pudín está listo. Sírvelo tan pronto esté bien frío para comer.

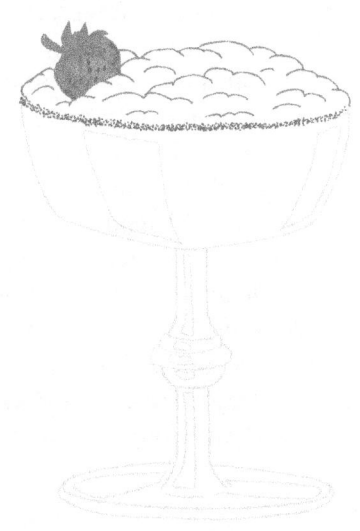

Esponjoso de Arándanos

> *Sin Colesterol*
> *Sin Trigo/Gluten*
> *Sin Leche/Caseína*
> *Sin Huevo*
> *Adecuado hasta la Etapa IV*

El esponjoso es un pudín cremoso de fruta, hecho sin lácteos o huevos. Fue un postre popular en los 1700s, y puede ser hecho con cualquier tipo de bayas. Usa esta receta como guía para otros tipos de bayas.

- 2 t arándanos
- 3/4 t agua
- 1/2 t + 2 C miel de trébol sin procesar
- 4 C espesante de arroz dulce Mochi
- 8 C agua caliente

Coloca los arándanos, el agua y la miel en un sartén de 2 cuartos de galón. Lentamente deja que hierva, luego bájalo a hervor lento. Cocínalo por 10 minutos. Mientras los arándanos se cocinan, ***mezcla*** el espesante de arroz Mochi con el agua caliente, unas cucharaditas a la vez, revolviendo al agregar el agua. Va a ser una pasta espesa y viscosa. Cuando los arándanos estén cocidos, reduce la flama. ***Despacio vierte*** ahí la pasta de arroz, revolviendo o batiendo constantemente la mezcla de arándanos. No dejes que la pasta de arroz se haga bola. Cuando hayas agregado toda la pasta de arroz, sigue revolviendo por otro minuto. Continúa cocinando a fuego bajo por 10 minutos, revolviendo ocasionalmente. Vierte en copas para pudín y enfríalas por lo menos 20 minutos antes de servir. El esponjoso se espesa al enfriarse. Hace unas cuatro raciones de media copa. Sírvelo frío o caliente.

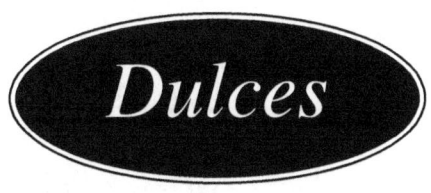

Caramelo

Sin Trigo/Gluten
Sin Leche/Caseína (con mantequilla)
Sin Huevo
Adecuado hasta la Etapa IV

Este caramelo simple es delicioso y dulcemente pegajoso.

1 t mantequilla sin sal
1 t miel de trébol sin procesar

Coloca la mantequilla y la miel en un sartén. **Caliéntalas** a fuego medio, revolviendo constantemente. Deja que la mezcla hierva, teniendo cuidado de que no se queme. La mezcla se va a caramelizar en unos 10 minutos. Cocina hasta que unas gotas mantengan la forma cuando las dejas caer en agua fría. **Retírala** del fuego. **Sácala** del sartén con una espátula de hule engrasada y viértela en envoltura plástica sobre una charola de galletas. **Déjala enfriar** a temperatura ambiente. No la refrigeres. Cuando esté fría, córtala en pedacitos y envuélvelos en plástico como dulces individuales.

Dulce Crujiente de Miel

> *Sin Leche/Caseína*
> *Sin Huevo*
> *Sin Trigo/Gluten (con alteraciones)*
> *Adecuado hasta la Etapa IV*

A niños y adultos les gusta lo crujiente de este dulce. Es un bocadillo excelente para llevar a la escuela en celebraciones cargadas de azúcar.

    1 t miel de trébol sin procesar

    1/2 t mantequilla sin sal

    2 t "Nature-O's" de Arrowhead Mills o cereal de avena sin azúcar similar (si vas en la Etapa III o IV, usa cereal Arroz Inflado en todo)

    1/2 t cereal integral de Avena Inflada o Arroz Inflado

    opcional: 1/2 t avena (para Etapas I y II)

    más mantequilla, aceite de cártamo extraído a presión o rociador de cocina para engrasar.

Coloca la miel y la mantequilla en un sartén de 2 cuartos de galón. Ponlo a fuego medio. Revolviendo constantemente, deja que hierva. Mientras hierve, sigue revolviendo por 7-12 minutos hasta que la mezcla caramelice. Va a estar muy viscosa y a cambiar de color. *Retírala* del fuego. *Agrégale* el cereal. Los "Nature-O's" la hacen crujiente; la avena o arroz inflados le dan buena textura – agregan aire. *Engrasa*, con mantequilla, aceite o rociador de aceite, un molde de 8x8 pulgadas o molde para pay. Con una espátula de hule engrasada, presiona la mezcla en el molde. Deja enfriar lentamente (no la refrigeres). Cuando esté fría, corta el dulce en cuadritos, de no más de

2x2 pulgadas. Si no se va a comer inmediatamente, envuelve cada trozo en pedacito de plástico. Coloca todos los trozos en una bolsa de plástico y refrigéralos o congélalos hasta que se vayan a usar. Estos dulces son muy dulces y muy sabrosos.

*Los "Nature-O's" son muy crujientes y buenos, y no tienen azúcar. Hasta el momento en que escribimos este libro, este cereal es el único cereal envasado de este tipo que no contiene endulzantes ofensivos, como el azúcar, jugo de fruta concentrado, o malta de cebada.

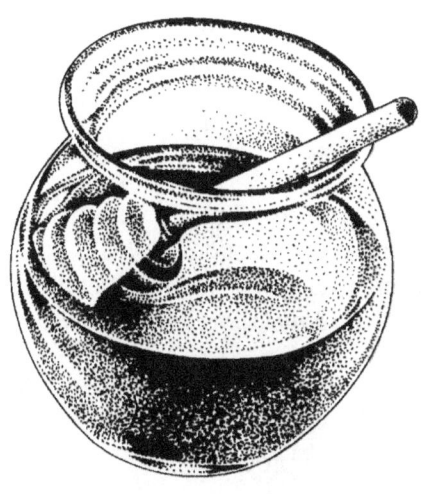

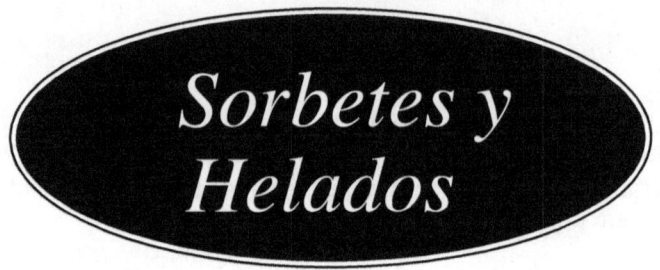

Sorbetes y Helados

Sorbete de Frambuesa

Sin Colesterol
Sin Trigo/Gluten
Sin Leche/Caseína
Sin Huevo
Adecuado hasta la Etapa IV

El sorbete de frambuesa es dulce y ligero, y de un hermoso rosa profundo. Necesitas una licuadora o procesador de alimentos para comenzar el sorbete y una máquina de hacer helados para completar el proceso. Usa fruta fresca o congelada fresca (ve **Una Nota Sobre los Ingredientes**).

    2 t frambuesas frescas o congeladas frescas

    1 t miel de trébol sin procesar

    1 t agua

Coloca las frambuesas, miel y agua en la licuadora o el procesador de alimentos. En licuadora, comienza en la velocidad más baja, luego súbela al máximo. En procesador de alimentos, usa la velocidad más alta. ***Procesa hasta que la mezcla esté suave*** y ya no veas trozos de piel de bayas. Vierte la mezcla en la máquina para hacer helados. ***Procesa*** de acuerdo a las instrucciones para helado. La mezcla va a tener la consistencia de helado suave, pero se va a endurecer al congelarla. Sírvela inmediatamente, o pásala a otro recipiente.

Sorbete de Tres Bayas

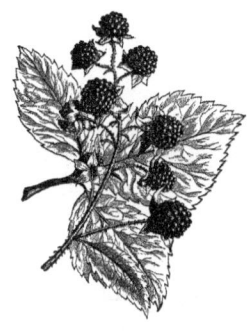

Sin Colesterol
Sin Trigo/Gluten
Sin Leche/Caseína
Sin Huevo
Adecuado hasta la Etapa IV

El sabor de este sorbete es simplemente divino. El sorbete es una gran alternativa para el helado tradicional. Se acepta aun en el más estricto régimen alimenticio. Necesitas una licuadora o procesador para comenzar el sorbete y una máquina de helados para completar el proceso. Usa fruta fresca o congelada fresca (ve **Una Nota Sobre los Ingredientes**).

>   1 t frambuesas frescas o congeladas frescas
>
>   1 t moras frescas o congeladas frescas
>
>   1 pinta (1/2 litro) arándanos frescos o congelados frescos
>
>   1 t miel de trébol sin procesar
>
>   1 t agua

Coloca las bayas, miel y agua en la licuadora o el procesador de alimentos. En licuadora, comienza en la velocidad más baja, luego súbela al máximo. En procesador de alimentos, usa la velocidad más alta. *Procesa* hasta que la mezcla esté suave y ya no veas trozos de piel de bayas. *Vierte* la mezcla en la máquina para hacer helados. Procesa de acuerdo a las instrucciones para helado. La mezcla va a tener la consistencia de helado suave, pero se va a endurecer al congelarla. Sírvela inmediatamente, o pásala a otro recipiente y congélala.

Sorbete de Arándano

> *Sin Colesterol*
> *Sin Trigo/Gluten*
> *Sin Leche/Caseína*
> *Sin Huevo*
> *Adecuado hasta la Etapa IV*

El verano es perfecto para golosinas congeladas. Nosotros servimos este sorbete a los amigos de nuestros hijos todo el tiempo. Necesitas una licuadora o procesador de alimentos para comenzar el sorbete y una máquina de hacer helados para completar el proceso. Usa fruta fresca o congelada fresca (ve **Una Nota Sobre los Ingredientes**). Hace como 1-1/2 cuartos de galón.

>   4 t arándanos frescos o congelados frescos
>   1 t miel de trébol sin procesar
>   2 t agua, dividida a la mitad

Coloca los arándanos, miel y 1 t agua en la licuadora o el procesador de alimentos. En licuadora, comienza en la velocidad más baja, luego súbela al máximo. En procesador de alimentos, usa la velocidad más alta. *Procesa* hasta que la mezcla esté suave y ya no veas trozos de piel de arándanos. *Vierte* la mezcla en la máquina para hacer helados. Agrega el resto del agua sólo si la mezcla se ve muy espesa. Podrías tener que experimentar para determinar la cantidad adecuada de agua para tu máquina de helados. *Procesa* de acuerdo a las instrucciones de tu máquina para helado. La mezcla va a ser sorbete tipo helado suave, pero se va a endurecer al congelarla. Sírvela inmediatamente, o pásala a otro recipiente y congélala.

Sorbete de Melón

> *Sin Colesterol*
> *Sin Trigo/Gluten*
> *Sin Leche/Caseína*
> *Sin Huevo*
> *Adecuado hasta la Etapa III*

¡No realmente! Si te gusta el melón, vas a adorar este sorbete aún más. El sorbete sale de un lindo color anaranjado claro, que va bien con el **Pastel de Cumpleaños Sorbete**. Necesitas una licuadora o procesador de alimentos y una máquina de helados para hacer esta receta. Hace como 1 cuarto de galón de sorbete.

   1/2 melón grande o uno pequeño

   1/2 t miel de trébol sin procesar

   1 t agua

Pela, quítale las semillas y pica el melón en trozos grandes. ***Coloca la fruta***, miel y agua en la licuadora o el procesador de alimentos. En licuadora, comienza en la velocidad más baja, luego súbela al máximo. En procesador de alimentos, usa la velocidad más alta. ***Procesa*** hasta que la mezcla esté suave. ***Vierte*** la mezcla en la máquina para hacer helados. Procesa de acuerdo a las instrucciones para helado. La mezcla va a tener la consistencia de helado suave, pero se va a endurecer al congelarla. Sírvela inmediatamente, o pásala a otro recipiente y congélala.

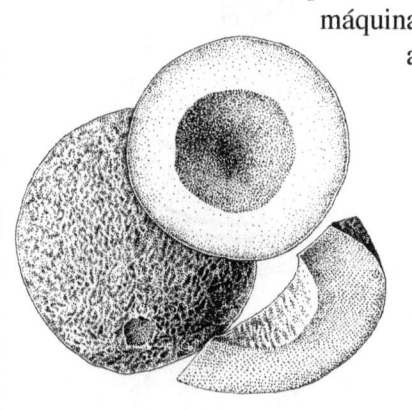

Sorbete de Arándano y Pera

> *Sin Colesterol*
> *Sin Trigo/Gluten*
> *Sin Leche/Caseína*
> *Sin Huevo*
> *Adecuado hasta la Etapa III*

Este es más ligero y un poco más dulce que el sorbete de arándanos, pero es igualmente delicioso y perfecto para que lo coman todos. Necesitas una procesador de alimentos o licuadora y una máquina de hacer helados para completar esta receta. Usa sólo bayas frescas o congeladas frescas (ve **Una Nota Sobre los Ingredientes**). Esta receta hace 1-1/2 cuartos de galón de sorbete.

    2 peras firmes, peladas, sin el corazón y picadas

    2 t arándanos frescos o congelados frescos

    1/2 t miel de trébol sin procesar

    1 t agua

Combina todos los ingredientes en una licuadora o procesador de alimentos y procesa en alto hasta que la mezcla esté suave y totalmente líquida. **Vierte** la mezcla en el cilindro de tu máquina para hacer helados y **procesa** de acuerdo a las instrucciones.
La mezcla va a tener la consistencia de helado suave, pero se va a endurecer al congelarla. Sírvela inmediatamente, o pásala a otro recipiente y congélala.

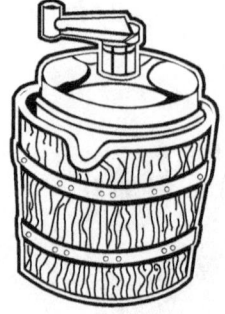

Sorbete de Arándano y Naranja

> *Sin Colesterol*
> *Sin Trigo/Gluten*
> *Sin Leche/Caseína*
> *Sin Huevo*
> *Adecuado hasta la Etapa III*

Dulce y ácido describen a este inusual sorbete. Hace como 2 cuartos de galón de sorbete.

    4 t arándanos frescos o congelados frescos
    1/2 t jugo de naranja recién exprimido
    1/2 t miel de trébol sin procesar
    1-2 t agua

Combina fruta, jugo, miel y 1 t de agua en una licuadora o procesador de alimentos en la velocidad más alta hasta que la mezcla esté suave y completamente líquida. ***Vierte*** la mezcla en la máquina para hacer helados. ***Si la mezcla*** se ve muy espesa, agrega 1 t agua. La cantidad de agua que necesites varía con el tipo de máquina de helados que tengas. Podrías necesitar experimentar. ***Procesa*** de acuerdo a las instrucciones. La mezcla va a tener la consistencia de helado suave, pero se va a endurecer al congelarla. Sírvela inmediatamente, o pásala a otro recipiente y congélala.

Sorbete de Pera y Mandarina

> *Sin Colesterol*
> *Sin Trigo/Gluten*
> *Sin Leche/Caseína*
> *Sin Huevo*
> *Adecuado hasta la Etapa III*

Este es un postre de invierno sorprendente, cuando las peras y las mandarinas están en temporada. Es especialmente sabroso con clementinas.

- 5 peras firmes Bartlett o D'Anjou
- 2 mandarinas sin semillas
- 1/2 t agua
- 1/2 t miel de trébol sin procesar

Pela y pica las peras. Pela las mandarinas y sepáralas en secciones. **Combina** todos los ingredientes en una licuadora. **Licúa** en alto por unos minutos, hasta que esté bien líquida y ya no se vean trozos de fruta. **Viértela** en una máquina para hacer helados y procesa de acuerdo a las instrucciones. La mezcla va a tener la consistencia de helado suave, pero se va a endurecer al congelarla. Sírvela inmediatamente, o pásala a otro recipiente y congélala. Hace como 1-1/2 cuartos de galón.

Paletas de Arándano

> *Sin Colesterol*
> *Sin Trigo/Gluten*
> *Sin Leche/Caseína*
> *Sin Huevo*
> *Adecuado hasta la Etapa IV*

1 pinta (1/2 litro) de arándanos

1/2 t agua

1/2 t miel de trébol sin procesar

Licúa todos los ingredientes a velocidad alta. Vierte en moldes para paleta hasta la línea. Congela. Hace ocho paletas de 2 oz.

Bayas Recién Congeladas

> *Sin Colesterol*
> *Sin Trigo/Gluten*
> *Sin Leche/Caseína*
> *Sin Huevo*
> *Adecuado hasta la Etapa IV*

Muchos de los postres en este libro dependen de fruta fresca. Tú puedes congelar bayas durante el verano para tener durante todo el año.

Arándanos, frambuesas, y/o moras frescas, cualquier cantidad
(Etapas I y II pueden usar fresas también)

Selecciona las bayas eliminando las que tengan moho. A menos que sepas que las bayas están limpias, lávalas y escúrrelas. Las bayas deben estar secas antes de congelarlas. Colócalas sobre una charola para galletas u otro molde que quepa en tu congelador. Asegúrate de que no se toquen. Mete la charola en el congelador. Cuando estén congeladas, ponlas en bolsas de plástico, séllalas, y guárdalas en el congelador hasta que las vayas a usar.

Pastel Sorbete de Cumpleaños

> *Sin Colesterol*
> *Sin Trigo/Gluten*
> *Sin Leche/Caseína*
> *Sin Huevo*
> *Adecuado hasta Etapas III-I*

Pasteles de cumpleaños son difíciles de encontrar cuando necesitas algo ¡sin trigo, lácteos y huevos! Nosotros usamos sorbetes de diferentes colores para crear patrones en un molde. Decóralo con **Glaseado de Mantequilla y Miel**.

Una receta de cada uno, dos colores diferentes de sorbete, poniendo atención a su adecuación para tus etapas. Por ejemplo:
Sorbete de Melón y **Sorbete de Arándanos**
Sorbete de Frambuesa y **Sorbete de Arándanos**
Sorbete de Melón y **Sorbete de Tres Bayas**

Para ajedrez: Deja que el primer color de sorbete se suavice, pero no se derrita. Coloca cuadros del primer sorbete en un molde de 9x13 pulgadas como tablero de ajedrez, que le falte el segundo color. Congela por unas horas. Luego suaviza, pero no derritas, el segundo color de sorbete y llena los espacios vacíos en tu tablero de ajedrez. Congela hasta antes de servir. *Para arcoíris:* Suaviza el primer color de sorbete, unta la mitad en el molde, vuelve a congelarlo; luego repítelo con el segundo color, poniéndolo en una capa sobre el primer color, repitiendo con diferentes colores hasta que el molde esté lleno. La capa de arriba va a ser de un solo color, pero cuando lo rebanes, vas a tener un bello arcoíris. *Si lo glaseas*, elige un glaseado adecuado. Exprime el glaseado con un tubo de decorar para acentuar el pastel. Vuelve a congelarlo hasta que lo vayas a servir.

Helado de Arándano

> *Sin Colesterol*
> *Sin Trigo/Gluten*
> *Sin Huevo*
> *Adecuado hasta la Etapa II*

Este es un helado substancioso de fruta, que obtiene lo dulce de la fruta y la leche.

　　3 peras firmes

　　2 t arándanos firmes

　　1 t leche descremada

　　1-1/2 t leche descremada en polvo, no instantánea

Pela, quítales el corazón y pica las peras. Colócalas junto con las bayas y la leche líquida en una licuadora o procesador de alimentos y **procésalas** en alto hasta que todos los ingredientes estén completamente licuados. **Agrega la leche en polvo** un poco a la vez, procesando al ir agregándola. Asegúrate de no agregar toda la leche en polvo a la vez, o se va a hacer una substancia como cemento, que es extremadamente difícil de trabajar. **Procésala** hasta que toda la mezcla esté suave. **Vierte** la mezcla en el cilindro de tu máquina para helados, y procésala según las instrucciones. La mezcla va a tener la consistencia de helado suave, pero se va a endurecer al congelarla. Sírvela inmediatamente, o pásala a otro recipiente y congélala.

Helado de Cereza

> *Sin Colesterol*
> *Sin Trigo/Gluten*
> *Sin Huevo*
> *Adecuado hasta la Etapa II*

¡Cerezas y leche, la esencia de verano, en una combinación tentadora!

   3 peras firmes

   2 t cerezas maduras sin semilla

   1 t leche descremada

   1-1/2 t leche descremada en polvo, no instantánea

Pela, quítales el corazón y pica las peras. Colócalas junto con las bayas y la leche líquida en una licuadora o procesador de alimentos y ***procésalas*** en alto hasta que todos los ingredientes estén completamente licuados. ***Agrega la leche en polvo*** un poco a la vez, procesando al ir agregándola. Asegúrate de no agregar toda la leche en polvo a la vez, o se va a hacer una substancia como cemento, que es extremadamente difícil de trabajar. ***Procésala*** hasta que toda la mezcla esté suave. ***Vierte*** la mezcla en el cilindro de tu máquina para helados, y procésala según las instrucciones. La mezcla va a tener la consistencia de helado suave, pero se va a endurecer al congelarla. Sírvela inmediatamente, o pásala a otro recipiente y congélala.

Helado de Pera con Canela

> *Sin Colesterol*
> *Sin Trigo/Gluten*
> *Sin Huevo*
> *Adecuado hasta la Etapa II*

Disfruta el sabor de helado sin azúcar y grasa. Esta receta se puede hacer fresca todo el año.

- 2 t cerezas maduras sin semilla
- *ya sea* 1-1/2 t leche descremada en polvo, no instantánea y 1 t agua
- o 2 t leche
- 3/4 c canela

Pela, quítales el corazón y pica las peras en trozos. Colócalas en una licuadora o procesador de alimentos y *procésalas* en alto. Cuando las peras están hechas puré, *comienza a mezclar agregando* la leche en polvo y el agua, procesando al ir agregándola. Si agregas la leche en polvo muy rápido, se hace una substancia como cemento, que es extremadamente difícil de trabajar. *Si usas leche* en lugar de leche en polvo, vierte la leche. *Agrega* la canela. *Procésala* hasta que toda la mezcla esté suave. *Vierte* la mezcla en el cilindro de tu máquina para helados, y procésala según las instrucciones. La mezcla va a tener la consistencia de helado suave, pero se va a endurecer al congelarla. Sírvela inmediatamente, o pásala a otro recipiente y congélala.

Bebidas Dulces

Leche Caliente con Especias

Sin Trigo/Gluten
Sin Huevo
Adecuado hasta la Etapa II

Esta es una bebida estupenda en invierno, creada por nuestra hija al buscar una alternativa a chocolate caliente.

> 1 t leche
>> (leche regular si se tolera; si no, usa 1 t agua caliente más 4 C
>
>> leche descremada en polvo, no instantánea, bien mezclada)
>
> 1/16 c canela
>
> 1/16 c pimienta de Jamaica
>
> 1/16 c clavo de olor

Combina todos los ingredientes en una taza. Caliéntala en micro-ondas en alto por 1 minuto, 15 segundos. Revuelve. Sírvela inmediatamente.

Limonada Fría Recién Hecha

Sin Colesterol
Sin Trigo/Gluten
Sin Leche/Caseína
Sin Huevo
Adecuado hasta la Etapa IV

Días de campo, días festivos, fiestas, o simplemente momentos divertidos requieren bebidas especiales. Para aquellos a quienes les gusta la limonada, esta receta va a ser de sus favoritas. Aunque esta receta es para un galón, puedes dividirla proporcionalmente al tamaño de tu recipiente.

    2 t jugo de limón recién exprimido

    2 t miel de trébol sin procesar

    4 t agua hirviendo

    agua adicional

En una jarra de un galón, mezcla jugo de limón, miel y 4 t de agua hirviendo. Cuando la miel esté completamente disuelta, agrega suficiente agua adicional para llenar la jarra. Refrigérala hasta que esté bien fría, luego sírvela.

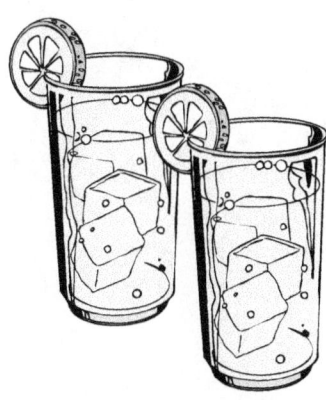

Limonada Caliente

> *Sin Colesterol*
> *Sin Trigo/Gluten*
> *Sin Leche/Caseína*
> *Sin Huevo*
> *Adecuado hasta la Etapa IV*

Nada le da en el blanco mejor que una limonada caliente en un día frío. A la hora del té o a cualquier hora.

	agua hirviendo

	2 c jugo de limón recién exprimido

	1 c miel de trébol sin procesar

Coloca el jugo de limón en una taza. Agrega agua hirviendo hasta llenar la taza a un nivel conveniente. Revuélvele la miel. ¡Disfrútalo!

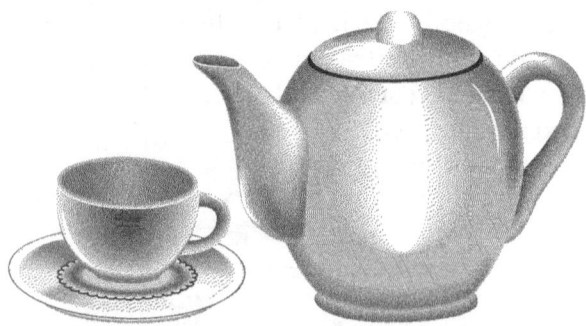

Apéndice: Recursos Adicionales

Sugerencias para Seguir Leyendo:
Dr. Sidney Baker, *Desintoxicación y Sanación* (New Canaan, Conn.: Publicaciones Keats, S.A.) © 1997; ver también *Notas del Problema de Levadura* (ya no se encuentra impreso).

Dr. James F. Balch, y Phyllis A.Balch, *Receta para Sanación Nutricional* (Garden City, Nueva York: Grupo Editor Avery), © 1997.

Mary Callahan, *Luchando por Tony*

Dr. William Crook, *El Manual de la Conexión de Levadura: Cómo las Levaduras Pueden Hacerte Sentir Enfermo y los Pasos Que Necesitas Tomar Para Recuperar Tu Salud* (Jackson, TN.: Libros Profesionales, S.A.), © 1997, 1998, 1999.

Dr. William Crook, *La Conexión de Levadura y la Mujer* (Jackson, TN: Libros Profesionales, S.A.), © 1995.

Udo Erasmus, *Grasas que Sanan, Grasas que Matan: La Guía Completa de Grasas, Aceites, Colesterol y Salud Humana* (Libros Vivos), 1998.

Ann Louise Gittleman, *Más Allá de Pritikin: Un Programa de Nutrición Total Para Pérdida Rápida de Peso, Longevidad y Buena Salud* (Libros Bantam), 1996.

Dr. William Shaw, *Tratamiento Biológico para Autismo y Trastorno Generalizado del Desarrollo: ¿Qué pasa? ¿Qué puedes hacer al respecto?*, con contribuciones del Dr. Bruce Semon, la Dra. Lisa Lewis, Karyn Seroussi y Pamela Scott, (Laboratorio Great Plains) 1998. (Este libro está disponible a través del Instituto de Nutrición de Wisconsin, www.nutritioninstitute.com.)

C. Orian Truss, *El Diagnóstico Faltante,* © 1982, disponible por el autor, P.O. Box 26508, Birmingham, Alabama 35226

Pruebas para Levadura y Alergias:

Great Plains Laboratory, Inc.
11813 W 77th St,
Overland Park, KS 66214
(913) 341-8949
http://www.greatplainslaboratory.com

Recursos sobre Autismo y otras Condiciones Médicas:

Hay muchos recursos sobre autismo. Recomendamos comenzar con la fuente de información más exhaustiva para autismo. El Instituto de Investigación del Autismo publica una revista trimestral, disponible por una cuota de subscripción nominal. Su página web tiene enlaces a la mayoría de los recursos de información más importantes con relación al autismo.

Instituto de Investigación del Autismo
http://www.autism.com/

La página web del Instituto de Nutrición de Wisconsin, www.nutritioninstitute.com, editor de *Un Banquete sin Levadura*, también tiene información acerca del autismo, al igual que de muchas otras condiciones médicas mencionadas en este libro, incluyendo el Trastorno de Déficit de la Atención, Esclerosis Múltiple, Eczema, la Artritis Reumatoide, y otras condiciones.

Índice

A

Acción de Gracias, recetas
  Pan de Arándanos Rojos y Manzana 318
  Pan de Joyas de Arándanos Rojos 317
  Pastel de Calabaza 315
  Pay de Acción de Gracias 334
  Acción de Gracias 64, 240
  Relleno de Arroz y Albahaca 242
  Relleno para Pay de Calabaza sin Leche y con Especias 332
  Salsa de Arándanos Rojos y Fruta 118
  Salsa de Arándanos Rojos y Limón 117
  Salsa de Arándanos Rojos y Pera 116
  Sopa Cremosa de Cosecha 163

Aceite
  Información general 80-81

Aceite de canola 80

Aceite de cártamo 31, 80
  Información general 80
  Substituto de mantequilla 47
  y dietas sin levadura 21

Aceite de maíz 81

Aceite de semilla de algodón 36, 81

Aceite de soya 80

Aceites extraídos a presión
  Información general 80

Aceite, procesamiento
  Información general 80

Acetaminofén 12, 72

Acetol 14, 42

Aderezo para ensalada 11, 14
  y vinagre 36

Aderezos para ensalada
  Aderezo Cremoso de Pepino 64, 101, 290
  Aderezo Cremoso de Tomate y Hierbas 103
  Aderezo de Calabacín para Ensalada de Sara 104
  Aderezo de Limón y Hierbas para Ensalada 100
  Aderezo de Tomate y Ajo 102
  y vinagre 36

Aditivos de alimentos 72
  y dolores de cabeza 42

Advil 12

Aflatoxina 13

Agresión 73

Agua
  Información general 86

Albahaca, fresca. *Ver* Hierbas, frescas
  Ensalada de Papa, Tomate y Albahaca 177
  Pesto 114
  Relleno de Arroz y Albahaca 242
  Salsa de Albahaca Fresca y Mantequilla 113
  Salsa de Albahaca Fresca y Tomate 105

Albóndigas de Ternera y Papas 65, 307

Alergias
  Comida 34, 39
  Prueba para 366

Alergistas 70

Alimentos
  Asuntos de salud y seguridad 56
  Asuntos sociales y culturales 56, 67
  Como asunto de salud y seguridad 60
  Comparados con medicamentos 57
  Consecuencias de comportamiento 71
  Consecuencias de malos alimentos 58
  Efectos secundarios 57
  Efectos tóxicos 57
  Errores 58
  Enseñar buenas elecciones 60
  Fermentados 34, 38-39.
  Ver Fermentados, alimentos
  Implicaciones sociales y emocionales 28
  Recetas que les encantan a los niños (lista) 63-65
  Relación con la salud 69, 72
  Toxicidad de, para personas sensibles a la levadura 31
  Tóxicos 47
  y calidad de vida 61
  y comportamiento 11, 57, 58, 73
  y consecuencias de comer malos alimentos 59
  y consecuencias de salud 57, 59, 60
  y enfermedad
  y migrañas 11
  y niños 56-74
  y placer 61, 71

Alimentos, alergias 70. *Ver* Alergias: comida, Prueba para 47

Alimentos encurtidos y dietas sin levadura 36

Alimentos, intolerancia 31

Alimentos, lista de substitutos 62

Alimentos permitidos
  Etapa I-A 37
  Etapa I-B 40
  Etapa II 44
  Etapa III 48
  Etapa IV 50

Alimentos preparados 35

Alimentos, sensibilidad
  Importancia de no re-introducir alimentos 34

Alimentos útiles
  Etapas I y II 43

Amaranto 46

Ansiedad 73

Anti-levadura
  Tratamiento descrito 17-18

Antibióticos 27, 69, 289
  Naturales 39
  Relación con la levadura 16-17

Año Nuevo Judío, recetas
  Pan de Manzana y Miel 319
  Pastel de Miel 316

Aparatos eléctricos pequeños 88

Apio
  Arroz con Apio a las Hierbas 233
  Arroz Frito con Apio al Eneldo 226
  Arroz Frito con Brócoli y Apio 225
  Sofrito de Ternera 299
  Sopa "Chily Dily" 150
  Sopa de Apio al Tomillo 147
  Sopa de Apio con un Toque de Guisantes 156
  Sopa de Apio y Lenteja 153

Arándanos 77
  Esponjoso de Arándanos 346
  Helado de Arándanos 359
  Pastel de Arándanos 322
  Pay de Arándanos Individual sin Tarta Instantáneo 340
  Pay de Arándanos Sin Tarta Horneado 339
  Relleno de Arándanos Para Pay 64
  Relleno de Arándanos Para Pay de Doble Tarta 337
  Salsa de Arándanos 62
  Sorbete de Arándanos 352
  Sorbete de Arándanos y Naranja 355
  Sorbete de Arándanos y Pera 354
  Sorbete de Tres Bayas 351

Arándanos rojos
    Pan de Arándanos Rojos y Manzana 318
    Pan de Joyas de Arándanos Rojos 317
    Pay de Acción de Gracias 334
    Salsa de Arándanos Rojos y Fruta 118
    Salsa de Arándanos Rojos y Limón 117
    Salsa de Arándanos Rojos y Pera 116

Arrocera 90

Arroz
    Arro-Ta-Touille 64, 228
    Arroz con Apio y Hierbas 233
    Arroz con Tomate 230
    Arroz Español 202, 212, 213, 229
    Arroz Esponjoso 64, 149, 151, 237
    Arroz Horneado al Curry 238
    Arroz Integral a las Hierbas 234
    Arroz Integral Básico 64, 149, 151, 170, 232, 267, 284, 298
    Arroz Integral Sabroso 231
    Arroz Pegajoso 236
    Ensalada Mediterránea de Arroz y Vegetales 169
    Hamburguesas de Arroz 235
    Información general 84
    Tabule Mediterráneo de Arroz 168

Arroz blanco
    Información general 85

Arroz Frito
    Arroz Frito con Apio al Eneldo 226
    Arroz Frito con Brócoli y Apio 225
    Arroz Frito con Calabacín y Tomate 224
    Arroz Frito con Espárragos 227
    Arroz Frito con Vegetales 220
    Arroz Frito Estilo Chino 222

Arroz Integral 39
    Agregar en la Etapa I 32, 34
    Información general 84

Arroz, mezcla
    Información general 85

Artificiales, colores 72

Artritis 17, 18

Artritis reumatoide 17, 28, 366

Asma 7, 68, 69

Aspartame 12, 42, 72

Aspergillus 13, 19, 43, 288

Atún 47

Autismo 5, 7, 11, 15, 18, 20, 21, 28, 29, 33, 41, 47, 56
    Causado por levadura 7
    E intolerancia a la leche 7
    E intolerancia al trigo 7
    Otros tratamientos para 21-22
    recursos 366
    y moho 5

Autismo infantil (*Infantile Autism*) 7

Avena 33
    Las Galletas de Avena Favoritas de Todos 323

Aves
    Pollo Asado con Hierbas 297
    y dietas sin levadura 288

Aviones 66

Azúcar
    Quitarla en la Etapa II 42
    Substituto de 62
    y dietas sin levadura 288

B

B-12, Vitamina 289

Bacteria 27
    y levadura 16, 27

Bagels 35
    y malta 14

Baker, Sidney 7, 8, 81, 365

Balch, James 81

Balch, James F. y Phyllis 81, 365

Batería de cocina 92

Batidor 94

Batidora 89

Bayas. *Ver* tipos particulares de bayas

Bebidas
    Carbonatadas 42

Bebidas alcohólicas 8, 11
   levadura 26
   y levadura 8
   y dietas sin levadura 36

Berenjena
   Berenjena Estofada 260, 261
   Berenjena Sofrita con Ajo 261
   Cazuela de Berenjena Tostada y Calabacín 274
   Condimento de Berenjena y Tomate 277
   Condimento Picoso de Berenjena 276
   Ratatouille 284

Bísquets
   Bísquets Ligeros de Trigo Integral 192
   Bísquets de Trigo Integral sin Leche 62, 192, 193

Bocadillos 67

Bok Choy
   Col China o Bok Choy Sofrita 273

Bolitas de Arroz y Eneldo 65, 146

Bolitas de masa
   Bolitas de Arroz y Eneldo 146
   Bolitas Matzah Vegetarianas 144
   Sopa de Vegetales para Bolitas Matzah y Bolitas Matzah 65

Borscht de Betabel 152

Brócoli
   Arroz Frito con Brócoli y Apio 225
   Crema de Brócoli 159
   Crema de Calabacín y Brócoli 160

Burritos
   Burritos de Lechuga 212
   Burritos de Trigo Integral 213, 217

C

Cacahuates 13
   y dietas sin levadura 38

Café 14, 39
   Calabacín
   Aderezo de Calabacín para Ensalada de Sara 104

Arro-Ta-Touille 228
Arroz Frito con Calabacín y Tomate 64, 224
Arroz Integral Sabroso 231
Calabacín Sofrito con Tomate 65, 262
Cazuela de Berenjena Tostada y Calabacín 274
Crema de Calabacín 158
Crema de Calabacín y Brócoli 160
Estofado de Ternera 298
Flor con Especias 263
Lentejas con Calabacín a las Hierbas 218
Pan de Calabacín 314
Pastel de Calabacín 313
Pesto 114
Ratatouille 284
Sofrito de Ternera 298
Sopa Chili Dily 150
Sopa de Calabacín y Lenteja 65, 154
Sorpresa de Calabacín 65, 269

Calabaza
   Calabaza o Calabaza de Invierno Horneada 279
   Calabaza Espagueti a la Italiana 265
   Calabaza Espagueti al Estragón 268
   Calabazas para pay 83
   Cómo preparar
   Información general 83
   Instrucciones para estufa 84
   Instrucciones para horno 84
   Instrucciones para micro-ondas 83
   Kugel de Calabaza Bellota 271
   Pastel de Calabaza 315
   Relleno para Pay de Calabaza sin Leche y con Especias 332
   Semillas de Calabaza Asadas 283

Caldo Básico de Vegetales 151

Calidad de Vida 61

Callahan, Mary 7, 365

Camotes
   Camotes Horneados 258
   Camotes Horneados en Micro-ondas 257, 258
   Tzimes de Zanahoria 278

Cáncer
    Químicos que lo causan 13-14
    y aditivos en alimentos 39
Cándida albicans 16, 18, 20, 21, 26, 27, 288
    Explicada 16-17
Candidiasis
    Oral 16
    Vaginal 16, 17, 20
Caramelo 347
Carbohidratos
    y dietas sin levadura 18, 19-20, 288
Carbonación 42
Carne
    Albóndigas de Ternera y Papas 307
    Estofado de Cordero 308
    Estofado de Ternera 298
    Lasaña Jardinera con Carne 304
    Libre de antibióticos y hormonas 189
    Orgánica 289
    Procesada, Quitarla en la Etapa II 39
    Salsa con Mucho Ajo para Espagueti y Albóndigas 300
    Salsa para Espagueti y Albóndigas 302
    Sofrito de Ternera 299
    y dietas sin levadura 18, 19-20, 31, 43, 51, 54, 288
Carnes orgánicas 289
Caseína 21, 46, 289
    Como un ingrediente oculto 47
    Explicada 46
    y sensibilidad a la levadura 33
Casi Salsa de Barbacoa 122
Castigo
    y cambio de dieta 60
Cátsup 12, 14, 36, 61
    Substitutos para 62
Cazuela de Berenjena Tostada y Calabacín 274
Cebada 33
    Cebada, Frijol y Cebolla Substanciosos 134

Cholent de Cebada 141
    Información general 76
    Sopa Energizante de Cebada y Frijol 129
    Sopa Reconfortante de Invierno 131
    Sopa Veraniega de Frijol de Ojo Negro 128
Cebada aperlada
    Información general 76
Cebada descascarada
    Información general 76
Cebollas 51, 54
Centeno 20, 33
    y dietas sin levadura 42
Cereales
    y malta 14
Cereales General Mills 38
Cerveza
    y malta de cebada 13, 35
Charcutería 35
Charolas para hornear 91
Chiles
    Salsa Picante 124
Chocolate 11, 13-14, 14, 57
    y dietas sin levadura 36
    y malta 14
Chocolate Caliente
    Substituto para 62
Cholent de Arroz 140
Cholent de Cebada 141
Col
    Col China o Bok Choy Sofrita 65, 273
    Ensalada de Col 180
Colesterol 21, 42
Coliflor
    Crema de Coliflor 166
    Sopa Jade 135
Colorantes artificiales 72
Comestibles. *Ver* Listas de Compras

Comezón 15, 29, 57, 58, 59

Comida que no es comida 73

Comiendo afuera 66

Comportamiento
 y comida 11, 57, 58
 y aditivos en alimentos 39
 y malta 13

Comportamiento, modificación
 y cambio de dieta 60

Compras 35
 Necesidad de examinar etiquetas 47

Condimento de Berenjena y Tomate 277

Condimento Picoso de Berenjena 276

Constipación 17, 57
 Control, falta de 60

Control natal, pastillas
 y levadura 17

Corazón, enfermedad del 81

Cordero
 y dietas sin levadura 19, 43, 289

Cordero, Estofado 308

Crema de Brócoli 65, 159

Crema de Brócoli y Calabacín 65

Crema de Calabacín 65, 158

Crema de Calabacín y Brócoli 160

Crema de Coliflor 166

Crema de Espárragos 162

Crema de Espinaca 164

Crema de Pizza 65, 161

Crema Fresca de Pepino 165

Crook, William 15, 16, 69, 81, 365

Croquetas de Papa Rallada 63, 252

Cuatro Etapas
 Introducción 30
 Principios básicos 31

Cuchillos 93

Cumpleaños, pastel 65

Cumpleaños, Minestrone 65, 138

Cumpleaños, Pastel Sorbete 65, 358

Cumpleaños, sugerencias 65

D

Depresión 17, 20, 26, 28, 73

Desintoxicación y Sanación 81, 365

Despertarse
 Durante la noche 28

Diagnóstico Faltante, El 18, 288

Diarrea 17, 57

Dieta. *Ver* Alimentos y buena salud 58

Dieta anti-levadura
 Las Cuatro Etapas 18
 Base teórica de 12, 17-18

Dieta, cambio
 Beneficios 28
 Calidad de vida 61
 Carencia de efecto de medicamentos 29. *Ver* Medicamentos
 Carencia de efectos secundarios 27, 28
 Comparada con medicina 27

 Dificultades sociales y emocionales 28
 Eliminando químicos tóxicos 26,
 Evasión de 61
 Evitando la tentación 66
 Importancia de apoyo de otros adultos 66
 Importancia de la participación familiar 67
 Importancia de un cambio gradual 58
 Mecanismo para eliminar levadura 26
 Métodos de comportamiento 60
 Miedo a 26
 Proveer buenas opciones alimenticias 66
 Razones para 26
 Sabotaje 70-71
 Valor de ir despacio 30
 y doctores 68
 y entrenamiento médico 68
 y estilo de vida 71
 y otros miembros de la familia 67

Dietas
 Bajas en sal 31

De eliminación 19-20
De moda 21, 31, 68
Eliminación vs. rotación 19
Sin grasa 31
Dietas de rotación
  Problemas con 19
Dietas sin caseína
  Explicadas 47
Dips
  Humus 121
Doctores 8
  Alergistas 70
  Cómo elegir 68, 69, 70
  y cambios de dieta 68, 69, 70
Dolor
  Eliminación con dietas sin levadura 21
Dolor abdominal 20
Dolor de cabeza 12, 15, 20, 26, 28, 57, 58, 59, 60, 61
  Causado por aditivos de alimentos 42
  Migraña 11, 29
  Relacionados con vinagre 6
  y comida 11-12
Dolor de estómago 61
Dulce
  Natural y malta 14
Dulces
  Caramelo 347
  Dulce Crujiente de Miel 348

E

Eczema 15, 17, 20, 21, 28, 33, 56, 57, 366
Educación especial 12, 66
Ejotes
  Ensalada Verde y Roja Simplemente Para Chuparse los Dedos 179
El Diagnóstico Faltante 365
El Mejor Pastel de Zanahoria del Mundo 64, 65, 312
Elogios
  La importancia al implementar cambios en la dieta 60
Emergencias 59
Emociones

y dietas sin levadura 21
Empire, aves marca 289
Endorfinas 47
Endulzantes artificiales 72
Eneldo, Ensalada de Papa al 173
Eneldo fresco. *Ver* Hierbas frescas
Eneldo, Papas al 63, 245
Ener-G, alimentos 85, 366
Enfermedad Celíaca 81
Enfermedad sin tratar, efectos de 28
Ensalada Básica de Atún 65, 296
Ensalada Brillante y Vivaz de Vegetales y Papa 176
Ensalada de Col 180
Ensalada de Huevo 170
Ensalada de Huevo Condimentada 171
Ensalada de Papa con Tomate y Albahaca 177
Ensalada de Papa y Espárragos 174
Ensalada de Papa y Perejil 172
Ensalada de Pasta 178
Ensalada Mediterránea de Arroz y Vegetales 169
Ensalada Verde y Roja Simplemente para Chuparse los Dedos 179
Entrenamiento para ir al baño 10
Erasmus, Udo 81, 365
Esclerosis Múltiple 17, 18, 20, 28, 366
Escuela 67
  y cambios de dieta 66
Espagueti
  Calabaza Espagueti a la Italiana 265
  Calabaza Espagueti al Estragón 268
  Espagueti con Albóndigas 65
  Salsa para Espagueti con Albóndigas 302
Espárragos
  Arroz Frito con Espárragos 227
  Crema de Espárragos 162
  Ensalada de Papa y Espárragos 174
  Salsa Fiesta para Tallarines 106
Especias
  Información general 77
  y dietas sin levadura 42, 43
Espesante mochi de arroz
  Información general 79
Espinaca

Crema de Espinaca 164
Kugel de Espinaca 272
Sopa Jade 135
Estofado de Ternera 65, 298
Etapa I
    Alimentos permitidos 33
    Compras 33
    Explicada 33-34
    Introducción 32
Etapa I-A
    Alimentos permitidos 37, 38
    Duración 35
    Introducción 32
    Lista de alimentos 38, 52
Etapa I-B
    Alimentos permitidos 38, 40, 41
    Explicada 38-39
    Introducción 32
    Lista de alimentos 41
Etapa II
    Alimentos permitidos 42, 44
    Duración 42
    Introducción 32, 41-42
    Lista de alimentos 44, 53
Etapa III
    Alimentos permitidos 48
    Duración 46
    Explicada 46
    Introducción 33
    Lista de alimentos 49, 54
Etapa IV
    Alimentos permitidos 50
    Explicada 49
    Introducción 33
    Lista de alimentos 51, 54
    Importancia de no apresurarse 30
Etapas
    Introducción 30
Etapas I y II
    Alimentos que ayudan 43
Etiquetas
    Examinarlas 47
    Importancia de leerlas 12, 13, 34, 35

F

Familia
    y cambios de dieta 67
Farmacias 72
Farmacias de compuestos 72
Fatiga 26
Fermentación 14
    y buen sabor 14
    y malta 13
Fermentados, alimentos
    Quitarlos en la Etapa I 32
Fibra dietética 40
Fibromialgia 18, 28
Filetes de Pescado Horneados al Limón 290
Flor con Especias 263
Frambuesas 77
    Sorbete de Frambuesa 350
    Sorbete de Tres Bayas 351
Freidora 89
Frijoles
    Agregar en Etapa I 32
    Agregar en Etapa II 39
    Gas por frijoles 40
    Información general 76
    Frijoles en sopas:
        Cholent de Arroz 140
        Cholent de Cebada 141
        Minestrone de Cumpleaños 138
        Nuestra Sopa Favorita de Guisantes 155
        Sopa de Apio con un Toque de Guisantes 156
        Sopa de Cuatro Frijoles 132
        Sopa de Guisantes Sólo Para Quienes Gustan de Guisantes 157
        Sopa de Habas y Vegetales 136
        Sopa de Perejil, Salvia, Romero y Algo Más 130
        Sopa de Pimiento Dulce 133
        Sopa de Vegetales al Estragón 126
        Sopa Energizante de Cebada y Frijol 129
        Sopa Reconfortante de Invierno 131
        Sopa Substanciosa de Cebada, Frijol y Cebolla 134

Sopa Veraniega de Frijol de Ojo
  Negro 128
Frijoles al Ajo 203
Frijoles con Tomate 63, 208
Frijoles con Joyas 216
Frijoles Estilo Chino 209
Frijoles Italianos 207
Frijoles Negros Brasileños 202
Frijoles Picantes 201
Frijoles Refritos 213
Frijoles Sabrosos 205
Frijoles Sofritos Especiales de Cinco
  Minutos 204
Frijoles Vegetarianos Horneados 210
Garbanzos al Limón 201
Garbanzos Espectaculares 215
Hamburguesas de Frijol Gruesas y
  Substanciosas 214
Hamburguesas de Frijol Magras y
  Sabrosas 63, 211
Salsa de Pimiento Dulce Para Pasta
  con Frijoles 112
Frijoles al Ajo 203
Frijoles, horneados. *Ver* Frijoles
  Vegetarianos Horneados
Frijoles Picantes 63, 201
Frijoles, preparación 198-199
Frijoles Refritos 213
Frijoles, tiempo de cocción 200
Frito, Arroz. *Ver* Arroz Frito
Fruta
  Información general 76
Fruta congelada
  Información general 76
Fruta, jugo. *Ver* Jugo de fruta: y dietas
  sin levadura
Fruta, pay 64, 336
Fruta, salsas
  Jaroset para Pascua Judía 119
  Salsa de Arándanos Rojos y Fruta 118
  Salsa de Arándanos Rojos y Limón
  117
  Salsa de Arándanos Rojos y Pera 116
  Salsa de Pera 120
Frutas secas
  y dietas sin levadura 42

G

Galland, Leo 81
Galletas
  Galletas de Avena Favoritas de Todos
  323
  Galletas de Mantequilla Enrolladas
  64, 324
  Galletas de San Valentín 325
  Galletas Escandinavas Integrales de
  Mantequilla 329
  Masa Hamantaschen 326
  Relleno de Semilla de Amapola para
  Hamantaschen 328
Galletas de Avena Favoritas de Todos
  64, 323
Garbanzos
  Garbanzos al Limón 201
  Garbanzos Espectaculares 215
  Humus 121
Gittleman, Anne Louise 365
Glaseado de Crema de Mantequilla
  Divertido y Sabroso 64, 342
Glaseados
  Glaseado de Crema de Mantequilla
  Divertido y Sabroso 342
  Glaseado de Crema de Mantequilla y
  Miel 341
  Glaseado de Mantequilla y Miel 343
Glutamato Monosódico (MSG) 42
Gluten 21, 46
  En cebada 76
  Explicado 33, 46
  Información general 81
  y pasta 81
  y sensibilidad a la levadura 33
Gluten, dietas sin
  Explicadas 47
Granola. *Ver* Granola Crujiente
Granola Crujiente 191
Granos
  Cómo comprar 46
Grasas saturadas 42
Grasas que Curan, Grasas que Matan 81,
  365

Gritos 10, 11, 12, 57, 59
  De noche 28
Guisantes
  Nuestra Sopa Favorita de Guisantes 155
  Sopa de Apio con un Toque de Guisantes 156
  Sopa de Guisantes Sólo Para Quienes Gustan de Guisantes 157

H

Habilidad para criar hijos 61

Hábitos
  Importancia de aprender nuevos 29

Hamantaschen, masa 120, 326

Hamantaschen, relleno de semilla de amapola 328

Hamburguesas de Arroz 64, 235

Hamburguesas de Frijol Gruesas y Substanciosas 63, 214

Hamburguesas de Frijol Magras y Sabrosas 63, 211

Harina 35
  y malta 14

Harina de cebada malteada 15, 35

Harina de semilla de algodón 19, 36, 43

Helado
  Helado de Arándanos 359
  Helado de Cereza 360
  Helado de Pera con Canela 361

Helado, máquina para 90

Hierbas
  Información general 77

Hierbas frescas
  Arroz Frito con Apio al Eneldo 226
  Ensalada de Papa al Eneldo
  Ensalada de Papa al Perejil 172
  Ensalada de Pasta 178
  Pollo Rostizado con Hierbas 297
  Salsa Cremosa de Hierbas 108

Salsa Fresca de Orégano y Eneldo 115
Sopa Chili Dily 150

Hongos 42

Hormonas
  y levadura 17

Horno, temperatura
  Información general 81

Hot dogs 41
  Naturales 41

Huevos
  Ensalada de Huevo 170
  Ensalada de Huevo Condimentada 171
  Hamburguesas de Arroz 235
  sensibilidad a 21, 57

Humus 64, 121, 170

I

Ibuprofen 12, 59

Información nutricional
  Recuadros grises en las recetas 32

Instituto de Nutrición de Wisconsin (Wisconsin Institute of Nutrition) 366

Institutos Nacionales de la Salud (National Institutes of Health) 12

Instituto Nacional del Cáncer (National Cancer Institute) 12, 20

Instituto Para la Investigación del Autismo (Autism Research Institute) 7, 366

J

Jabón, comer 73

Jalá 188

Jaroset para Pascua Judía 119

Jugo 11

Jugo de fruta
  y dietas sin levadura 42

Jugo de limón
　Información general 78
Jugo de Manzana 19
　y dietas sin levadura 39

K

Ketchup. *Ver* Cátsup

Kosher, aves 289

Kosher, comida 20

Kugels
　Kugel de Calabaza Bellota 271
　Kugel de Espinaca 272
　Kugel Ligero de Papa 246
　Kugel Tradicional de Papa

L

La Conexión de Levadura (The Yeast Connection) 15, 18

La Conexión de Levadura y la Mujer (The Yeast Connection and the Woman) 365

Laboratorio Great Plains (The Great Plains Laboratory) 16, 39, 366

Lácteos, productos
　Quitándolos de la dieta 46
　y dietas sin levadura 34

Lactosa 47

Lasaña
　Lasaña Jardinera 65, 280
　Lasaña Jardinera con Carne 65, 304

Latkas
　Latkas de Papa Crujientes 62
　Latkas de Papa Crujientes sin Trigo o Huevo 63, 256
　Latkas de Papa Crujientes Tradicionales 63, 255
　Latkas de Papa Suaves y Picosos 253
　Latkas de Papa Suaves y Picosos sin Trigo o Huevo 254
　Salsas para 120, 253, 254

Leche 46
　Alergias 69
　Leche Caliente con Especias 62, 64, 362
　Sensibilidad 21, 57
　y dietas sin levadura 47

Leche en polvo
　Información general 79

Leche en polvo descremada no instantánea
　Información general 79

Leche, intolerancia
　y asma 7
　y autismo 7

Lechuga, Burritos de 212, 213

Lentejas
　Lentejas con Calabacín a las Hierbas 63, 218
　Lentejas, Simple y Llanamente 63, 206
　Sopa de Calabacín y Lentejas 154
　Sopa de Lentejas y Apio 153

Levadura
　Eliminar con cambio de dieta 26
　En bebidas alcohólicas 26
　En pan 26
　Intestinal 26
　Para pan 26
　Prueba de 16, 366
　Tratamiento descrito 17-18
　y bacteria 27
　y bebidas alcohólicas 8
　y comportamiento 15
　y enfermedades 5
　y hormonas 17
　y químicos 26
　y químicos tóxicos 17

Levadura, dietas sin. *Ver* Dieta anti-levadura y tratamiento
　Base teórica 12, 14-15, 16, 17
　Generalmente 288
　Las Cuatro Etapas distinguidas 18
　y estilo de vida 26

Levadura, sensibilidad
  y caseína 33
  y gluten 33
Lewis, Lisa 365
Libro de cocina
  Auxiliar en tratamiento médico 30
  Génesis de Un Banquete Sin Levadura 15-16
Licuadora 88
Limones
  Aderezo de Limón y Hierbas para Ensalada 100
  Filetes de Pescado Horneados al Limón 290
  Garbanzos al Limón 201, 215
  Limonada Caliente 62, 64, 364
  Limonada Fría 363
  Papas Asadas al Limón 244
  Salsa de Arándanos Rojos y Limón 117
Listas de compras
  Lista 1 (Etapa 4) 96
  Lista 2 (Etapas 3 y 4) 97
  Lista 3 (Etapas 1-4) 98
Luchando por Tony (Fighting for Tony) 7, 365

M

Madera, comer 73
Maestros 66
Maíz 20, 61
  y dietas sin levadura 35, 42, 46
Malta
  Explicada 13
  Substituto de azúcar 13
  y el comportamiento 13
Malta de Cebada 13, 14, 15, 17, 18, 26, 35, 58, 288
  Como substituto de azúcar 14
  Explicada 13, 35
Maltodextrina 15, 35

Mandell, Marshall 6
Manos
  Dolor 10, 29
  Hormigueo 29
Mantequilla
  y dietas sin levadura 21, 42
Mantequilla de cacahuate 11, 57
  y dietas sin levadura 38
Manual de Conexión de Levadura (Yeast Connection Handbook) 81, 365
Manzanas
  Pan de Manzana y Arándanos rojos 318
  Pan de Manzana y Miel 319
  y dietas sin levadura 39
Maple, jarabe 14
  y dietas sin levadura 42
  Substituto para 62
Margarina 42
Más allá de Pritikin 365
Matzah
  Información general 79
Matza, Bolitas. *Ver* Bolitas Matzah Vegetarianas
  Sopa de Tomate y Vegetales para Bolitas Matzah 142
  Sopa de Vegetales para Bolitas Matzah 145
Matza, harina
  Información general 79
Mayo, Gianna 7
Mayonesa 14, 61
Medicamentos
  Actuales 29
  Ausencia de efectos por cambio de dieta 29
  Como fuente de problemas de salud 72
  Comparados con cambios en la dieta 27
  Compuestos 72

Formas puras de 12
Mal sabor 73
y dietas sin levadura 22

Medicamentos psiquiátricos 27

Médico, entrenamiento
y cambios de dieta 68, 69

Médico, tratamiento
Libro de cocina como auxiliar 30

Médicos 7. *Ver* Doctores

Melón 51, 54, 57
Sorbete de Melón 353

Mezcladora para pastelería 94

Miel
Agregarla en la Etapa II 42
Dulce Crujiente de Miel 348
Glaseado de Crema de Mantequilla y Miel 64, 65, 341
Información general 78
Pastel de Miel 316

Miel de trébol
Información General 78

Miel sin procesar 78

Migrañas 11, 42, 57, 70. *Ver* Dolor de Cabeza
y evitar alimentos 11

Moho
y autismo 7
y dietas sin levadura 36, 38, 42
y substancias tóxicas 14

Moho, contaminación
En aceites 80, 81
En granos 46
En papas 82

Morfina 47

Mostaza 14, 36, 61

Motrin 12

N

Naranjas
Sorbete de Pera y Mandarina 356

Niños
niños quisquillosos al comer 61, 62, 74
dietas especiales para la salud 56
recetas que les encantan a los niños (lista) 63-65
y alimentos, generalmente 56-74

Nistatina 7, 16, 17, 20, 21, 22, 29, 30, 34
Ausencia de efectos secundarios 17
Efectos de, en el comportamiento 16
Explicada 17
Su relación con la dieta 18
y dieta 20

Nitratos de sodio 39

Nitritos de sodio 39

Noche, despertarse de. *Ver* Despertarse

Nueces 11, 13-14, 18
y dietas sin levadura 38

Nuestra Sopa Favorita de Guisantes 155

Nutra Sweet 12, 42, 72

Ñ

Ñame. *Ver* Camote

O

Olla de cocimiento lento 91

Opciones de los padres 61

Opioides 47

P

Pan
y malta 14
que tiene levadura 42

Pan de Arándanos Rojos y Manzana 318

Pan de Joyas de Arándanos Rojos 317

Pan de Trigo Integral Crujiente y Nutritivo – Sin Levadura 186

Pan de Trigo Integral Delicioso y Nutritivo 62, 63, 170, 182, 186

Pan de Trigo Integral Delicioso y Nutritivo – Con Leche 184

Pan para Pizza 63, 190

Pancakes
 Pancakes de Harina Integral de Trigo Triturado 195
 Pancakes con Bayas 195
 Pancakes con Espelta 195
 Pancakes con Manzana 195
 Pancakes Ligeros y Esponjosos y Variaciones 63, 194
 Pancakes sin Lácteos 195

Panecitos de Salvado y Miel 196

Panes, dulces
 Pan de Calabacín 314
 Pan de Joyas de Arándanos Rojos 317
 Pan de Manzana y Arándanos Rojos 318
 Pan de Manzana y Miel 319

Panes, sin levadura
 Comenzando en la Etapa II 32
 Pan de Trigo Integral Crujiente y Nutritivo - Sin Levadura 186, 190
 Pan de Trigo Integral Delicioso y Nutritivo 182, 188
 Pan de Trigo Integral Delicioso y Nutritivo con Leche 184

Papas
 Albóndigas de Ternera y Papas 307
 Aumentarlas en la Etapa I-B 39
 Aumentarlas en la Etapa II 32
 Cómo comprar 82
 Croquetas de Papa Rallada 252
 Ensalada Brillante y Vivaz de Vegetales y Papa 176
 Ensalada de Espárrago y Papa 174
 Ensalada de Papa al Eneldo 173
 Ensalada de Papa con Tomate y Albahaca 177
 Ensalada de Papa y Perejil 172
 Información general 82
 Kugel Ligero de Papa 246
 Kugel Tradicional de Papa 247
 Latkes de Papa Crujientes sin Trigo o Huevos 256
 Latkes de Papa Suaves y Picosos 253
 Latkes de Papa Suaves y Picosos ¡Sin Trigo o Huevos! 254
 Papas a la Francesa Como en los Restaurantes 62, 63, 214, 248, 250
 Papas a la Francesa Rápidas y Fáciles 250
 Papas al Eneldo 245
 Papas Asadas al Limón 244
 Puré de Papa 251

Papas rojas
 Información general 82

Papas rosa blanca
 Información general 82

Papas Russet
 Información general 82

Pasas
 y dietas sin levadura 42

Pascua judía 12-13

Pascua judía, recetas
 Jaroset Para Pascua Judía 119
 Menú para Cena de Pascua Judía 143
 Pastel Esponjoso para Pascua Judía 320
 Pay de Matzah de Peras y Miel 338
 Pescado Gefilte 292
 Sopa de Tomate y Vegetales para Bolitas Matzah 142

Pasta
 Información general 81

Pasta de arroz 81

Pasta de arroz marca Pastariso 81, 366

Pasta de tomate

Como substituto de cátsup 62
Pasta de trigo integral
   Información general 81
Pasta, salsas para
   Pesto 114
   Salsa Cremosa de Hierbas 108
   Salsa de Albahaca Fresca y Mantequilla 113
   Salsa de Albahaca Fresca y Tomate 105
   Salsa de Orégano Fresco y Eneldo 115
   Salsa de Pimiento Dulce para Pasta con Frijoles 112
   Salsa de Tomate, Eneldo y Mejorana 111
   Salsa de Tomate Rápida y Fácil 110
   Salsa Fiesta para Tallarines 106
   Salsa Fresca de Tomate para Pizza 64, 107
Pastel de Pera 321
Pastel Esponjoso para Pascua Judía 320
Pastelerías 35
Pasteles
   El Mejor Pastel de Zanahoria del Mundo 312
   Pastel de Arándanos 322
   Pastel de Calabacín 313
   Pastel de Calabaza 64, 65, 315
   Pastel de Miel 316
   Pastel de Pera 321
   Pastel Esponjoso de Pascua Judía 320
   Pastel Sorbete de Cumpleaños 358
Pays
   Pay de Acción de Gracias 334
   Pay de Arándanos Horneado sin Tarta 64, 339
   Pay de Arándanos Individual sin Tarta Instantáneo 340
   Pay de Matzah de Peras y Miel 338
   Pay de Fruta 336
   Pay Instantáneo de Arándanos Individual sin Tarta 340
   Pay Miniatura de Tomate 264
   Relleno de Arándanos para Pay de Doble Tarta 337
   Relleno para Pay de Calabaza sin Leche y con Especias 332
PEI 66
Pepinillos 11, 36
Pepinos
   Aderezo Cremoso de Pepino 101
   Crema Fresca de Pepino 165
Peras
   Aceptables en dietas sin levadura 39
   Helado de Arándano 359
   Helado de Cereza 360
   Helado de Pera con Canela 361
   Jaroset para Pascua Judía 119
   Pastel de Pera 321
   Pay de Acción de Gracias 334
   Pay de Matzah de Peras y Miel 338
   Salsa de Arándanos Rojos y Fruta 118
   Salsa de Arándanos Rojos y Pera 116
   Salsa de Pera 120
   Sorbete de Arándano y Pera 354
   Sorbete de Mandarina y Pera 356
Pérdida del habla 10, 12, 18, 21
Pescado
   Atún 47
   Ensalada Básica de Atún 296
   Filetes de Pescado Horneados al Limón 290
   Pescado Frito 291
   Pescado Gefilte 292
   y dietas sin levadura 18, 43, 51, 54, 288, 289
Peso, problemas de 31
Pesto 114
Physicians' Desk Reference 17
PICA 73
Piel, problemas de 20, 33
Pies
   Dolor 29
   Hormigueo 29

Pimiento dulce
    Ensalada Brillante y Vivaz de Vegetales y Papa 176
    Ensalada Verde y Roja Simplemente para Chuparse los Dedos 179
    Frijoles con Joyas 216
    Salsa de Pimiento Dulce para Pasta con Frijoles 112
    Salsa Dulce para el Súper Tazón 123
    Sopa de Pimiento Dulce 133

Pizza
    Pan para Pizza 190
    Salsa Fresca de Tomate para Pizza 107
    Sopa Crema de Pizza 161

Plantas, comer 73

Plátanos 42

Pollo
    Pollo Asado con Hierbas 65, 297
    y dietas sin levadura 19, 43

Pollo Asado con Hierbas 297

Presión Arterial 21

Problemas para dormir 59

Procesador de alimentos 88

Principios Básicos
    Cuatro Etapas 31

Proteína
    y dietas sin levadura 288

Psoriasis 17, 20, 28, 33

Puerco
    y dietas sin levadura 19, 43

Pudines
    Espumoso de Arándanos 346
    Pudín Cremoso 344
    Sorpresa de Calabacín 269

Puré de Papa 63, 251

Purim
    Masa Hamantaschen 326
    Relleno de Semilla de Amapola para Hamantaschen 328

Q

Queso 11
    y dietas sin levadura 36

Queso de arroz 47

Queso de soya 47

Químicos
    Antibacteriales 27
    y levadura 26

Químicos tóxicos
    En aceites 81
    En alimentos 19
    En dietas 32, 34
    y levadura 17
    y malta 13

Quinoa 46

R

Rallador 93

Ratatouille 284

Receta para Sanación Nutricional 81, 365

Recetas que les encantan a los niños (lista) 63

Recuadros grises
    Explicados 32
    Información nutricional 32

Relleno
    Relleno de Acción de Gracias 240
    Relleno de Arroz y Albahaca 242
    Relleno de Arroz y Mejorana 239
    Relleno de Semilla de Amapola 326
    Relleno para Pay de Calabaza sin Leche y con Especias 332

Restaurantes 66

Rociador para cocinar
    Información general 76

S

Sabotaje de cambio de dieta 70-71
Saccharomyces 25
Sal
  Información general 85
Sal de mar
  Información general 31
Sal de mesa
  Información general 85
Salami 41
Salsa 14, 61
  Casi Salsa de Barbacoa 122
  Condimento de Berenjena y Tomate 277
  Condimento Picoso de Berenjena 276
  Pesto 114
  Salsa Cremosa de Hierbas 108
  Salsa de Albahaca Fresca y Tomate 64, 105
  Salsa de Albahaca Fresca y Mantequilla 113
  Salsa de Arándanos Rojos y Fruta 118, 253, 255
  Salsa de Arándanos Rojos y Limón 117, 118, 253, 254, 255, 256
  Salsa de Arándanos Rojos y Pera 116, 253, 255
  Salsa de Hierbas Frescas 108
  Salsa de Orégano Fresco y Eneldo 115
  Salsa de Pera 64, 120, 253, 354, 255, 256, 326
  Salsa de Pimiento Dulce para Pasta con   Frijoles 112
  Salsa de Tomate, Eneldo y Mejorana 64, 111
  Salsa de Tomate Rápida y Fácil 64, 110
  Salsa Dulce para el Súper Tazón 123
  Salsa Fiesta para Tallarines 106
  Salsa Fresca de Tomate para Pizza 64, 107
  Salsa Para Espagueti con Albóndigas 302
  Salsa Para Espagueti con Mucho Ajo y Albóndigas 300
  Salsa Picante 124, 212, 214
  Worcestershire 36
Salud, profesionales de
  Cómo elegir 68, 69, 70
  y cambios de dieta 68
Salud
  Su relación con la comida 69
Salud, beneficios de las Cuatro Etapas 30
San Valentín, Galletas de 64, 325
Sartén eléctrico 89
Scott, Pamela 365
Semilla de amapola, relleno 326
Semillas de calabaza 84
Semillas de Calabaza Asadas 65, 279, 283
Seroussi, Karyn 365
Shaw, William 16, 39, 365
Síndrome de Fatiga Crónica 18, 20, 28
Soda 42
Sodio, nitrato 39
Sodio, nitrito 39
Sofrito Básico de Vegetales Chinos 266
Sopas
  Caldo Básico de Vegetales 151
  Cholent de Arroz 140
  Crema Fresca de Pepino 165
  Crema de Brócoli 159
  Crema de Calabacín 158
  Crema de Calabacín y Brócoli 160
  Crema de Coliflor 166
  Crema de Espárragos 162
  Crema de Espinaca 164
  Minestrone de Cumpleaños 138
  Nuestra Sopa Favorita de Guisantes 155
  Sopa "Chily Dily" 150
  Sopa Crema de Pizza 161

Sopa Cremosa de Cosecha 163
Sopa de Apio y Tomillo 147
Sopa de Apio con un Toque de Guisantes 156
Sopa de Apio y Lenteja 153
Sopa de Betabel (Borscht) 152
Sopa de Calabacín y Lenteja 154
Sopa de Cuatro Frijoles 132
Sopa de Guisantes Sólo Para Quienes Gustan de Guisantes 157
Sopa de Haba y Vegetales 136
Sopa de Perejil, Salvia, Romero y Algo Más 130
Sopa de Pimiento Dulce 133
Sopa de Tomate Espesa con Trozos 148
Sopa de Tomate y Vegetales para Bolitas Matzah 142
Sopa de Vegetales para Bolitas Matzah 145
Sopa de Vegetales y Estragón 126
Sopa Energizante de Frijol y Cebada 129
Sopa Italiana de Vegetales 65, 149
Sopa Jade 135
Sopa Otoñal de Vegetales con Trozos 137
Sopa Reconfortante de Invierno 131
Sopa Substanciosa de Cebada, Frijol y Cebolla 134
Sopa Veraniega de Frijol de Ojo Negro 128

Sorbete 64
   Pastel Sorbete de Cumpleaños 358
   Sorbete de Arándano 352
   Sorbete de Arándano y Naranja 355
   Sorbete de Arándano y Pera 354
   Sorbete de Frambuesa 350, 358
   Sorbete de Melón 353, 358
   Sorbete de Pera y Mandarina 356
   Sorbete de Tres Bayas 351

Soya 20
   Productos 31

Soya, salsa de 36
   Substituto de 62

Stevens, Laura 81

Sucrosa 42

Suero de Mantequilla y dietas sin levadura 42

Suflé de Vegetales y Hierbas 270

T

Tabule Mediterráneo de Arroz 168, 169

Tamari
   Substituto de 62

Tartas para Pay
   Tarta de Arroz con Aceite para Pay 333
   Tarta Integral de Mantequilla para pay 331
   Tarta Integral de Aceite para Pay 330

Té de hierbas
   Permitido en dietas sin levadura 39

Ternera
   Albóndigas de Ternera y Papas 65, 307
   Estofado de Ternera 298
   Ternera Sofrita 299
   y dietas sin levadura 19, 43, 289

Tiempo de cocción 88

Tierra, comer 73

Tocino 11

Tofu 31

Tomates
   Aderezo Cremoso de Tomate y Hierbas 103
   Aderezo de Tomate y Ajo 102
   Arro-Ta-Touille 228
   Arroz con Tomate 230
   Arroz Español 229
   Arroz Frito con Calabacín y Tomate 224
   Calabacín Sofrito con Tomate 262
   Cómo pelar 86
   Condimento de Berenjena y Tomate 277
   Ensalada de Papa con Tomate y Albahaca 177

Frijoles con Tomate 208
Información general 86
Pasta de Tomate 62
Pay Miniatura de Tomate 264
Pelar 86
Ratatouille 284
Salsa de Albahaca Fresca y Tomate 105
Salsa de Orégano Fresco y Eneldo 115
Salsa de Tomate, Eneldo y Mejorana 64, 111
Salsa de Tomate Fresco para Pizza 107
Salsa de Tomate Rápida y Fácil 110
Salsa para Espagueti con Albóndigas 302
Sopa de Tomate Espesa con Trozos 65, 148
Sopa de Tomate y Vegetales para Bolitas Matzah 142

Trastornos de Autoinmunidad 17

Trastorno de Deficiencia de la Atención 20, 28, 47, 56, 58, 366

Tratamientos Biológicos para Autismo y Trastorno Generalizado del Desarrollo 365

Trigo 33
Sensibilidad 21, 57

Trigo, intolerancia
y autismo 7

Truss, Orian 18, 69, 365

Tylenol 12

U

Urticaria 21

Utensilios de cocina 88

Uvas
y dietas sin levadura 39

V

Vainilla
y dietas sin levadura 42

Vegetales
Aumentar en la Etapa I-B 39

Vegetales sofritos
Berenjena Sofrita con Ajo 261
Calabacín Sofrito con Tomate 262
Col China o Bok Choy Sofrita 273
Sofrito Básico de Vegetales Chinos 266

Vegetarianas, dietas 20, 21
Bolitas Matzah Vegetarianas 144
Frijoles Vegetarianos Horneados 63, 210

Venenos. *Ver* Químicos tóxicos

Viajar 66

Vinagre 6, 12, 13, 14, 15, 17, 18, 19, 27, 35, 42, 61, 62, 288
Explicado 36
Substituto de 62
y enfermedades 5-6

Vitamina B-12 289

Vitaminas 72

Vomitar 68

W

Wok 92

Worcestershire, salsa 36

Z

Zanahorias
El Mejor Pastel de Zanahoria del Mundo 312
Tzimes de Zanahoria 278

Zarzamoras 77
Sorbete de Tres Bayas 351

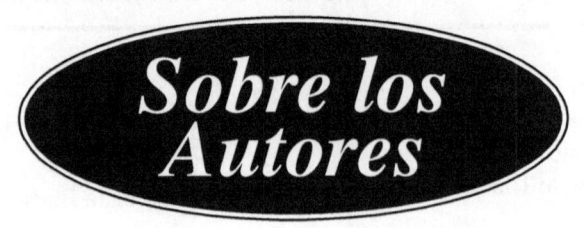

Sobre los Autores

El Dr. Semon y la Sra. Kornblum son los autores de *Un Banquete Sin Levadura: 4 Etapas para una Mejor Salud* (1999), *Un Poder Extraordinario para Sanar* (2003), *¡Semilla Podrida!, Semilla de Algodón, Alzheimers y Tu Cerebro* (2014) y *Alimentos Extraordinarios para la Cocina Diaria* (2003). *Un Banquete sin Levadura* ha vendido miles de copias y está disponible en todo el mundo. Todos nuestros libros están disponibles en versión impresa, electrónica y Kindle.

El Dr. Bruce Semon es un psiquiatra certificado y psiquiatra infantil, además de nutricionista a nivel doctorado, ejerciendo en Milwaukee, Wisconsin. Recibió su Doctorado en Medicina en la Universidad de California-Davis. El Dr. Semon fue un Miembro de Investigación en el Laboratorio de Regulación Nutricional y Molecular del Instituto Nacional de Cáncer en el Instituto Nacional de Salud. Recibió su entrenamiento de psiquiatría y psiquiatría infantil en la Universidad Médica de Wisconsin.

El Dr. Semon ha publicado varios escritos académicos sobre nutrición, y es autor contribuyente de *Tratamientos Biológicos para Autismo y Trastorno Generalizado del Desarrollo*, por el Dr. William Shaw.

Como complemento a ejercer la psiquiatría, el Dr. Semon ha tratado a muchos pacientes por enfermedades relacionadas a la levadura con resultados sorprendentes. El Dr. Semon habla con regularidad a grupos de apoyo y conferencias sobre la conexión entre lo que la gente come y su salud.

Lori Kornblum está graduada de la Universidad de Yale y la Escuela Boalt Hall de Leyes de la Universidad de California. Es abogada ejerciendo en Milwaukee, Wisconsin. Ha publicado artículos escolares y populares relacionados con leyes. La Sra. Kornblum ha enseñado clases de cocina para implementar dietas especiales y habla sobre cómo cambiar una dieta.

El Dr. Semon y la Sra. Kornblum están casados y viven en Milwaukee con sus tres hijos, de quienes uno padece autismo.

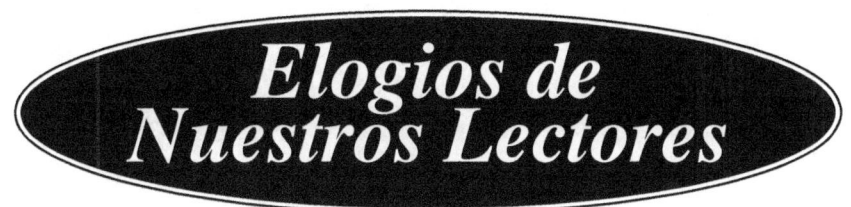

"Sólo quería decir que su libro me salvó. Este libro de cocina es el mejor que he encontrado en el mercado. Mis hijos ya no se sienten desprovistos en su camino hacia una mejor salud."
---K.D.

"He disfrutado mucho su libro, *Un Banquete Sin Levadura*. Me gusta más el de ustedes que algunos de los otros porque es más práctico y se adapta mejor a mi estilo de vida ajetreado."
---Mary H.

"Muchas gracias por escribir este libro, y por las excelentes recetas que contiene."
---Ann H., Colorado

"Como padres de un niño con necesidades especiales—retrasos de Desarrollo Global—por más de 5 años hemos estado buscando opciones que ayudarían a desbloquear la clave para el potencial de E. ¡Este libro ha hecho más por nosotros en los últimos 5 meses desde que hemos estado siguiendo la dieta que los últimos 5+ años de búsqueda!"
---Ann H., Wisconsin

"Somos grandes admiradores de su trabajo y hemos implementado muchos de sus protocolos para nuestro hijo y mi esposa."
---Mike W.

"Quería agradecerles mucho por su libro."
---Cherie

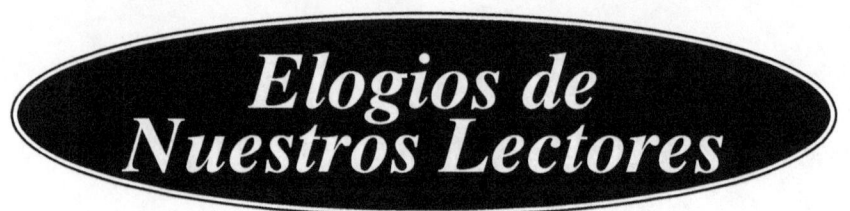

"Encontrarán un sinfín de recetas increíblemente deliciosas en este libro de cocina bien organizado y fácil de seguir. Llamarlo libro de cocina se queda corto, pues también ofrece el vasto conocimiento en nutrición del Dr. Semon, y la narrativa profundamente emotiva del Dr. Semon y la Sra. Kornblum detallando su frustración al intentar tratar su hijo autista con un sinnúmero de terapias 'tradicionales', antes de descubrir los beneficios de una dieta sin levadura. Altamente recomendado no sólo por las recetas, sino también por la cantidad de información nutricional y la historia de interés personal."
    ---Jeff K., Portland

"He leído su excelente libro, **Un Banquete Sin Levadura**, y debo decir que es uno de los mejores libros de ese tipo que yo he leído. Creo que será un verdadero tesoro para muchas familias en Yugoslavia. Su libro significa mucho para mí."
    ---Dr. Milijana Selakovic, Neuropsiquiatra, Belgrado

"Hemos estado siguiendo su dieta recomendada más nistatina por unas 10 semanas ya. Y. cambió dramáticamente en su disposición de comer alimentos que yo nunca podría haber soñado que él comería---¡y eso es tan maravilloso!!!"
    ---Abigail D., Israel

www.ingramcontent.com/pod-product-compliance
Lightning Source LLC
Chambersburg PA
CBHW020729160426
43192CB00006B/167